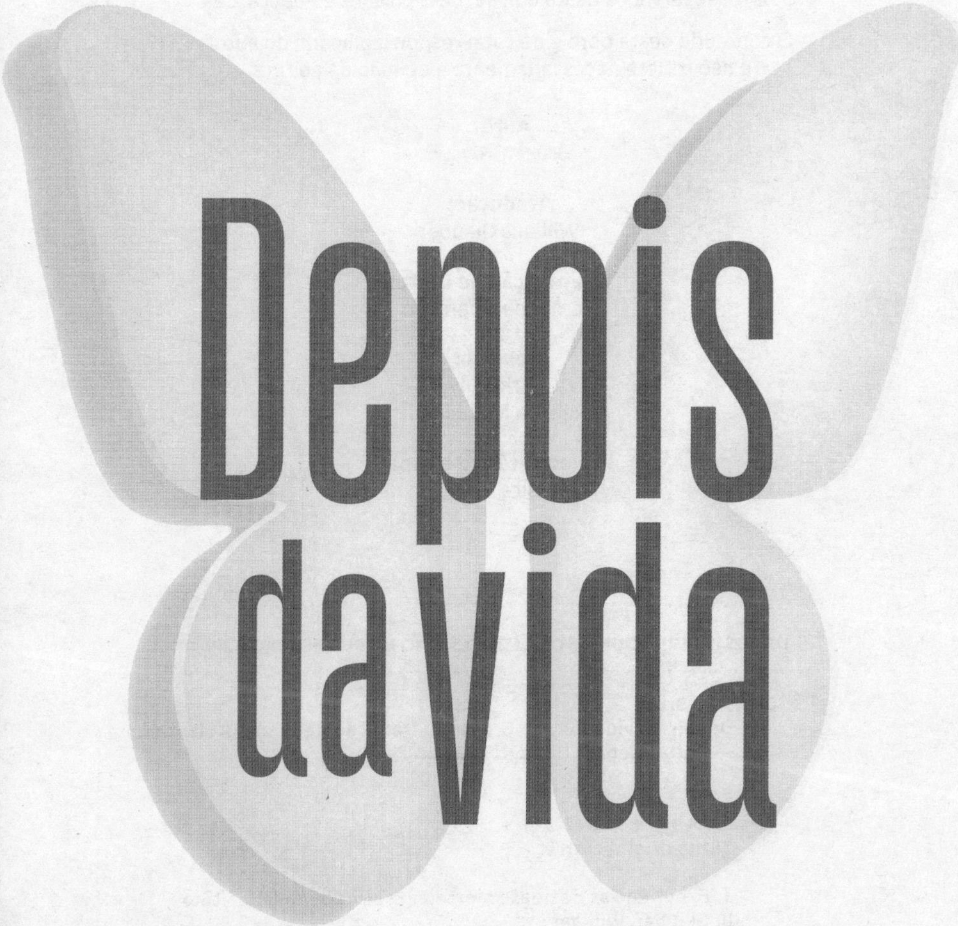

Depois da vida

Título original: *After*

Depois da vida
1ª edição: Julho 2023

Autor:
Bruce Greyson

Tradução:
Willians Glauber

Preparação de texto:
Fernanda Guerriero

Revisão:
Gabriel Silva
Rebeca Michelotti

Projeto gráfico e capa:
Jéssica Wendy

DADOS INTERNACIONAIS DE CATALOGAÇÃO NA PUBLICAÇÃO (CIP)

Greyson, Bruce
Depois da vida / Bruce Greyson ; tradução de Willians Glauber.
— Porto Alegre : Citadel, 2023.
320 p.

ISBN 978-65-5047-239-9
Título original: After

1. Experiências de quase morte 2. Espiritualidade I. Título
II. Glauber, Willians

23-3574 CDD 133.9013

Angélica Ilacqua - Bibliotecária - CRB-8/7057

Produção editorial e distribuição:

CITADEL
Grupo Editorial

contato@citadel.com.br
www.citadel.com.br

Como as experiências
de quase morte podem expandir
nossa compreensão sobre a vida,
o além e a consciência

Tradução:
Willians Glauber

Depois da vida

DR. BRUCE
GREYSON

CITADEL
Grupo Editorial
2023

SUMÁRIO

SOBRE O AUTOR

Dr. Bruce Greyson é professor emérito de Psiquiatria e Ciências Neurocomportamentais na Escola de Medicina da Universidade da Virgínia, Estados Unidos. Foi cofundador e presidente da Associação Internacional para Estudos de Quase Morte e editor do *Journal of Near-Death Studies* [Periódico de Estudos sobre a Quase Morte, em tradução livre].

Sua pesquisa nas últimas quatro décadas se concentrou nas experiências de quase morte, especificamente nos efeitos delas e suas implicações posteriores. Seu trabalho acadêmico foi traduzido para vinte idiomas e usado em centenas de estudos por todo o mundo. Dr. Greyson publicou mais de cem artigos acadêmicos a respeito de experiências de quase morte e faz palestras frequentes acerca do assunto em conferências internacionais. *O depois* é seu primeiro livro para o público geral.

Para todos aqueles que enfrentaram a morte
e generosamente compartilharam comigo as suas
experiências mais pessoais e profundas.

INTRODUÇÃO

Uma jornada em território desconhecido

Cinquenta anos atrás, uma mulher que havia tentado se matar me contou algo que desafiava tudo aquilo que eu achava saber sobre a mente, o cérebro e quem de fato somos.

A garfada de espaguete estava próxima à minha boca quando o *pager* no meu cinto disparou. Concentrado no *Manual de Emergência Psiquiátrica*, o qual mantinha aberto entre a bandeja e o porta-guardanapos, aquele súbito bipe me assustou e me fez soltar o garfo que eu segurava, espalhando molho de tomate pela página que eu lia. Ao me curvar para desligar o *pager*, notei uma gota de molho na minha gravata. Xingando baixinho, limpei a mancha e depois a esfreguei com um guardanapo molhado, o que a deixou menos evidente, porém um pouco maior do que antes. Passados apenas alguns meses da Faculdade de Medicina, eu tentava desesperadamente parecer mais profissional do que me sentia.

Fui até o telefone na parede do refeitório e disquei o número que o visor do meu *pager* indicava. Uma paciente estava na sala de emergência em razão de uma overdose e sua colega de quarto aguardava para falar comigo. Como não queria perder tempo atravessando o estacionamento até a sala de plantão (onde guardava uma muda de roupa), peguei o jaleco branco do encosto da cadeira, abotoei-o para esconder a mancha na minha gravata e desci até o pronto-socorro.

A primeira coisa que fiz foi ler as anotações da enfermeira a respeito da internação. Holly era aluna do primeiro ano da universidade, e sua colega de quarto, que a levara ao hospital, estava esperando por mim no corredor da sala reservada às famílias. Tanto as observações da enfermeira quanto as do residente diziam que Holly se mostrava estável, porém desacordada, e que dormia na sala de exames número quatro acompanhada de uma enfermeira – uma precaução de rotina para pacientes psiquiátricos que davam entrada no pronto-socorro. Eu a encontrei deitada em uma maca e vestindo um avental hospitalar; havia um tubo em seu braço, e monitores cardíacos que saíam do peito estavam ligados a uma máquina portátil posicionada ao seu lado. Seu cabelo ruivo despenteado espalhado pelo travesseiro emoldurava um rosto pálido e anguloso, com nariz e lábios finos. Seus olhos estavam fechados e ela não se mexeu quando entrei na sala. Na prateleira da maca, logo abaixo, vi um saco plástico com suas roupas.

Coloquei a mão gentilmente no antebraço de Holly e chamei seu nome. Ela não respondeu. Então, eu me virei para o assistente, um afro-americano mais velho que lia uma revista em um canto da sala de exames, e perguntei se ele vira a paciente abrir os olhos ou falar.

– Ela dormiu o tempo todo – respondeu ele, balançando a cabeça em sinal negativo.

Eu me aproximei de Holly para examiná-la. A sua respiração era lenta, mas regular, e não havia qualquer cheiro de álcool. Presumi que ela estivesse dormindo como consequência de overdose de algum medicamento. A pulsação tinha um ritmo normal, porém notei ausência de batida a cada poucos segundos. Mexi seus braços a fim de verificar a rigidez, esperando que isso pudesse me dar qualquer pista sobre quais drogas ela tomara, mas eles estavam soltos e relaxados, e Holly não acordou enquanto eu os movia.

Agradeci à acompanhante e fui até a sala reservada para as famílias, localizada no fim do corredor. Ao contrário das salas de exames, aquela continha cadeiras confortáveis e um sofá, bem como uma cafeteira, copos de papel, açúcar e creme em uma mesinha. A colega de quarto de Holly, Susan, andava de um lado a outro quando eu entrei. Ela era uma garota alta com porte atlético, e seus cabelos castanhos estavam puxados para trás em um rabo de cavalo. Eu me apresentei e a convidei a se sentar. Ela optou por fazê-lo em um dos braços do sofá, mexendo no anel em seu dedo indicador, porém antes correu os olhos ao redor da sala. Puxei uma cadeira ao seu lado. Lá não havia janelas nem ar-condicionado, e eu já começava a suar sob o calor do fim de verão da Virgínia. Aproximei um pouco mais o ventilador de chão e desabotoei meu jaleco branco.

– Você fez a coisa certa quando trouxe a Holly para o pronto-socorro, Susan – comecei. – Pode me contar o que aconteceu nesta noite?

– No fim da tarde, eu cheguei em casa depois da aula e encontrei Holly desmaiada na cama. Gritei e a sacudi, mas não consegui acordá-la. Então, liguei para a conselheira do dormitório e ela chamou o resgate – explicou. – Segui a ambulância no meu carro até aqui.

Ainda presumindo que Holly tivera uma overdose de algum medicamento, indaguei:

– Você sabe quais remédios ela tomou?

– Não vi nenhum frasco de comprimidos por perto. – Susan balançou a cabeça em sinal negativo. – Mas não cheguei a procurar.

– Você sabe se ela estava tomando algum medicamento regularmente?

– Sim, ela tomava um antidepressivo que comprou na clínica estudantil.

– Tem algum outro remédio no quarto de vocês que ela possa ter tomado?

– Eu tenho alguns remédios para as minhas convulsões que guardo no armário do banheiro, mas não sei se ela os tomou.

– Holly bebia ou usava outras drogas com frequência?

– Não que eu tenha visto... – Susan balançou a cabeça de novo em sinal negativo.

– Ela tem algum outro problema médico?

– Acho que não, mas não a conheço muito bem. Nós nunca havíamos nos visto até nos mudarmos para o dormitório, e isso faz um mês.

– Mas ela estava vendo alguém na clínica estudantil para tratar a depressão? Holly parecia mais deprimida ou ansiosa, ou mesmo agia de um jeito estranho?

– Nós não éramos tão próximas assim. – Susan deu de ombros. – Não percebi nada de errado.

– Entendo. Por acaso você sabe de algum estresse em particular pelo qual ela tenha passado ultimamente?

– Até onde eu sei, Holly está indo bem nas aulas. É tudo uma adaptação para todos nós, que estamos começando a faculdade. Estar longe de casa assim pela primeira vez... – Susan hesitou um pouco e então acrescentou: – Mas ela tinha problemas com o cara com quem estava saindo. – Fez mais uma pausa. – Acho que ele pode estar pressionando a Holly para fazer coisas.

– Que coisas?

– Não sei. – Susan deu de ombros. – É só a sensação que eu tenho.

Esperei que continuasse, mas ela não prosseguiu.

– Você tem sido muito prestativa, Susan – eu comentei. – Existe mais alguma coisa que acha que devemos saber?

Susan deu de ombros mais uma vez.

Esperei até que que ela dissesse mais alguma coisa, mas não o fez. Achei que talvez eu tivesse visto um leve estremecimento.

– E como você está lidando com tudo isso? – quis saber, tocando-a gentilmente no braço.

– Estou bem – respondeu de um jeito rápido demais. – Mas eu preciso voltar para o dormitório. Tenho um trabalho para escrever.

Eu balancei a cabeça.

– Bem, obrigado por trazer Holly e por esperar para conversar comigo. Por que você não volta, então, e faz esse trabalho? Pode vir até aqui de manhã para saber como ela está, se quiser. Nós ligaremos para você se pensarmos em mais alguma coisa.

Susan assentiu e se levantou, e eu a acompanhei até a porta. Quando estendi a mão para cumprimentá-la em despedida, mais uma vez vislumbrei a mancha na minha gravata e abotoei o meu jaleco para que a equipe do pronto-socorro não a notasse.

Voltei pelo corredor até o quarto de Holly, a fim de verificar se ela já acordara. A acompanhante de quarto confirmou que a paciente não se mexera desde que eu saíra. Falei com o médico residente que avaliava Holly e ele me avisou que iria transferi-la para a Unidade de Terapia Intensiva para monitorar seus batimentos cardíacos, os quais estavam um tanto irregulares. Então, liguei para o psiquiatra da faculdade que estava sendo o meu apoiador naquele plantão. Ele concordou que não havia mais nada que eu pudesse fazer no momento, mas me pediu que me certificasse de documentar tudo. Além disso, me lembrou de que eu deveria checar o estado de Holly e tentar conversar com ela logo cedo. Eu precisaria apresentar o seu caso aos psiquiatras seniores da equipe em suas rondas matinais às oito horas. Sorte de a paciente estar internada na UTI; assim, o residente seria o responsável pelo prontuário de admissão e pedidos naquela noite, ao invés de mim.

Quando entrei na Unidade de Terapia Intensiva no dia seguinte, revigorado graças à boa noite de sono e a uma muda de roupa limpa, analisei a estante do posto de enfermagem em busca do prontuário de Holly. Uma das enfermeiras estava escrevendo nele e olhou para mim.

– Você é da Psiquiatria? – perguntou ela.

Assenti e me apresentei:

– Eu sou o Dr. Greyson.

Não foi difícil me identificar como o psiquiatra, já que eu era o único na UTI vestindo roupas comuns sob o jaleco branco em vez de um avental.

– Holly agora está acordada e você pode conversar com ela, mas a paciente ainda se sente muito sonolenta – explicou a enfermeira. – Ela se manteve estável a noite toda, exceto por algumas CVPs [contrações ventriculares prematuras].

Eu sabia que não era possível aqueles batimentos cardíacos irregulares não terem significado algo, mas ao mesmo tempo também sabia que poderiam estar relacionados a qualquer medicamento que ela tivesse tomado na noite anterior.

– Obrigado. Vou falar com Holly de forma breve agora, mas a equipe de análise estará aqui em cerca de uma hora para fazer algumas perguntas a ela. Você acha que a paciente estará estável o bastante para ser transferida ainda hoje para a Unidade de Psiquiatria?

– Ah, sim – afirmou a enfermeira, revirando os olhos. – Há uma fila de pacientes no pronto-socorro esperando vagar uma cama aqui.

Fui até o quarto de Holly e bati na lateral da porta, que estava aberta. Agora havia um tubo no nariz e outro no braço da paciente; os fios do monitor cardíaco estavam conectados a uma tela logo acima da sua cama. Fechei a cortina atrás de mim em torno do leito e chamei o seu nome de maneira suave. Ela abriu um olho e assentiu.

– Holly, eu sou o Dr. Greyson. Faço parte da equipe de Psiquiatria.

Ela fechou os olhos e assentiu mais uma vez. Depois de alguns segundos, murmurou baixinho, a fala um pouco arrastada:

– Eu sei quem você é. Eu me lembro de você ontem à noite.

Fiz uma pausa, repassando na memória o nosso encontro anterior.

– Você parecia estar dormindo no pronto-socorro – comentei. – Não imaginei que conseguisse me ver.

Com os olhos ainda fechados, ela murmurou baixinho:

– Não no meu quarto. Eu vi você conversando com a Susan, os dois sentados no sofá.

Isso me surpreendeu. Não havia como ela ter visto ou ouvido nós dois conversando no fim do corredor. Então, me perguntei se aquela não era a sua primeira visita ao pronto-socorro e se poderia ter adivinhado que eu conversara com sua amiga lá.

– A equipe contou para você que conversei com a Susan ontem à noite? – sugeri.

– Não – disse ela, agora de forma mais clara. – Eu *vi* vocês.

Hesitei, sem saber como proceder a partir dali. Era eu quem deveria estar conduzindo aquela conversa, reunindo informações acerca de suas intenções de se machucar e do que estava acontecendo em sua vida. No entanto, me sentia confuso e não sabia como dar sequência àquilo. Eu me questionei se ela só brincava comigo, ou se a nova residente tentava me perturbar. Se fosse esse o caso, ela estava fazendo um bom trabalho.

Holly percebeu a minha incerteza e abriu os dois olhos; tivemos contato visual pela primeira vez.

– Você usava uma gravata listrada com uma mancha vermelha – observou ela com firmeza.

Inclinei-me para a frente, de uma maneira bastante lenta, imaginando se a ouvira corretamente.

– O quê? – Eu mal conseguia formar as palavras.

– Você usava uma gravata listrada com uma mancha vermelha – falou novamente, olhando para mim.

Na sequência, Holly repetiu a conversa que eu havia tido com Susan, todas as minhas perguntas, bem como as respostas da amiga, descrevendo o andar dela e o movimento do ventilador, sem cometer um erro sequer em relação a tudo o que ocorrera.

O cabelo da minha nuca se eriçou e eu senti arrepios. Ela não poderia saber daquilo. Podia até ter adivinhado quais perguntas eu provavelmente faria, mas e os detalhes? Alguém já falara com ela mais cedo naquela manhã, contando as minhas anotações? Acontece que ninguém mais estivera na sala comigo e com Susan. Como conhecer os detalhes do que havíamos conversado e feito, além da mancha na minha gravata? De maneira alguma Holly poderia saber de tudo aquilo, mas ainda assim o fez. No entanto, toda vez que eu tentava me concentrar no que ela falava, os meus pensamentos ficavam cada vez mais confusos. Eu não podia negar: ela sabia os detalhes da minha conversa com a sua colega de quarto. Eu ouvi com meus ouvidos; aquilo de fato acontecera. Contudo, não conseguia descobrir *como*. E disse para mim mesmo que precisava ser um palpite ou algum tipo de truque.

Eu, porém, não conseguia entender como um truque daquele poderia ter sido executado. Holly estava acordando da sua overdose. Ela não falava com sua colega de quarto desde o dia anterior. Como poderia saber o que Susan e eu tínhamos conversado? Holly e Susan poderiam ter conspirado antes da overdose, planejando o que Susan diria para mim? Mas elas não poderiam ter conspirado quanto a jogar molho de tomate na minha gravata. Além disso, Susan aparentava agitação enquanto falávamos no pronto-socorro, e Holly ainda estava um tanto grogue e deprimida. Aquilo não parecia uma farsa.

Não havia respostas para tais questionamentos, mas eu também não tinha tempo para pensar sobre eles. Isso ocorreu anos antes de alguém ter ouvido o termo "experiência de quase morte".

Fiquei frustrado com esse incidente, pois não conseguia explicá-lo. Tudo o que eu podia fazer era arquivar esses questionamentos bem no fundo da minha mente.

A respiração irregular de Holly, o que indicava que ela adormecera mais uma vez, me trouxera de volta ao presente. A *minha* perplexidade não poderia ser o tema principal naquele dia. O meu trabalho era ajudá-la a lidar com os problemas *dela*, além de encontrar algumas razões para viver. Por enquanto, eu precisava me concentrar em aprender o que pudesse sobre os estressores da vida daquela paciente, além de avaliar seus pensamentos suicidas antes que a equipe realizasse a troca de turno.

Gentilmente, toquei seu braço e chamei seu nome de novo. Ela abriu um olho e tentei continuar a fazer as minhas perguntas:

– Holly, você pode me contar sobre a sua overdose ontem à noite e o que a levou a isso?

Eu reuni tudo o que era suficiente para obter dela a resposta de que havia tido uma overdose de Elavil, medicamento que pode causar ritmos cardíacos perigosos, além do fato de que ela tivera "algumas" overdoses anteriores na faculdade. Holly corroborou tudo o que Susan me dissera, acrescentando alguns detalhes extras. Ela me disse que estava se sentindo oprimida pelas pressões sociais da faculdade, acreditando que não se encaixava em meio aos seus colegas. Explicou que pretendia largar a universidade e voltar para casa, frequentar uma faculdade comunitária local, contudo seus pais sempre diziam que esperasse um pouco mais, que desse tempo ao tempo. Quando ela parecia estar adormecendo mais uma vez, agradeci por ter conversado comigo e solicitei à equipe de Psiquiatria que checasse seu estado em cerca de uma hora. Holly, então, fechou os olhos.

Telefonei para a clínica de saúde estudantil e deixei uma mensagem informando que aquela paciente fora internada. Além disso, solicitei os registros do seu tratamento psiquiátrico lá. Em seguida, escrevi um breve prontuário com base no que Susan me contara na noite anterior e no pouco que havia observado acerca do humor e dos processos de pensamento de Holly naquela manhã. Todavia, a minha apresentação para a equipe de consulta psiquiátrica não foi completa. De maneira intencional, evitei qualquer menção sobre a sua alegação de ter me visto e ouvido enquanto ainda dormia em uma sala diferente. Naquele momento, decidi que nenhum dos meus colegas soubesse disso, pelo menos até que eu pudesse apresentar uma explicação que fizesse algum sentido. Na melhor das hipóteses, eles pensariam que eu perdera o controle e estava agindo de forma nada profissional. Poderiam se questionar se, na verdade, eu não imaginara a coisa toda.

"É claramente impossível", eu dizia a mim mesmo, "que Holly tenha visto ou ouvido o que aconteceu na sala reservada para as famílias enquanto dormia no outro extremo do corredor, no quarto da ala de emergência. Tem que haver outra maneira de ela ter descoberto isso". No entanto, eu não conseguia descobrir qual poderia ser essa outra maneira. Nenhuma das enfermeiras da UTI tinha conhecimento da minha conversa com Susan no pronto-socorro; nenhum dos funcionários do pronto-socorro de plantão na noite anterior sabia dos detalhes que Holly compartilhara comigo.

Por mais perturbador que esse incidente tivesse sido – eu, um residente tentando perceber que sabia exatamente o que estava fazendo –, só pude guardar a informação para mim, com planos incertos de voltar ao caso em algum momento no futuro. Não contei nem mesmo para a minha esposa, Jenny. Era muito estranho o fato de eu sentir vergonha de contar a alguém que isso acontecera e que, na verdade, eu estava levando a sério. Ademais, eu sabia que seria forçado a lidar com esse fato de alguma forma.

Acreditava que deveria haver alguma explicação física razoável para tudo aquilo, e eu mesmo precisaria descobri-la. E caso não houvesse... bem, a única alternativa a meu dispor era a de que parte consciente de Holly – aquela que pensa, vê, ouve e lembra –, de alguma forma, deixara o corpo, me seguira pelo corredor até a sala das famílias e, sem o benefício de olhos ou ouvidos, absorvera a minha conversa com Susan. Isso, porém, não fazia o menor sentido para mim. Não conseguia sequer imaginar o que significaria deixar o *meu* corpo. Tanto quanto eu era capaz de dizer, eu *era* o meu corpo. Ao mesmo tempo, contudo, não podia me dar ao luxo de pensar em tais coisas. Eu não estava em posição de: investigar um incidente como aquele; procurar Susan e lhe perguntar se notara a mancha na minha gravata – em caso afirmativo, se ela mencionara aquilo para alguém. Além disso, não daria para localizar as enfermeiras com quem estive trabalhando no pronto-socorro na noite anterior, não podendo deixar de mencionar o fato de que eu precisaria rastrear qualquer um que pudesse ter me visto deixar o meu garfo cair no refeitório e, então, comentado com Holly, por mais improvável que tudo aquilo fosse. Eu também não estava com vontade alguma de investigar tal ocorrido. Só queria que isso se esvaísse.

Durante o último meio século, venho procurando entender como Holly poderia saber sobre aquela mancha de molho de tomate na minha gravata. Nada que constasse na minha formação ou no meu treinamento científico havia me preparado para lidar com tamanho ataque frontal à minha visão de mundo. Eu fui criado por um pai cético e sensato, a quem a vida era química; segui seu exemplo ao forjar a minha carreira como um cientista convencional. Enquanto psiquiatra acadêmico, publiquei mais de cem artigos em revistas médicas revisadas por meus pares. Tive a sorte de servir em tempo integral no corpo docente da Faculdade de Medicina da Universidade de Michigan, onde fui diretor do Serviço de Emergência Psiquiátrica; na Universidade de

Connecticut, na qual fui chefe clínico de Psiquiatria; e na Universidade da Virgínia, em que ocupei a cátedra Chester F. Carlson de Psiquiatria e Ciências Neurocomportamentais. Estar no lugar certo e na hora certa sempre me permitiu receber subsídios para pesquisas de agências governamentais, empresas farmacêuticas e fundações de pesquisa privadas sem fins lucrativos. Tive o privilégio de servir em comitês de revisão de subsídios e em *workshops* de planejamento de programas nos Institutos Nacionais de Saúde e de ter palestrado em um simpósio sobre consciência nas Nações Unidas. Ganhei prêmios graças à minha pesquisa médica e fui eleito com o Prêmio Distinguished Life Fellow da Associação Americana de Psiquiatria.

De forma geral, tive uma carreira bastante satisfatória como psiquiatra acadêmico; claro que muito devido aos brilhantes apoiadores, mentores e colegas que merecem grande parte do crédito do meu sucesso. Contudo, nesses anos todos, permaneciam questionamentos incômodos acerca da mente e do cérebro que Holly havia trazido à tona com seu conhecimento sobre aquela mancha na minha gravata. A minha necessidade pessoal como cético – aquela de seguir as evidências – foi o que me impediu de fechar os olhos para eventos como esse, do tipo que pareciam impossíveis de acontecer, o que me conduziu a uma jornada para estudá-los em âmbito científico.

Eu havia me tornado diretor do Serviço de Emergência Psiquiátrica da Universidade da Virgínia no ano em que Raymond Moody começara o seu treinamento lá, em 1976. E quando seu livro *Life After Life* [Vida após a vida, em tradução livre] – o primeiro em inglês a usar o termo "experiência de quase morte" e o acrônimo EQM – surpreendentemente se tornou um *best-seller*, ele logo foi inundado por cartas de leitores que tiveram experiências como essas.[1] Na posição de residente sem tempo para responder a todas essas cartas, ele se voltou para mim, tornando-me seu supervisor de treinamento na sala de emergência. Naquela época, fiquei surpreso ao saber que a experiência de Holly, algo que me deixara perplexo, não era em nada única. Raymond entrevistara pacientes que, enquanto estavam próximos de morrer, afirmavam ter deixado o corpo e observado o que estava acontecendo em outros lugares.

Tamanha revelação chamou a minha atenção e me lançou em uma jornada para seguir uma abordagem com base em evidências para as EQMs. Se eu não tivesse conhecido Raymond e lido o seu livro inovador, talvez jamais seguisse as pistas daquela mancha de molho de tomate. Entretanto, bastou pouco tempo para que eu aprendesse que as EQMs não eram um fenômeno novo. Descobri uma infinidade de relatos de EQM vindos de fontes gregas e romanas antigas, de todas as principais tradições religiosas, de narrativas coletadas de populações indígenas ao redor do mundo e da literatura médica dos séculos 10 e 20.[2,3,4,5]

Acompanhado por colegas de outras universidades que também haviam se deparado com casos de EQMs, fui cofundador da Associação Internacional para Estudos sobre a Quase Morte [IANDS, na sigla em inglês], que a partir de então serviria como uma organização com o objetivo de apoiar e promover pesquisas sobre tais experiências. Por mais de 25 anos, atuei como diretor de pesquisa da IANDS e editei o *Journal of Near-Death Studies* [Periódico de Estudos sobre a Quase Morte, em tradução livre], o único periódico acadêmico dedicado à pesquisa de EQM. Ao longo das décadas, reuni um compêndio de mais de mil pessoas que experienciaram tal coisa e que tiveram a gentileza de preencher questionários para mim, algumas delas por mais de quarenta anos. Pude comparar as descobertas desses "voluntários" com as EQMs de, por exemplo, pacientes hospitalizados por parada cardíaca, convulsões e tentativa de suicídio. No decorrer dessa jornada, descobri alguns temas comuns e universais nessas experiências que vão além das interpretações culturais, além de padrões de efeitos posteriores consistentes nas atitudes, nas crenças, nos valores e nas personalidades desses indivíduos.[6] E eu consegui mostrar que essas experiências não podem ser descartadas simplesmente como estados oníricos ou alucinações.

O que descobri durante esses 45 anos foi um registro de EQMs mencionadas durante séculos em todo o planeta, as quais são comuns e não selecionam favoritos para se revelarem como tal. Até mesmo os neurocientistas já testemunharam isso. Quando o neurocirurgião Eben Alexander foi acometido por uma rara infecção cerebral que o colocou em coma por uma semana – da qual acordou com lembranças vívidas de uma complexa experiência de quase morte –, ele visitou o meu consultório para me ajudar a entender essa aparente impossibilidade.

Durante quase meio século lutando para compreender as experiências de quase morte, por fim descobri que seu impacto se estende muito além daquele que experiencia tal ato de forma individual. Quanto mais eu aprendia a respeito delas, mais pareciam clamar por uma explicação que se posiciona além da compreensão limitada das nossas ideias cotidianas acerca de mente e cérebro. E essas novas maneiras de pensar sobre a nossa mente e o nosso cérebro abrem a possibilidade de explorarmos se a nossa consciência é capaz de continuar mesmo após a morte de nosso corpo. Por sua vez, isso desafia o nosso conceito de quem somos, como nos encaixamos no universo e de que forma queremos conduzir a nossa vida.

Alguns dos meus colegas cientistas me avisaram sobre o fato de que a minha abordagem de mente aberta para explorar experiências "impossíveis" como as EQMs abriria as comportas para todos e quaisquer tipos de superstição que existissem. Como um bom cético, eu digo: "Pois traga todas elas! Não vamos prejulgá-las por causa das nossas crenças; testemos tais ideias desafiadoras e vejamos se são, de fato, superstições, ou se não passam de janelas para uma visão mais abrangente do mundo". Longe de nos afastar da ciência e nos conduzir à superstição, a pesquisa de EQM evidencia que, aplicando os métodos da ciência aos aspectos não físicos do nosso mundo, descrevemos a realidade com uma precisão muito maior do que se limitarmos a nossa ciência a nada além do que matéria e energia físicas.

Seguindo as evidências científicas que se acumularam nas últimas décadas, sem promover nenhuma teoria ou mesmo um sistema de crença, desapontarei muitos daqueles que favorecem uma ou outra visão em particular. Eu sei que alguns dos meus amigos espiritualistas vão objetar que levo a sério a possibilidade de que as EQMs possam ser provocadas graças a mudanças físicas no cérebro. Sei também que outros dos meus amigos materialistas ficarão consternados diante do fato de eu levar a sério a condição de que a mente é capaz de funcionar independentemente do cérebro. Além disso, alguns pertencentes a *ambos* os campos vão afirmar que eu, ao não tomar partido, estou escolhendo o caminho mais fácil.

Contudo, e na verdade, a honestidade intelectual exige que eu evite tomar qualquer partido nesse debate. Acredito que haja evidências suficientes para crer tanto em um mecanismo fisiológico para as EQMs quanto no funcionamento contínuo da mente tal qual algo independente do cérebro. A crença de que as EQMs se devem a um processo fisiológico não identificado é plausível e consistente se relacionada à visão filosófica de que o mundo real é puramente físico. Em contrapartida, a convicção de que as EQMs são em si um dom espiritual também é plausível, sendo consistente com a visão filosófica de que há um aspecto não físico de quem somos. No entanto, nenhuma dessas ideias, ainda que plausíveis, é uma premissa científica, pois não existem evidências que possam refutar qualquer uma delas. Em vez disso, não passam de itens de mera crença.

Como espero mostrar nestas páginas, não existe qualquer razão para que as EQMs não sejam dons espirituais e, ao mesmo tempo, possibilitadas por eventos fisiológicos específicos. A evidência científica sugere que *ambas* as ideias podem ser verdadeiras sem nenhum conflito entre si – algo que nos permite ir além da divisão artificial entre ciência e espiritualidade. Entretanto, a minha abertura a ambos os pontos de vista não significa que eu não tenha opiniões acerca do significado das experiências de quase morte.

As décadas de pesquisa me convenceram de que as experiências de quase morte são bastante reais e profundas quanto ao seu impacto e, de fato, representam fontes importantes de crescimento espiritual e percepção, seja qual for a sua origem. Sei que elas são muito importantes para quem as experiencia quanto à maneira como transformam a vida de cada um. Acredito que também sejam importantes para os cientistas, afinal contêm pistas vitais para a nossa compreensão da mente e do cérebro. E creio que são importantes para todos nós no que nos diz respeito à morte, ao morrer – e, o mais importante, à vida e ao viver.

No decorrer dos capítulos que seguem, eu não menciono os detalhes metodológicos e estatísticos da minha pesquisa. No entanto, o leitor que quiser obter os pormenores técnicos dos estudos mencionados por mim os encontrará descritos nas referências citadas nas notas no fim do livro [os materiais de consulta são em inglês]. Todos os meus artigos de periódicos revisados pelos meus pares podem ser baixados do site da Divisão de Estudos Perceptivos da Universidade da Virgínia, nos EUA, por meio do endereço www.uvadops.org.

Ainda que esta obra tenha sido elaborada com base nos meus 45 anos de pesquisa científica sobre EQMs, ela não foi escrita para que outros cientistas a consultassem. E embora eu espere que as pessoas que tiveram EQMs sintam que fiz jus às suas experiências, também não escrevi este livro especificamente para elas. Em vez disso, este trabalho é voltado para todos nós, curiosos sobre o incrível alcance da mente humana e as questões mais profundas sobre vida e morte.

Muito foi dito e escrito acerca da morte, bem como a respeito daquilo que pode vir depois, cujo conteúdo – em boa parte – expõe os pontos de vista científicos e religiosos, confrontando-os. Em *O depois*, tento conduzir essa discussão e ajudar a mudar o diálogo sobre ela. Espero mostrar que ciência e espiritualidade são compatíveis, que ser espiritual não exige que você abandone a ciência por pressuposto. Esta jornada me ensinou que abordar o mundo sob uma ótica científica, baseando as nossas crenças e a nossa compreensão em evidências, não nos impede de apreciar os aspectos espirituais e não físicos de nossa vida. E que apreciar o espiritual e o não físico não nos impede de avaliar as nossas experiências sob argumentos científicos, estabelecendo-os como base para as nossas crenças e compreensão das evidências. Embora eu tenha aprendido bastante a respeito da morte e do que pode vir depois, estas páginas não abordam unicamente o tema morte, mas também a vida e o viver, o valor da compaixão e a nossa interconexão uns com os outros – isto é, o que torna uma vida significativa e gratificante.

O meu objetivo aqui não é convencer você a acreditar em um ponto de vista, mas, sim, suscitar a reflexão. Espero mostrar que uma perspectiva científica pode nos ajudar a entender o que as EQMs nos revelam sobre a vida e a morte, bem como a respeito do que pode vir depois disso. Seguindo evidências científicas, aprendi muito acerca das experiências de quase morte e do que elas significam. Escrevi este livro a fim de compartilhar com você a minha paixão por essa jornada. O meu objetivo é fazer o leitor refletir e reavaliar a forma como compreende a vida e a morte, e não a acreditar em qualquer que seja o ponto de vista. Eu não sou Moisés entregando os Dez Mandamentos a Deus. Sou apenas um cientista compartilhando o que acredita que os dados científicos sugerem.

Por mais que estivesse desesperado em querer apagar da minha memória tudo sobre o meu encontro com Holly, naquela época eu já era cientista o suficiente para saber que não poderia apenas ignorar algo do tipo. Fingir que alguma coisa não aconteceu pelo simples fato de não sermos capazes de explicar é exatamente o oposto da ciência. A minha busca para encontrar uma explicação lógica ao enigma da mancha de molho de tomate me levou a meio século de pesquisa. Esses estudos não responderam a todas as minhas perguntas, contudo me fizeram questionar algumas das minhas respostas. Em pouco tempo, isso me levaria a um território no qual eu jamais poderia ter imaginado pisar.

1

UMA CIÊNCIA DO INEXPLICÁVEL

Eu jamais havia conhecido alguém que tivesse apenas metade do rosto. Seis meses depois do meu treinamento psiquiátrico, Henry foi internado no hospital onde eu trabalhava. Quando o vi pela primeira vez deitado em seu leito hospitalar, foi difícil não olhar para o lado direito do seu rosto, lugar em que deveriam estar a mandíbula e a bochecha. Os cirurgiões plásticos realizaram um trabalho notável ao unir enxertos de pele da barriga dele para fechar os ferimentos no seu rosto, porém, mesmo assim, tive dificuldade em manter a compostura enquanto estava em sua frente. Henry, de quarenta anos, se comunicava por meio de palavras lentas e ligeiramente arrastadas, usando apenas o lado esquerdo da boca. Contudo, por mais estranho que eu me sentisse, ele não parecia nem um pouco envergonhado ou mesmo relutante em conversar comigo. Na verdade, sua calma e segurança eram notáveis quando me contou o que aconteceu depois que tentara se matar.

Henry era o filho mais novo de um casal pobre de agricultores. Seus irmãos mais velhos, ao constituírem família, mudaram-se da fazenda onde todos viviam, porém ele, apesar de casado, nunca saiu de lá. Quando ele tinha 23 anos, seu pai sofreu um ataque cardíaco enquanto os dois estavam caçando. Henry conseguiu carregá-lo de volta até em casa, mas isso foi o suficiente apenas para vê-lo morrer em seus braços. A mãe, então, assumiu a administração da fazenda. Alguns anos depois, a esposa de Henry o deixou, levando os filhos e indo morar com os pais na cidade.

Dez meses antes de Henry tentar se matar, sua mãe teve pneumonia e ele a conduziu ao hospital, onde foi internada. Ela lhe pediu que não saísse do seu lado, mas naquela mesma noite ele foi para casa a fim de cuidar das galinhas. Na manhã seguinte, ao retornar, ela estava inconsciente, falecendo poucas horas depois.

Henry ficou arrasado e começou a beber muito. Atormentado pela culpa por ter deixado a mãe sozinha no hospital, todas as noites sonhava com ela ainda viva. Não conseguia tocar em nenhum dos pertences dela e deixara tudo na casa como ela havia deixado. Quando bebia, ficava desanimado e resmungava sem parar: "A casa não é mais casa". Até que por fim, depois de muitos meses de depressão e de passar uma manhã inteira bebendo, Henry se dirigiu ao cemitério no qual os pais estavam enterrados, levando consigo seu rifle de caça.

Após se sentar no túmulo por algumas horas, revivendo e imaginando conversas com os dois, decidiu que era hora de se juntar a eles. Deitou-se na sepultura, com a cabeça onde achava que estaria o peito de sua mãe. Henry posicionou o rifle de caça calibre 22 entre as pernas, apontou-o para o queixo e apertou delicadamente o gatilho com o polegar.[1] A bala atravessou o lado direito do rosto, deixando um rastro de fragmentos do projétil cravados na bochecha e na têmpora. Entretanto, por um golpe de sorte, seu cérebro não foi atingido.

Eu tentei manter a minha voz firme e evitar olhar para a sua bochecha costurada enquanto lhe fazia perguntas.

– Isso parece doer muito – sugeri. – Eu só consigo imaginar o que deve ter passado pela sua cabeça. Como foi para você?

O lado esquerdo do rosto de Henry se curvou em um meio-sorriso.

– Assim que eu apertei o gatilho, tudo ao meu redor desapareceu: aquelas colinas ondulantes, as montanhas atrás delas, tudo – finalizou, olhando para mim.

– E depois?

– Eu me vi em um prado exuberante cheio de flores silvestres. E ali, me recebendo de braços abertos, estavam a minha mãe e o meu pai. Ouvi mamãe dizer para o papai: "Lá vem o Henry". Ela parecia estar tão feliz em me ver, mas então olhou diretamente para mim e sua expressão mudou. Balançando a cabeça, me repreendeu: "Ah, filho, veja só o que você fez!".

Henry fez uma pausa, olhou para as mãos e engoliu em seco. Esperei um momento e então comentei:

– Deve ter sido difícil para você. – E quis saber: – Como você se sentiu?

Ele deu de ombros. Em seguida, respirou fundo e falou:

– Foi isso. Depois, eu já estava de volta ao cemitério e os dois tinham sumido. Senti a poça quente de sangue sob a minha cabeça e pensei que seria melhor pedir ajuda. Comecei a me arrastar na direção da minha caminhonete, mas, antes de chegar lá, um coveiro me viu e correu até mim. Ele enrolou um pedaço de pano em volta da minha cabeça e me levou ao hospital. – Henry deu de ombros mais uma vez. – E aqui estou eu.

– Foi uma experiência e tanto – eu falei em apoio. – Você já tinha visto seus pais antes, desde que faleceram?

Ele balançou a cabeça em sinal negativo.

– Não. Mas com certeza foi bom vê-los juntos lá.

– Parece que você deve ter desmaiado depois de atirar em si mesmo, pelo menos por um breve momento. Acha que ver seus pais pode ter sido um sonho?

Henry franziu os lábios e balançou a cabeça em sinal negativo de novo.

– Não foi um sonho. Ver a mamãe e o papai foi tão real quanto estou vendo você agora.

Tive de fazer uma pausa para tentar entender o que ele estava dizendo. Fazia todo o sentido para Henry, afinal ele os vira, pois o recebiam no céu. No entanto, sob a minha visão científica de mundo, esse tipo de coisa não poderia ser real. Recorri às possibilidades na minha mente. Henry era psicótico? Ficara tão embriagado que acabou tendo alucinações? Passou tanto tempo sentado no túmulo dos pais que estava em abstinência de álcool e com a síndrome denominada *delirium tremens*? Essa visão dos pais fora uma mera parte do seu luto?

Eu não seria capaz de argumentar que Henry era louco. Àquela altura, depois de vários dias no hospital, ele já falava com calma e não havia nada de estranho na forma como agia. Não apresentava nenhum sinal físico de abstinência de álcool desde sua internação. E, para a minha completa surpresa, não parecia estar nem um pouco triste.

– Quando você puxou o gatilho – continuei –, o que esperava que acontecesse?

– Eu apenas não queria mais viver – respondeu rapidamente. – Não me importei com o que aconteceria. Estava farto e não conseguiria seguir sem a mamãe.

– E agora? Quais são os seus pensamentos sobre acabar com tudo?

– Eu já não penso mais nisso. Ainda sinto saudade da mamãe, mas estou feliz agora que sei onde ela está.

Durante o meu curto período como psiquiatra em treinamento, eu nunca vira alguém que tivesse sobrevivido a uma tentativa de suicídio e saído dela parecendo tão confiante quanto Henry. Ele disse que se sentia envergonhado diante do que fizera, porém grato pela visão que havia tido. E estava ansioso para conversar com outros pacientes, a fim de tranquilizá-los quanto ao valor e à santidade da vida. O que quer que o tivesse levado a ver os pais, tal visão o ajudara a lidar com a dor.

Isso aconteceu muitos anos antes de o termo "experiência de quase morte" ser apresentado à academia; logo, a única estrutura que eu tinha para entender a experiência de Henry era a de uma alucinação, um reencontro imaginário com os pais já falecidos. Eu via aquela experiência como um mecanismo de defesa psicológica, nada além disso.

Isso aconteceu apenas alguns meses depois de Holly me contar sobre ter visto a mancha na minha gravata, cujo incidente eu ainda tentava entender. No entanto, a experiência de Henry parecia muito diferente da de Holly. Ela alegou ter visto e ouvido coisas ocorridas que se passavam num lugar distante de onde seu corpo jazia inconsciente, contudo ainda dentro do mundo físico normal. A garota não relatara ter visto ou ouvido nenhum espírito. Já Henry afirmava ter visto e ouvido o espírito dos pais falecidos. A maior diferença entre as duas ocorrências, porém, era que eu podia entender a visão de Henry com base em um ponto de vista científico objetivo. Holly, por sua vez, conduzira a minha pessoa para a sua visão, o que me deixava desequilibrado sempre que eu tentava contemplá-la e me fazia permanecer inutilmente procurando explicações.

Eu poderia rotular a visão de Henry como um mecanismo de defesa psicológica. No entanto, como o convenceria de que aquilo não era real? Eu sabia que, caso afirmasse que o rapaz imaginara tudo, perderia qualquer afinidade com ele como seu médico. Também fui capaz de perceber como essa visão fora importante para que resolvesse seus pensamentos suicidas. Eu enxergava a sua visão tal qual uma alucinação que sua mente, uma vez inconsciente, criara para ajudá-lo a lidar com a morte da mãe. Então, decidi que a maneira de eu ser mais útil para Henry, como seu médico, era reforçar o valor daquela visão, e não desafiar a única coisa que lhe dava razão para viver.

A minha mensagem para ele foi direta:

– Parece que você teve uma experiência muito poderosa e que lhe deu um novo propósito na vida. Vamos ver o que isso significa para você e para onde vai a partir daqui.

A minha intenção era explorar com Henry o significado simbólico de sua visão como uma forma de se reunir psicologicamente com a mãe falecida; no entanto, ele interpretava a visita aos pais de maneira concreta, e não como mero símbolo de qualquer coisa que fosse. Na época, nunca me ocorreu que ele pudesse ter considerado aquela "visita" algo real apenas porque era real. Nada na minha formação ou no meu treinamento sugeria que Henry de fato pudesse ter visto os pais. Eu fora criado por um químico cuja percepção da realidade era definida pela tabela periódica.

O meu pai era químico durante o dia, e à noite... bem, ele também era químico. Construiu um laboratório de química no porão de todas as casas em que moramos na minha infância. A única coisa que perdia para a sua paixão pela ciência era a alegria que sentia ao compartilhá-la com os outros. Quando eu ainda estava na escola primária em Huntington, Nova York, ele me ensinou a usar um bico de Bunsen, uma balança de equilíbrio, uma centrífuga, um misturador magnético, um cilindro graduado, um frasco Erlenmeyer e os de fundo arredondado.

Muitos dos experimentos do meu pai envolviam Teflon logo no início da carreira dele, depois que esse material finalmente foi descoberto por acidente por um cientista da DuPont. O meu pai trabalhava em uma pequena empresa química que usava Teflon como matéria-prima para fabricar, por exemplo, isolamento de fiação elétrica e células de combustível para foguetes. A principal vantagem do Teflon, se comparado a outros revestimentos, estava no fato de que a sua superfície era tão escorregadia que quase nada grudava nela. Algumas das criações do meu pai levaram a avanços úteis. Ele borrifava as panelas, frigideiras e espátulas da minha mãe com várias formas de Teflon anos antes de as panelas revestidas desse material se tornarem disponíveis no mercado (ainda que vez ou outra encontrássemos pedaços disso na nossa comida). Já outras de suas invenções tiveram menos sucesso, como quando colocou inserções de Teflon nos nossos sapatos, a fim de evitar que nos causassem bolhas, mas deixando-os tão escorregadios que, a cada passo, nossos pés deslizavam. Caminhar, então, se tornou algo complicado, e correr era absolutamente perigoso. O fato de seus experimentos funcionarem ou não era o que menos importava para o meu pai, pois mais valia a empolgação de desenvolvê-los, unida à incerteza de funcionarem ou não.

Lembro-me, quando criança, de quando um arrepio de ansiedade percorreu a minha coluna ao deitar de bruços na "pedra do sacrifício". A luz do sol era filtrada pelos pinheiros altos, destacando os arbustos de louro e os rododendros da montanha. Os pássaros cantavam sob a brisa da manhã. Havia um sulco de meio centímetro de profundidade na superfície da grande laje de granito, que envolvia o meu corpo por inteiro. Logo abaixo dos meus pés, uma pequena calha cortada entre o sulco circular e a borda da laje. Esta, por sua vez, devia pesar mais de uma tonelada e jazia a poucos metros do chão, sobre quatro bases de pedra.

Meu pai, um homem baixo de ombros largos e sempre com um brilho nos olhos, andava pela laje segurando uma fita métrica e com um cachimbo na boca, fazendo anotações e desenhando diagramas no caderno. A dúzia de câmaras de pedra, paredes e ralos que cercavam a laje de granito, bem como as pedras verticais que pareciam se alinhar com observações do sol em determinadas épocas do ano, eram um mistério. Na verdade, o fazendeiro proprietário daquele terreno em Salem, New Hampshire, em meados do século 20, a chamava de "Colina do Mistério". Já outros que estudavam o local especulavam que ela podia ter sido construída por colonos vikings por volta de 1000 d.C., centenas de anos antes de Colombo chegar à América; ou mesmo por celtas das Ilhas Britânicas por volta de 700 a.C.; ou talvez até por várias tribos indígenas Abenaki e Pennacook no decorrer de milhares de anos.

Qualquer que tenha sido a sua origem, deitar naquela laje fria me causava arrepios na espinha. Eu podia imaginar meu sangue se acumulando no sulco ao redor do meu corpo, para então ser canalizado pela sarjeta bem abaixo dos meus pés, caindo direto em um balde de coleta. Era assustador, porém ao mesmo tempo emocionante. Lá estava eu, um menino de dez anos, ajudando o pai a tentar resolver um mistério científico. Eu não sabia dizer se meu tremor era mais uma reação ao frio da laje de pedra sob o outono frio da Nova Inglaterra ou à emoção daquela descoberta. Para o meu pai, claro, tratava-se da última opção, tanto que eu já captava a sua empolgação por participar da Marcha da Ciência, ampliando as fronteiras do desconhecido. Aos dez anos, eu já estava viciado na Ciência, respondendo a perguntas ao coletar e analisar dados, em vez de especular sentado em uma poltrona ou aceitar rumores e contos folclóricos.

A verdade sobre a Colina do Mistério permanece confusa até hoje, provavelmente porque vários grupos de pessoas alteraram as ruínas ao longo dos séculos, ora destruindo, ora alterando as evidências da sua origem. A "pedra do sacrifício" talvez fosse apenas a metade inferior de uma prensa de sidra do século 19, com a calha ao redor da borda para coletar o líquido das maçãs descascadas, ou mesmo uma prensa de pedra para extrair lixívia das cinzas de madeira a fim de fabricar sabão. Meu pai e eu não encontramos nada que servisse de suporte a qualquer uma das afirmações a respeito da Colina do Mistério, porém nunca esqueci a emoção gerada por uma busca sistemática na procura pela verdade.

Sempre cético, meu pai nutria dúvidas contínuas acerca da sua interpretação das coisas, e se sentia mais feliz investigando aquilo que não entendia ou que contradizia as suas expectativas. Dessa forma, ele me transmitiu não só a paixão pela ciência, como a sua consciência da natureza experimental – que é o essencial da ciência. Esta, pela própria natureza, é um trabalho contínuo, pois não importa quão bem fundamentada seja a nossa visão de mundo, nós devemos estar preparados para repensá-la caso novas evidências tragam mais dúvidas à tona. Um dos frutos da atitude de se manter uma mente aberta é o apreço pelo que não podemos explicar. Estudar aquilo que se encaixa nas nossas ideias preconcebidas nos ajuda a compreender melhor quais são os seus pontos delicados. Contudo, investigar o que não se encaixa nas nossas ideias preconcebidas é o que muitas vezes impulsiona os avanços da ciência.

Ainda que meu pai me encorajasse a pesquisar temas que eu não conseguia explicar, ele nunca mencionou a mente ou assuntos abstratos como pensamentos e sentimentos; quiçá conceitos ainda mais abstratos como Deus, espírito ou alma. Senti-me realizado com a minha educação científica e os meus planos para uma carreira científica. Além disso, e seguindo o exemplo do meu pai, abracei a evidência empírica como o meu padrão em busca da verdade.

Como estudante de graduação na Universidade Cornell, eu me especializei em Psicologia Experimental, aplicando métodos científicos para investigar de que forma os peixes dourados aprendiam a encontrar o destino em um labirinto, ou por que ratos pressionavam um botão a fim de obter comida em alguns momentos, mas não em outros, ou então como os imaturos macacos rhesus podiam encontrar comida sob algum tipo de objeto, e não de outro. Todavia, por mais fascinado pela inteligência dos animais que eu estivesse, o meu desejo de trabalhar com pessoas me levou da Psicologia direto para a escola de Medicina. Lá tudo me interessava, desde partos até visitas domiciliares a pacientes idosos. No entanto, quanto mais eu aprendia sobre doenças mentais, mais apreciava quão pouco nós entendemos do cérebro. E foi assim, diante do fascínio das perguntas sem respostas, que me senti atraído para a Psiquiatria.

Em uma visita à casa dos meus pais durante o meu terceiro ano da Faculdade de Medicina, surpreendi meu pai com a notícia de que pensava em me tornar psiquiatra. Disse-lhe que eu estava encantado pelos efeitos que os nossos pensamentos e sentimentos inconscientes causam no nosso comportamento. Sentado em sua poltrona com as pernas cruzadas, ele lentamente tirou do bolso do paletó um cachimbo de sabugo de milho e uma bolsa de tabaco. Enchendo de forma meticulosa o fornilho do cachimbo, ali enfiou o tabaco; em seguida, riscou um fósforo e o agitou com cuidado sobre a tigela enquanto desenhava de um jeito delicado na haste do cachimbo. Até que por fim ergueu os olhos e, para a minha surpresa, perguntou:

– O que faz você acreditar que temos pensamentos e sentimentos inconscientes?

Fiquei chocado ao me ver diante desse desafio contundente. Contudo, meu pai não estava dizendo que o inconsciente não existia. Na verdade, era a forma de ele pedir evidências, como qualquer cientista cético faria. Entretanto, a sua indagação me surpreendeu. A influência do nosso inconsciente, aquilo que pensamos e sentimos sem estarmos cientes, tudo isso tem sido o alimento básico da psiquiatria por pelo menos cem anos.

Sigmund Freud comparou a mente a um *iceberg*.[2] Segundo ele, os pensamentos e sentimentos dos quais temos consciência são como a ponta visível do bloco de gelo gigante que fica acima do nível do mar. Por exemplo, você está ciente de que tem sede e decide de forma consciente tomar uma bebida. No entanto, nove décimos desse *iceberg*, invisível sob a superfície do oceano, é o inconsciente, isto é, trata-se dos pensamentos e sentimentos dos quais não temos consciência, mas que ainda assim influenciam o nosso comportamento. A maioria dos professores não daria, não de maneira consciente, notas melhores aos alunos que socialmente são considerados mais bonitos.[3] Contudo, existe ampla evidência de que eles dão sim notas mais altas para eles, mesmo não estando cientes disso. A ideia de que os nossos pensamentos e sentimentos inconscientes afetam o nosso comportamento foi uma das muitas coisas que eu aceitei com fé inquestionável nos meus professores e nos livros técnicos.

Por mais surpreso que eu estivesse pelo fato de meu pai questionar o papel dos pensamentos e sentimentos inconscientes, percebi que ele tinha razão. Eu deveria analisar as evidências do inconsciente antes de aceitá-las. No entanto, isso trazia à tona a questão do que constitui evidência quando se trata daquilo que não conseguimos ver e medir, como os pensamentos e sentimentos – mesmo os cientistas tendo feito progressos significativos na compreensão da parte física do nosso mundo, além de experimentarmos o que não é físico, como pensamentos e emoções. Tais coisas não físicas fazem parte do nosso mundo tanto quanto objetos físicos, como cadeiras e pedras. Os cientistas são capazes de fazer observações e coletar dados sobre *elas*, assim como podemos fazê-lo a respeito dos objetos físicos.

Na verdade, existe uma vasta tradição de cientistas estudando fenômenos que não podem ser observados de maneira direta, desde emoções a partículas subatômicas. Nós não somos capazes de observar as emoções diretamente, como o amor, a raiva ou o medo. Entretanto, conseguimos estudá-las *indiretamente*, observando como afetam as nossas palavras, o nosso comportamento e as nossas reações corporais. Por exemplo, ao sentirmos raiva (emoção não física), a nossa fala pode ficar mais alta e abrupta, a nossa testa pode enrugar e até mesmo a nossa pressão sanguínea subir, bem como podemos bater coisas em superfícies que estiverem ao nosso alcance. E é com base nesses efeitos observáveis que as pessoas são capazes de inferir que estamos com raiva.

Da mesma forma, os físicos não conseguem observar diretamente algumas partículas subatômicas muito pequenas e de vida curta demais para serem capturadas. No entanto, o físico Donald Glaser ganhou o Prêmio Nobel de Física de 1960 por estudá-las *indiretamente*, provando que, ao lançar partículas minúsculas e de vida curta através de uma câmara de bolhas – recipiente cheio de um fluido como hidrogênio líquido –, pode-se analisar o rastro de bolhas que essas partículas deixam nesse conteúdo. Com base nessas trilhas, portanto, aprendemos muito sobre as próprias partículas em si.

Foi essa tradição científica, a de seguir as evidências, que me revelou as limitações da visão de mundo que haviam me ensinado. Muito não podia ser explicado por completo com o auxílio de termos como partículas e forças físicas, mas isso aconteceu de qualquer forma. Fugir de determinadas coisas só porque elas eram difíceis de explicar não parecia ser algo científico. Respeitar o que é difícil de se mensurar, em vez de descartá-lo como irreal, não significa rejeitar a ciência, mas, sim, *abraçá-la.*

Como psiquiatra residente, eu tratei alguns pacientes hospitalizados que acreditavam estar lendo a mente de outras pessoas. Como a maioria dos psiquiatras, presumia que tais ideias eram baseadas em pensamentos positivos e confundiam fantasia com realidade. Contudo, nós tínhamos alguma evidência para apoiar essa afirmação? Como sabíamos que as crenças desses pacientes, a de que eles eram capazes de ler mentes, eram um sintoma de sua doença mental, e não algo real? Claro que, como cientista, eu não poderia apenas aceitar afirmações do tipo como reais sem examiná-las, mas também não podia descartar suas alegações como ilusões sem antes as analisar. Achava que validar as suas crenças ou rejeitá-las sem quaisquer evidências era prestar um péssimo serviço a esses pacientes, além do fato de violar os princípios científicos. Logo, projetei e realizei um experimento controlado, junto de meus colegas residentes, para testar se os referidos pacientes *eram mesmo capazes* de ler mentes.

Eu estava um pouco preocupado com os riscos de realizar tamanho estudo. Como cientista, queria saber se esses pacientes poderiam ou não oferecer evidências das suas alegações. Contudo, parte do meu trabalho como psiquiatra era persuadir pacientes delirantes a desistirem de suas crenças ilusórias e a pensarem de uma forma mais realista. E caso a crença dos meus pacientes na capacidade de ler mentes não fosse realista, levá-las a sério reforçaria as suas ideias falsas?

Eu me perguntei se os benefícios potenciais dessa pesquisa compensariam os riscos potenciais para os próprios pacientes. Discuti a minha proposta de estudo com as equipes médica e de enfermagem da ala psiquiátrica. Reconheci a minha hesitação em fazer esse tipo de estudo, bem como o meu medo de que, se eu tratasse as crenças incomuns desses pacientes com seriedade, poderia materializar as suas ilusões. Todavia, e para a minha surpresa, o diretor da Enfermaria e a equipe acharam o estudo intrigante e, no ambiente seguro do hospital, seriam capazes de lidar com qualquer agravamento dos sintomas por parte dos pacientes – caso houvesse algum, claro. E assim, com a bênção da equipe, segui em frente. Dois dos meus colegas residentes de Psiquiatria se ofereceram para revezar entre os "remetentes" do experimento, isto é, as pessoas cuja mente os pacientes tentariam ler.

Os pacientes se sentavam sozinhos, um de cada vez, em uma cadeira reclinável no meu consultório e ali relaxavam por alguns minutos. E então, quando se sentiam prontos, falavam em um gravador, descrevendo todas as imagens ou impressões que haviam tido. Enquanto isso, o "remetente", em outro escritório no fim do corredor, concentrava-se em uma foto de revista selecionada aleatoriamente e que mostrava uma cena calma, assustadora, agressiva, engraçada ou até mesmo erótica. Passados cinco minutos, eu entrava no meu consultório e entregava para os pacientes um envelope com cinco dessas imagens. Eles, então, as classificavam quanto a quão próximas correspondiam às suas impressões. Quando terminavam, eu contava a cada um deles em qual foto o "remetente" estava se concentrando e passávamos alguns minutos discutindo a sessão.

O estudo terminou da forma como meus colegas e eu esperávamos: nenhum dos pacientes mostrou qualquer evidência de ter lido a mente do "remetente"; não havia qualquer indicação de que a sua crença na leitura de mente tivesse alguma base na realidade. Entretanto, houve outra descoberta desse estudo que eu não havia previsto. Depois que ele acabava, eu perguntava para cada um dos pacientes como se sentiam a respeito daquilo. Para a minha surpresa, todos ficaram felizes por terem participado e, o mais importante, mais confiantes na equipe do hospital, pois nós levamos seus pensamentos e sentimentos a sério o bastante a ponto de testá-los. Além disso, um dos pacientes acrescentou ainda que não conseguir ler a mente do "remetente" nesse estudo o levou a duvidar das suas outras ideias irracionais, o que o ajudou a separar a fantasia da realidade. Seu terapeuta então me disse, de forma independente, que no decorrer do experimento o paciente melhorou de maneira considerável. Nenhum dos participantes relatou qualquer piora da doença como resultado da participação no estudo.

A realização desse experimento trouxe de volta a mesma emoção que eu sentia deitado naquela laje de pedra "sacrificial" na Colina do Mistério. Estava coletando dados para testar uma ideia com a qual a maioria dos meus colegas jamais se importaria. A minha pesquisa poderia até se mostrar errada, mas tinha o potencial de mudar o nosso pensamento acerca das doenças mentais. O fato de os pacientes não conseguirem ler mentes confirmou o que esperávamos, porém não foi isso que me entusiasmou. Emocionante mesmo foi poder usar a ciência para testar uma ideia provocativa. Para mim, o processo era mais importante do que a resposta em si. Um tempo depois, o meu relatório sobre esse experimento foi publicado em uma revista médica convencional e ganhou o prêmio nacional William C. Menninger naquele ano de melhor relatório de pesquisa de um residente em Neurologia, Psiquiatria ou Neurocirurgia.[4]

Só muitos anos depois eu conheci Raymond Moody e pela primeira vez ouvi sobre as experiências de quase morte. Raymond iniciou o seu treinamento psiquiátrico na Universidade da Virgínia no ano em que eu havia começado a lecionar lá como a mais nova adição ao corpo docente de Psiquiatria. A sua primeira rotação clínica foi na ala de emergência, na qual eu supervisionava todos os residentes. Eu sabia que Raymond ensinara Filosofia antes de ir para a Faculdade de Medicina e que escrevera um livro quando ainda era estudante de Medicina; contudo, eu não tinha conhecimento do assunto que aquela obra tratava.[5] Até que certo dia, durante um período monótono no pronto-socorro, nós conversamos a respeito do seu passado. Foi quando ele me contou sobre seu trabalho *Life After Life*, no qual usou o termo "experiência de quase morte" para identificar as experiências incomuns que algumas pessoas haviam tido ao parecerem estar no limiar da morte. De forma gradual, enquanto Raymond falava eu me dei conta de que aquilo que ele descrevera em seu livro estava relacionado ao que acontecera anos antes – tanto com Henry quando pensara ter visto os pais falecidos, quanto com Holly ao me ver conversando com a sua colega de quarto enquanto o seu corpo permanecia deitado inconsciente em outra sala. Holly e Henry haviam descrito pelo menos algumas das características que Raymond encontrara nas EQMs. Nunca saberei se eles experimentaram mais características de EQM, porque eu não tinha conhecimento disso quando era o momento de fazer perguntas. Entretanto, saber que outros médicos tinham ouvido falar dessas experiências e que até lhes deram um nome era uma revelação! Parecia que uma porta começava a se abrir.

Fui para a Universidade da Virgínia sabendo de sua Divisão de Estudos Perceptivos, uma unidade de pesquisa fundada pelo falecido Ian Stevenson, ex-presidente da ala de Psiquiatria. Durante décadas, Ian coletou e estudou o mesmo tipo de experiências inexplicáveis que

Raymond descrevia em seu livro. Claro que Ian não as chamava de experiências de quase morte até Raymond ter nos apresentado o termo. Ele as arquivara em diversas categorias, como "experiências extracorpóreas", "visões no leito de morte" e "aparições".

Levei Raymond para conhecer Ian, e nós três discutimos maneiras de estudar essas experiências sob um viés científico. Raymond recebia um enorme volume de cartas todas as semanas; quando comecei a lê-las, descobri que abordavam o mesmo tema. Os autores dessas cartas ficaram surpresos ao saber que não eram os únicos a experienciar tais fenômenos, e escreviam para agradecer a Raymond por lhes mostrar que não eram loucos.

Depois que o livro de Raymond foi relançado por uma grande editora de Nova York, em pouquíssimo tempo atraiu muita atenção. Nos anos seguintes, diversos médicos, enfermeiros, assistentes sociais e pesquisadores escreveram para Raymond, interessados em estudar tal fenômeno. Raymond os convidou para um encontro na Universidade da Virgínia e, com base nesse grupo, quatro de nós (o psicólogo Ken Ring, o cardiologista Mike Sabom, o sociólogo John Audette e eu) formamos a Associação Internacional para Estudos de Quase Morte (AIEQM) a fim de promover pesquisas sobre EQMs. Conversar com pessoas que haviam passado por experiências do tipo, testemunhar os efeitos posteriores desses eventos na vida delas e me encontrar com outros pesquisadores que achavam as EQMs cativantes me encantou. As experiências de quase morte pareciam uma interseção natural: por um lado, fatos inexplicados que pediam explanação; por outro, encontros próximos com a morte, foco do meu trabalho na ala de emergência. As EQMs reuniam a medicina, a mente e a emoção da descoberta científica que eu carregava comigo desde a infância, uma convergência de fatores que definiriam o rumo do resto da minha carreira.

Essa jornada no caminho do aprofundamento no que dizia respeito às EQMs me levaria de hospital a hospital, de universidade a universidade e de estado a estado à procura de respostas. No decorrer dos anos, realizei pesquisas com pacientes internados que estiveram à beira da morte por parada cardíaca, doenças, acidentes, tentativas de suicídio, brigas, complicações em cirurgias ou partos. Quase metade deles ficou sem batimento cardíaco, perdeu a respiração ou foi dada como morta. Em colaboração com inúmeros colegas ao longo dos anos, eu publiquei mais de cem artigos em revistas médicas revisadas pelos meus pares, descrevendo as nossas descobertas, resultados de pesquisa.

Além da pesquisa com pacientes hospitalizados, reuni amostras de mais de mil indivíduos que entraram em contato comigo a fim de relatar suas EQMs. As experiências que eles descreviam foram as mesmas dos pacientes hospitalizados. E assim comecei a coletar tais histórias, na esperança de que, quando tivesse acumulado o suficiente, encontrasse padrões em todas elas, os quais eventualmente me fariam compreender melhor o que estava por trás de tais experiências.

2

FORA DO TEMPO

As chamas tinham mais de sessenta metros de altura quando Bill Hernlund, um bombeiro de 23 anos da Força Aérea dos Estados Unidos, estacionou seu caminhão de frente para a traseira do avião que pegava fogo. A primeira explosão o fez se desequilibrar. Ele chegou a cair, mas não se feriu, então se levantou para continuar lutando contra as labaredas. No entanto, houve uma segunda explosão, esta muito mais intensa que as demais. O misto de chamas, metal e cabos o arremessou para trás, lançando-o contra a lateral do caminhão. Com a segunda explosão, Bill sentiu dores na cabeça e no peito, bem como gosto de sangue, e não conseguia mais respirar. Desmaiou antes mesmo de cair no chão.

Bill passou, então, por uma elaborada experiência de quase morte (isso aconteceu em 1970, anos antes de o livro de Raymond Moody dar nome ao que ocorrera com o bombeiro). Quando ele se recuperou e tentou compartilhar com seu médico o que havia acontecido, logo foi encaminhado para obter ajuda psiquiátrica. E assim Bill manteve a EQM em segredo, até que, quase duas décadas depois, descobriu um grupo de apoio local afiliado à Associação Internacional para Estudos de Quase Morte. Uma vez lá, soube a respeito do meu interesse por experiências de quase morte e escreveu para mim na Universidade de Connecticut, onde na época eu era chefe clínico de Psiquiatria.

Bill compartilhou comigo o que acontecera quando os destroços em chamas de um avião explodiram na base aérea de Ellsworth, em Rapid City, Dakota do Sul, arremessando-o pelos ares. Ele alegou ter visto e ouvido coisas enquanto estava inconsciente que simplesmente não pareciam ser possíveis. Contudo, eu havia aprendido a não descartar reivindicações logo de imediato apenas porque a minha visão de mundo me dizia que deveriam ser impossíveis. Além do próprio relato, Bill também me enviou recortes do *Rapid City Journal* de 4 de abril de 1970, com fotos da aeronave em chamas, bem como uma cópia da sua Medalha de Bravura do Aviador, na qual citava a "sua ação corajosa e consideração humanitária [...] com total abdicação da própria segurança".

E foi assim que Bill descreveu a sua experiência:

– Eu senti como se estivesse sendo elevado e vi dois dos meus amigos carregando um dos bombeiros inconscientes para longe. Bem, seja como for, eu sabia quem eram os auxiliares, ainda que estivessem vestindo roupas aluminizadas com capuzes, mas não conseguia ver quem estavam arrastando. Gritei: "Ei, Dan, Jim, ajudem-me!". Mas eles não conseguiam me ouvir. Então, percebi que, como eu era o único bombeiro naquela mesma posição, e porque a minha dor, o meu paladar e olfato haviam desaparecido, aquele só podia ser o meu corpo. Eu conseguia ver tudo com muito mais clareza e me sentia aquecido, seguro e em paz. Até que houve um estrondo, como uma explosão, só que mais abafada e mais prolongada. Eu vi Dan e Jim serem derrubados em cima do meu corpo. Eu estava na escuridão, mas totalmente consciente e sabendo o que me rodeava. Eu me encontrava em uma espécie de túnel que parecia o que poderia ser descrito como um funil de tornado por dentro: havia uma luz bem ao longe e eu via os fios em espiral de luz verde-azulada indo e vindo, como uma aurora boreal. Essa luz me atraía. Então, eu me movi de maneira rápida pelo túnel e não demorei muito a alcançar a luminosidade. Parecia que o tempo era diferente ou mesmo inexistente ali, onde quer que "ali" estivesse localizado. A luz emanava de um ser que emitia raios muito brilhantes como parte da sua essência. Ele era bonito aos olhos, projetava sentimentos de um amor e uma paz incondicionais. Eu também senti outros seres lá, mas não via nenhum deles, porque não conseguia desviar a minha atenção do Ser de Luz. Ele me fez várias perguntas ao mesmo tempo, só que eram impressões projetadas em mim, e não frases verbalizadas palavra por palavra. Ele perguntou: "Como você se sente em relação à sua vida?". Havia detalhes sobre pessoas e coisas que eu mesmo já tinha esquecido. Eu não estava orgulhoso de algumas das minhas relações com os outros, porém a luz foi rápida em me conceder o perdão aos meus erros. E me disse para "ficar em paz" e que meu trabalho neste mundo ainda não havia terminado, que eu precisava voltar. Até que retornei ao meu corpo. Eu não me lembro de ter viajado para aquele lugar. Tornei a sentir dor e o cheiro de combustível de aviação. Ouvi sirenes e explosões. Os médicos e paramédicos estavam ocupados com Dan, Jim e os tripulantes do B-52, então não me notaram. Até que, mais tarde, descobri que eles olharam para mim por tempo o bastante para constatar que eu estava morto; assim, voltaram a atenção para aqueles que poderiam ajudar. Dois dias depois, o médico me informou que tive sorte em sobreviver. Só respondi que na verdade eu *tinha morrido*. Ele me olhou de um jeito estranho e me agendou para fazer avaliações psicológicas. Desde então, aprendi a manter a minha boca fechada sobre o incidente.

A experiência de Bill foi apenas uma das inúmeras com as quais eu me deparei e que desafiaram a minha compreensão de como o mundo funciona. Entretanto, tais relatos individuais, se considerados de forma isolada, eram difíceis de estudar cientificamente. Conforme o meu interesse por experiências de quase morte se tornava algo mais conhecido, sendo espalhado de boca em boca e por meio de artigos não só na mídia acadêmica, como na popular, recebia cada vez mais relatos para acrescentar ao meu compêndio. Então, eu me propus a analisar as características desafiadoras das EQMs conforme elas são apresentadas nesse compêndio crescente de narrativas, para assim encontrar padrões que possam esclarecer a sua natureza e origem.

Algumas das características da experiência de quase morte que achei mais intrigantes foram as extremas clareza e velocidade de pensamento. Não é o que eu esperava de uma experiência que ocorre com frequência quando o cérebro é privado do oxigênio. Eu me via cético quanto à possibilidade de todos esses experimentadores de fato pensarem com tanta clareza e rapidez quanto afirmavam quando seu cérebro estava privado de oxigênio; por conseguinte, decidi examinar o conjunto de processos de pensamento que os que experienciaram EQMs descreviam para mim. Descobri que diversos deles *relataram* que seus pensamentos ficaram muito mais ágeis, claros e lógicos do que o normal.

Como se vê, esse não é um fenômeno novo. Em 1892, o professor suíço de Geologia Albert von St. Gallen Heim publicou o primeiro grande compêndio de experiências de quase morte[1] no *Anuário do Clube dos Alpes Suíços*. O próprio Heim passara por uma EQM duas décadas antes, quando tinha 22 anos e escalava montanhas nos Alpes. Ao cair a vinte metros de uma montanha, o seu corpo se chocou repetidas vezes contra os penhascos rochosos. Ele escreveu que já havia visto pessoas caírem antes e descobriu que assistir a elas nessas condições era uma experiência aterrorizante. No entanto, quando isso lhe aconteceu, para sua chocante surpresa, foi uma linda experiência. Ele relatou não sentir dor. Heim passou a conversar com outros alpinistas sobreviventes de acidentes potencialmente fatais e em pouco tempo encontrou outros trinta com histórias parecidas. Heim descreveu como os seus pensamentos aceleraram conforme ele caía:

– O que eu senti em cinco a dez segundos não poderia ser descrito nem se esse tempo fosse multiplicado por dez.[2] Todos os meus pensamentos e ideias eram coerentes e bastante claros, e em nenhum momento estavam suscetíveis à obliteração, como costuma acontecer nos sonhos. Antes de qualquer coisa, eu considerei as possibilidades do meu destino e disse a mim mesmo: "Está evidente que o ponto do penhasco para onde logo vou ser jogado está bem abaixo de mim, tal qual um enorme muro íngreme, já que não consegui ver o chão na base. Isso é muito importante, caso ainda haja neve na base do muro do penhasco. E se for esse mesmo o caso, a neve terá derretido, formando uma borda ao redor da base. Se eu cair na beira da neve, vou conseguir sair dessa com vida; se não houver mais neve lá embaixo, porém, com certeza vou cair sobre os escombros e nessa velocidade a morte será inevitável. Se quando eu cair não estiver morto ou inconsciente, preciso pegar o meu frasco de vinagre assim que me levantar e colocar algumas gotas dele na minha língua. Não quero largar o meu machado de gelo; talvez ainda me seja útil". Óbvio que o segurei com firmeza. Pensei em tirar os meus óculos e jogá-los longe, para que as lascas deles não machucassem os meus olhos, mas eu havia sido tão arremessado e chacoalhado, que não consegui reunir forças para mexer as mãos e fazer isso. Seguiu-se, então, uma variedade de pensamentos e ideias sobre aqueles que tinham ficado para trás. Eu disse a mim mesmo que ao pousar lá embaixo, independentemente de estar ou não com ferimentos graves, deveria chamar de imediato os meus companheiros e dizer: "Estou bem!". Então, os meus irmãos e três amigos puderam se recuperar do choque para realizar a descida. Era muito difícil chegar até mim. Meu próximo pensamento foi o de que não seria capaz de dar a minha palestra inicial na universidade, anunciada para cinco dias depois. Pensei em como a notícia a respeito da minha morte seria recebida pelos meus entes queridos e os consolei nos meus pensamentos. Observações objetivas, pensamentos e sentimentos subjetivos vieram à tona de forma simultânea. Até que ouvi um baque surdo e a minha queda teve fim.

Heim levou certo tempo para recontar a longa e complexa cadeia de pensamentos que ele tivera durante os poucos segundos em que caía. Diversas outras pessoas que experienciaram a quase morte relataram esse mesmo pensamento rápido. John Whitacre teve uma EQM aos 47 anos, enquanto se recuperava de uma cirurgia de câncer de pâncreas e fígado. Ele descreveu para mim os seus processos de pensamento ocorridos durante a sua EQM:

– Também percebi que tinha um corpo, que era muito parecido com o físico que eu deixara para trás. Eu estava ciente de um estado aprimorado de consciência, no qual a minha mente era muito ativa e alerta para aquilo que eu estava experimentando. Encontrava-me muito atento sob esse estado, meus pensamentos pareciam ter quase o dobro da velocidade normal, ainda que fossem bastante claros por natureza.

Entre todas as pessoas que experienciaram a quase morte, metade descreveu que seu pensamento durante a EQM era mais claro do que o normal; quase a mesma quantidade o narrou como mais rápido do que o costume. Gregg se viu se afogando aos 24 anos, quando seu bote virou depois de cair em uma cachoeira. Para mim, ele descreveu estar preso de bruços na areia no fundo do rio:

– Os meus pensamentos estavam se movendo de um jeito tão rápido naquele momento. Tantas coisas pareciam estar acontecendo ao mesmo tempo e de maneira sobreposta. Até que, de repente, as imagens começaram a passar pela minha mente em velocidades muito intensas. Fiquei surpreso ao descobrir que a minha mente parecia estar entendendo tudo aquilo na mesma velocidade. Então, fiquei ainda mais maravilhado diante do fato de que poderia estar pensando em outras coisas assim, ao mesmo tempo que entendia essas imagens. E, de repente, tudo fez sentido. Eu me lembro de pensar: "Ah, então é isso.

Tudo agora está claro e simples de inúmeras maneiras; apenas nunca tinha pensado sobre isso desse ponto de vista".

Uma característica associada ao pensamento veloz é a sensação de que o tempo está diminuindo. Rob teve uma EQM aos 44 anos, quando a escada em que ele estava escorregou, fazendo-o cair para trás. Ele me contou como o seu senso de tempo desacelerou enquanto os seus pensamentos, na contramão, aceleravam:

– A queda real foi bem mais lenta, como uma série de fotos sendo tiradas. Uma espécie de progressão visual de "clique", "clique". E essa desaceleração aumentou de forma drástica o meu tempo de raciocínio, algo que resultou na minha capacidade de avaliar como eu poderia manusear a escada e não acabar me vendo nas lajes de dois andares para cima. E não só a queda diminuiu, como o meu pensamento ficou bastante claro. Na verdade, eu me lembro bem de querer ir para os arbustos a fim de que impedissem a minha queda, embora eles pudessem perfurar a minha pele. E foi exatamente isso que aconteceu. Eu rolei, evitando batidas na cabeça. Essa desaceleração formidável que me permitiu pensar com clareza em frações de segundo era fenomenal.

A descrição de Rob sobre a desaceleração do tempo, o que lhe permitiu planejar a melhor maneira de sobreviver, lembrou-me do relato de Albert Heim a respeito da queda de uma montanha. Pode haver um desdobramento científico interessante com base na descrição de Heim acerca de sua EQM. O psicólogo Joe Green trouxe à tona a questão de saber se o relato do paciente em questão sobre a sua queda desempenhava um papel dentro da teoria da relatividade[3] de Einstein. Heim escreveu em seu artigo de 1892 que, ao cair, "o tempo se expandiu muito".[4] Em outras palavras, para ele o tempo parecia desacelerar, permitindo que refletisse sobre a sua situação. Era algo frequente Heim compartilhar o seu relato de EQM com seus alunos no Instituto Politécnico de Zurique, onde ensinava Geologia. Um desses alunos era um adolescente chamado Albert Einstein, que teve pelo menos duas aulas de Heim, as quais mais tarde ele descreveu em uma carta endereçada ao filho de Heim como "mágicas".[5,6] Uma década se passou, e Einstein publicou um artigo revolucionário descrevendo a sua teoria da relatividade, a qual propunha que *o tempo desacelera quanto mais rápido você viaja.*[7] É impossível saber com certeza se isso é algo que vai além da coincidência, mas me fez pensar se o relato de Heim sobre a desaceleração do tempo conforme ele caía cada vez mais rápido estava guardado no fundo da mente de Einstein, influenciando-o em sua ideia de que o tempo não é constante, de que varia de acordo com a velocidade sob a qual você se move.

Uma versão mais extrema acerca dessa desaceleração do tempo é uma experiência de total atemporalidade, característica de muitos relatos a respeito de experiências de quase morte. Joe Geraci, policial de 36 anos que quase morreu por hemorragia após uma cirurgia, descreveu esse sentido na sua EQM:[8]

– Eu sabia como era experimentar a eternidade; onde não havia tempo. É a coisa mais difícil de tentar descrever para alguém. Como você explica um estado de atemporalidade, em que não existe nada progredindo de um ponto a outro, no qual está tudo lá, mantendo-o imerso por completo? Para mim não importava se eu já tinha ido embora havia três ou cinco minutos. Essa pergunta por si só é relevante nessa discussão.

Para Joe, o tempo não só desacelerou, mas pareceu desaparecer por completo. Muitas pessoas que tiveram EQMs descrevem uma sensação de atemporalidade. Algumas delas contam que o tempo ainda existia, mas que a EQM parecia *estar fora do fluxo do tempo*. Tudo na sua EQM parecia estar acontecendo ao mesmo tempo, ou se mexendo para a frente e para trás no tempo. Outros ainda afirmam que perceberam na EQM o fato de que o tempo não existia mais, que o próprio conceito de tempo perdera o sentido.

Entre todos aqueles que compartilharam as suas experiências de quase morte comigo, três quartos relataram uma mudança no seu senso de tempo, e mais da metade afirmou ter tido um senso de atemporalidade. Eu então percebi que essa desaceleração, ou parada do tempo, complementada pela aceleração dos processos de pensamento, era mais comum nas EQMs que não poderiam ter sido previstas, como as ocorridas em acidentes automobilísticos ou ataques cardíacos em indivíduos aparentemente saudáveis. Isso era menos provável de acontecer nas EQMs que poderiam ter sido antecipadas, como as ocorridas após tentativas de suicídio ou durante crises médicas de indivíduos diagnosticados com enfermidade fatal.[9] Com frequência, essas mudanças no pensamento e no sentido do tempo aconteciam no início das EQMs, parecendo provocadas quando se passou a ter consciência da ameaça de morte. Essa conexão entre a desaceleração do tempo e a rapidez do contato próximo com a morte é algo que eu só conseguiria descobrir analisando uma grande amostra de EQMs.

A conexão entre encontros inesperados com a morte e um pensamento mais claro e rápido fazia sentido para mim. Se você está tentando se manter vivo durante uma crise repentina, talvez seja útil diminuir a percepção do tempo para, assim, pensar com mais rapidez e clareza. Isso pode fazê-lo se salvar, como aconteceu com Albert Heim e Rob durante as suas quedas. E nós sabemos que as pessoas à espera da morte tendem a revisar a vida na expectativa de um possível fim. Talvez nem precisem passar por outra revisão da vida quando o encontro com a morte realmente chegar. Por essas mesmas razões, faz sentido que as mudanças no pensamento sejam mais fortes nas EQMs repentinas e inesperadas. Contudo, e embora eu pudesse encontrar razões pelas quais os indivíduos *devessem* pensar mais rápido e com mais clareza, diminuindo assim a sua percepção do tempo diante do perigo de vida, o fato de que pudessem agir dessa forma (quando eu esperava que ficassem apavorados e histéricos) ainda me intrigava. Eu era capaz de entender por que o tempo pode mudar em uma EQM, porém isso não respondia à questão de *como* isso acontecia.

Além de *pensamentos* mais rápidos e claros, muitos daqueles que experienciaram a quase morte relatam que os seus sentidos, como a visão e a audição, estavam mais vívidos do que o normal. Jayne Smith teve uma EQM aos 23 anos após uma reação ruim à anestesia durante o parto.[10] Ela descreveu para mim como ficaram os seus sentidos naquela experiência:

– Eu me vi em um prado, minha mente estava limpa, a identidade intacta, e eu tinha consciência de ter um corpo. Era um lindo prado verde com lindas flores, lindas cores, iluminado por essa luz gloriosa e radiante como nenhuma jamais vista. Ainda havia céu, grama e flores com cores que eu não conhecia. E eu me lembro muito bem de olhar para tudo aquilo e pensar: "Eu nunca vi algumas dessas cores!". Não era a luz refletida, e sim um brilho suave, interior, que brilhava em cada uma das plantas. No alto, o céu estava claro e azul, e a luz era infinitamente mais bonita do que qualquer uma de que temos conhecimento.

As sensações extraordinárias de Jayne eram visuais, só que às vezes outros sentidos também se mostram envolvidos. Gregg, que se afogou quando seu bote virou ao cair em uma cachoeira, descreveu para mim o aumento significativo dos seus sentidos:

– De repente, consegui ouvir e ver de uma forma que nunca tinha acontecido antes. O som da cachoeira era tão nítido e claro que é algo indescritível. Dois anos antes disso, a minha orelha direita havia sido ferida após alguém soltar um enorme e poderoso fogo de artifício em um bar onde eu assistia à apresentação de uma banda. Aquele artefato explodiu bem próximo da minha cabeça. E durante a minha EQM eu conseguia ouvir com perfeição. A minha visão ficou ainda mais bonita. Senti como se tivesse sido limitado pelos meus sentidos físicos ao longo de todos esses anos. Visões que antes estavam muito longe de mim agora eram tão claras quanto se estivessem muito próximas. Tudo acontecia ao mesmo tempo. Nada embaçava a minha visão.

Gregg sentiu não só que a sua visão estava mais vívida do que o normal, como a sua audição – antes danificada – se tornara restaurada. Para ele, todos os seus sentidos físicos haviam se intensificado. Dois terços das pessoas participantes da minha pesquisa relataram sensações extraordinariamente vívidas durante suas EQMs envolvendo uma visão brilhante e cores únicas, ou mesmo uma audição clara, com sons únicos. Em raras ocasiões, os indivíduos que experienciaram a quase morte também são capazes de relatar até mesmo odores ou sabores incomuns.

Eu não tinha certeza do que fazer com tais experiências. O pensamento extraordinário e as habilidades perceptivas presentes nas EQMs, enquanto o cérebro ainda está prejudicado, eram difíceis de compreender em termos daquilo que sabemos sobre o cérebro em si. No entanto, fui atraído por causa da sua natureza paradoxal e queria tentar entendê-los. Eu não poderia apenas deixar tudo isso de lado. A minha esperança era vê-los em um contexto mais amplo para que isso me ajudasse a compreender o seu significado. Já esse contexto mais amplo incluía uma característica relacionada às EQMs igualmente desafiadora.

3

A REVISÃO DA VIDA

Outra característica de muitas EQMs que me pareceu particularmente importante foi a intitulada "revisão da vida", momento no qual cenas do passado daquele que está experienciando a quase morte voltam à tona.[1] Gregg Nome, rapaz que estava se afogando aos 24 anos quando seu bote virou depois de cair numa cachoeira, descreveu ter sido apresentado a uma rápida revisão da vida, incluindo eventos que ele havia esquecido muito tempo antes:

– Eu percebi que era um mero observador passivo daquele processo, como se outra pessoa estivesse comandando o projetor. Eu olhava para a minha vida de um jeito objetivo pela primeira vez. Vi tanto o que tinha de bom quanto de mau. Notei que essas imagens eram uma espécie de capítulo final da minha trajetória e que, no instante em que elas cessassem, eu perderia a consciência para sempre. Essas imagens começaram com cenas coloridas vivas da minha infância. Eu fiquei atônito, porque me vi sentado em um cadeirão de bebê, pegando alguma comida com a mão e depois a jogando no chão. E lá estava a minha mãe, 25 anos mais jovem, me dizendo que bons meninos não jogavam comida no chão. Em seguida, eu me vi em um lago durante as férias de verão quando tinha três ou quatro anos. O meu irmão mais velho e eu tivemos de nadar com uma boia nas costas para nos ajudar a flutuar, porque nenhum de nós sabia nadar sozinho ainda. Por alguma razão, eu fiquei com raiva dele, e para deixar claro o meu ponto de vista, joguei a boia dele no lago. Mark ficou muito chateado e começou a chorar, então o meu pai se aproximou e me explicou que não era legal fazer o que eu tinha feito, que ele e eu teríamos que remar no barco para pegar a boia; eu precisaria pedir desculpas. Fiquei espantado com a quantidade de cenas que estava vendo e que tanto tempo atrás tinham sido esquecidas. Parecia que todas elas tinham conexão com experiências que aprendi de alguma forma à medida que amadurecia. Também vi eventos traumáticos de diversas maneiras. As imagens continuavam a passar em alta velocidade. Eu sabia que o tempo estava acabando, porque elas cada vez mais se aproximavam do presente. E então pararam. Havia só escuridão e uma sensação de pausa breve, como se algo estivesse prestes a acontecer.

Ao buscar pesquisas que já tinham sido feitas sobre revisões de vida, acabei descobrindo que esse também não era um fenômeno novo. Em 1791, quando o contra-almirante britânico Sir Francis Beaufort tinha apenas dezessete anos, ele caiu de um barco no porto de Portsmouth, na costa sul da Inglaterra.[2] Infelizmente, ainda não havia aprendido a nadar. Depois de se exaurir de tanto lutar para respirar, perdeu a consciência e logo em seguida experimentou uma sensação de calmaria, notando mudanças no seu pensamento. Um tempo depois, descreveu o ocorrido da seguinte maneira:

– A partir do momento em que todo o esforço acabou, o que imagino ter sido consequência imediata de um completo afogamento, uma sensação calma, da mais perfeita tranquilidade, substituiu todas as sensações tumultuadas anteriores (o que pode até ser chamado de apatia, mas com certeza não era resignação). Ainda que os sentidos estivessem amortecidos dessa forma, a mente não; pelo contrário, a atividade dela parecia ter sido revigorada em uma proporção que desafia qualquer forma de descrição possível. Isso porque o pensamento se elevou acima do próprio pensamento com uma rapidez de sucessão que não só é indescritível, como talvez inconcebível a qualquer um que não tenha estado em uma situação parecida com essa. O curso tomado por aqueles pensamentos, cuja grande parte eu consigo refazer agora, e o constrangimento que o criou foram as primeiras levas de reflexões que vieram à tona. Então, eles adotaram um alcance mais amplo (o nosso último cruzeiro), uma viagem anterior e o naufrágio, o progresso que eu obtive lá e o tempo que usei mal; até mesmo todas as minhas atividades e aventuras de moleque. E assim, viajando até o passado, cada incidente já ocorrido na minha vida parecia ser relanceado através da minha lembrança em uma sucessão retrógrada; porém, não na forma de um mero esboço, como declarei aqui, mas na de imagem preenchida com cada minuto e recurso colateral. Para resumir: todo o período da minha existência parecia ter sido colocado diante de mim em uma espécie de revisão panorâmica. Cada ato parecia ser acompanhado de uma consciência do certo ou errado, ou até por alguma reflexão sobre a causa e as consequências. E, de fato, diversos eventos insignificantes que haviam sido esquecidos muito tempo atrás se aglomeraram na minha imaginação, mas dotados de um caráter de familiaridade recente.

Beaufort descreveu os seus pensamentos não só sob uma aceleração, mas também como se abrangessem todos os incidentes da sua vida e julgassem cada atitude sendo certa ou errada. Muitas das pessoas que experienciaram a quase morte e compartilharam as suas histórias comigo descreveram esse mesmo tipo de revisão da vida.

Tom Sawyer, um supervisor de 33 anos do Departamento de Rodovias Municipais, teve uma EQM quando uma caminhonete em que ele trabalhava caiu sobre seu peito.[3] Eu o conheci por meio de uma carta que ele me enviara em 1981, na qual havia relatado que prometera à esposa de Raymond Moody, Louise, entrar em contato comigo para se voluntariar a participar da minha pesquisa. Eu passaria a conhecer Tom e sua esposa, Elaine, muito bem nos 25 anos seguintes, até que ele por fim sucumbiu a uma doença pulmonar crônica. Contudo, durante aquele quarto de século, eu nunca morei a mais do que a distância de um dia de carro de sua casa, e era frequente ele criar motivos para fazer a viagem até mim. Tom me descreveu em detalhes vívidos o acidente que causou a sua EQM:

– Eu estava arrumando a minha caminhonete. Meu filho de nove anos, Todd, voltara da escola e queria me ajudar. Pratiquei os procedimentos de segurança com muito cuidado, em especial para manter Todd protegido. Ergui a caminhonete de uma forma segura com blocos, vigas e cavaletes. Eu a tinha levantado e estava deitado de costas no carrinho-esteira para mecânico. Pretendia substituir a extremidade do tirante e consertar ou refazer a articulação da transmissão. Rolei para baixo e pedi ao meu filho que me entregasse as ferramentas de que precisava para iniciar o meu trabalho. Comecei com a articulação da transmissão, até que de repente a caminhonete se mexeu! Logo de início eu já sabia que algo estava terrivelmente errado. Eu fizera mais do que o esperado para tornar a caminhonete segura antes de me rastejar para baixo dela. Mais de uma semana depois do incidente, descobri que a entrada de automóveis sob o macaco deslocara-se. Havia uma bolsa de ar embaixo do asfalto, que cedeu sob o macaco, o que fez a caminhonete se deslocar para o lado. Com esse movimento lateral, as vigas de seis por seis tombaram; quando a caminhonete desceu, errou o macaco na frente e, claro, mergulhou direto em cima de mim. A sensação era a de que a caminhonete caía sobre o meu corpo em câmera lenta. Enquanto ela caía, tentei gritar: "Todd, peça ajuda". No entanto, a caminhonete de quase duas toneladas caiu antes que eu conseguisse sair, arrancando-me todo o ar. Sua estrutura cruzou o centro do meu peito entre a costela inferior e meu tórax. Quando o ar de repente foi sugado com apenas meia respiração minha, a probabilidade era a de que eu não seria capaz de prendê-la por muito tempo. Balancei a cabeça e tentei lutar contra o estado de inconsciência; tinha um desejo fervoroso de sobreviver àquele acidente estúpido e seguir vivendo. Até que por fim fiquei sem oxigênio e meio que adormeci. Percebi que ficara paralisado e a última coisa que aconteceu foi o fechamento das minhas pálpebras, até que perdi a visão. Naquele momento, meu coração ainda soava as últimas batidas, ficando cada vez mais lento. Foi bem curioso e intrigante vivenciar os últimos três batimentos cardíacos. Em seguida, havia só uma espécie de vazio.

Em algum momento durante a EQM que se seguiu, revivendo incidentes dolorosos do início de sua vida, Tom descreveu:

– Eu experimentei uma revisão total da vida. A melhor maneira de descrevê-la é com um exemplo. Quando eu tinha cerca de oito anos, meu pai me pediu que cortasse a grama e as ervas daninhas do quintal. Tia Gay, irmã da minha mãe, morava no chalé dos fundos de casa. Ela sempre foi uma companhia divertida. Com certeza todas as crianças achavam que ela era uma pessoa legal com quem se encontrar. Após me contar seus planos para algumas flores silvestres que cresciam nas pequenas trepadeiras no quintal, ela disse: "Agora as deixe em paz, Tommy". Mas o meu pai me dissera que cortasse a grama e as ervas daninhas. Então, eu tinha três opções: explicar a ele que tia Gay queria que as ervas daninhas crescessem naquela área específica; explicar a tia Gay que papai tinha acabado de me mandar cortar a grama e aquele pedaço do mato; ou só seguir em frente de forma metódica e deliberada, aparando a grama do quintal e cortando as ervas daninhas. E foi o que eu fiz. Deliberadamente, decidi ser mau, malicioso. A minha tia Gay nunca disse nem uma palavra sequer para mim; nada foi mencionado sobre o episódio. Eu pensei: "Uau, eu consegui me safar. Fim da história". Mas adivinha? Eu não só revivi isso na minha revisão da vida, como cada pensamento e atitude, até a temperatura do ar e as coisas que eu não poderia ter mensurado quando ainda tinha oito anos. Por exemplo: na época, eu não sabia quantos mosquitos havia naquela área. Na revisão da vida, eu conseguiria ter contado cada um deles. Tudo era mais preciso do que eu seria capaz de perceber estando na realidade do evento original. Experimentei coisas que não podem ser percebidas. De cima, eu me observei cortando a grama. Eu estava a várias centenas de metros, como se fosse uma câmera. Assisti a tudo isso. A minha revisão da vida foi absoluta, positiva, desde o primeiro suspiro de vida até o acidente. Era aquela vista panorâmica. Aquilo foi tudo.

Eu já havia ouvido outras experiências descrevendo o reviver da vida em detalhes requintados, e era capaz de entender isso como uma reação psicológica à ameaça de morte iminente. No entanto, Tom passou a descrever uma característica adicional a respeito de sua revisão da vida, algo mais difícil de eu compreender. Ele reviveu toda a sua vida não só através dos *próprios olhos*, como da perspectiva de *outras pessoas*. E descreveu esse aspecto de forma bastante gráfica:

– Eu não só revivi a minha atitude aos oito anos, a empolgação e alegria de me safar de alguma coisa, como observei todo o episódio tal qual um adulto de 33 anos, com a sabedoria e a filosofia que eu fui capaz de alcançar naquela idade. *Só que foi mais do que isso.* Também experienciei aquilo como se eu fosse minha tia Gay quando ela saiu pela porta dos fundos e viu que as ervas daninhas haviam sido cortadas. Eu sabia toda a gama de pensamentos que iam e vinham na mente dela. "Ah, meu Deus, o que aconteceu? Bem, Tommy deve ter esquecido o que eu disse. Mas ele não poderia ter esquecido. Ah, não, pare com isso. Tommy nunca fez nada parecido. Poxa, era tão importante. Ele tinha que saber... Ele não poderia saber". E indo e vindo continuamente, entre pensar na possibilidade e dizer para si mesma: "Bem, é possível. Não, mas Tommy não é assim. Isso já não importa mais. Eu o amo. E nunca vou tocar no assunto.

Deus me livre se ele se esqueceu disso e eu acabar fazendo que lembre. Vai magoá-lo. Eu deveria confrontá-lo sobre isso e só perguntar a ele?". O que estou tentando dizer é que eu estava no corpo da minha tia Gay. Eu olhava com os olhos dela, sentia as emoções dela. Era eu quem tinha as perguntas dela sem resposta. Experimentei a decepção, a humilhação. Foi algo muito devastador para mim. Depois dessa experiência, a minha atitude mudou. Além disso – e o mais importante nisso tudo, espiritualmente falando –, fui capaz de observar a cena de forma absoluta, positiva, incondicional. Em outras palavras, não vi aquilo com os sentimentos emocionais horrendos que a minha tia experimentou. Passei por aquela experiência com esse amor incondicional que só existe aos olhos de Deus, de Jesus Cristo; à luz de Jesus, ou à luz do Buda iluminado, a entidade espiritual. Em nenhum momento, porém, um aspecto crítico veio à tona. Isso se deu em simultâneo com a devastação total daquilo que eu sabia sobre a minha tia durante a vida toda. A arrogância, os pequenos pensamentos maliciosos, os sentimentos ruins e a emoção do que criei na minha vida naquela idade tenra.

Entre todos os participantes da minha pesquisa, um quarto relatou uma revisão da vida. Alguns experimentadores me disseram que a vida inteira deles passou diante de seus olhos, desde o nascimento até o presente, ou na ordem inversa. Outros relataram ver diferentes cenas de sua vida à vontade. A grande maioria descreveu essa revisão da vida como mais vívida do que as memórias comuns. Alguns me contaram terem visto imagens de seu passado, como em uma tela de cinema ou nas páginas de um livro. E muitos, como Tom, relataram *que reviveram esses eventos passados como se ainda estivessem acontecendo*, com todas as sensações e sentimentos originais.

Três quartos de todos os que haviam tido uma revisão da vida explicaram que isso mudou as suas ideias sobre o que lhes é importante. Metade experimentou um senso de julgamento acerca de si mesmos, bem como a respeito de suas ações, e mais da metade reviveu eventos passados não só por meio dos próprios olhos, como sob o ponto de vista de outras pessoas, sentindo as emoções delas.

Barbara Harris Whitfield teve uma EQM aos 32 anos, quando sofreu complicações respiratórias enquanto ainda estava imobilizada depois de uma cirurgia na coluna.[4] Ela descreveu uma revisão da vida na qual reviveu eventos abusivos da infância da perspectiva dos envolvidos:

– Ao deixar o meu corpo, eu me percebi em meio à escuridão. Olhando para baixo e para a direita, vi o meu reflexo em uma bolha, chorando, naquela cama circular. Então, olhei para cima e para a esquerda e vi o meu eu de um ano em outra bolha, deitado de bruços no berço, chorando com a mesma intensidade. Decidi que não queria mais ser a Bárbara de 32 anos; me dirigiria para o bebê. Ao me afastar do meu corpo de 32 anos na cama circular, senti como se tivesse me libertado dessa vida. Ao fazer isso, notei uma energia me envolvendo e passando por mim, permeando meu corpo, sustentando cada molécula do meu ser. Em cada uma das cenas da minha revisão da vida, consegui sentir de novo aquilo que senti em várias ocasiões. E eu era capaz de sentir tudo o que todos sentiam como consequência de minhas ações. Parte disso parecia ser algo bom, mas parte parecia ser horrível. Tudo se traduziu em conhecimento, e eu aprendi… ah, como aprendi! A informação estava fluindo a uma velocidade vertiginosa incrível, tão intensa que provavelmente teria me queimado não fosse a extraordinária energia que me segurava. A informação chegava e logo em seguida o amor neutralizava os meus julgamentos contra mim mesma. Recebi todas as informações a respeito de cada cena, as minhas percepções e os meus sentimentos; além das percepções e dos sentimentos de qualquer pessoa que estivesse ali também. Não havia nada que fosse bom ou ruim. Ali existíamos apenas eu e os meus entes queridos tentando ser alguma coisa, ou apenas tentando sobreviver. Eu me aproximei do bebê que estava vendo no canto superior esquerdo em meio àquela escuridão. Imagine uma criancinha dentro de uma bolha, esta no centro de uma nuvem feita de milhares de outras bolhas. Cada uma delas continha mais uma cena da minha vida. Enquanto me mexia em direção ao bebê, era como se estivesse flutuando nessas bolhas. Ao mesmo tempo, havia uma sequência linear na qual revivi 32 anos da minha vida. Eu podia me ouvir dizendo: "Não é de se admirar, não é de se admirar". Agora acredito que o meu "não é de se admirar" significava: "Não é de se admirar que você seja do jeito que é agora. Veja o que fizeram com você quando era só uma garotinha". Minha mãe era dependente de drogas, uma mulher raivosa e abusiva. Assisti a todo esse trauma de infância mais uma vez, na minha revisão da vida, só que não de forma fracionada, como eu me lembrava quando adulta. Eu vi e experimentei exatamente do jeito que vivi quando aconteceu pela primeira vez. Mas eu não era só eu. Eu também era a minha mãe. O meu pai. O meu irmão. Nós éramos todos um único ser. Então, passei a sentir a dor e a negligência da minha mãe desde a infância. Ela não estava tentando ser má, só não sabia como ser amorosa ou gentil. Ela não sabia amar, não entendia o que a vida de fato é. E ainda estava com raiva da própria infância dela, porque eles eram pobres e porque o pai dela tinha convulsões quase todos os dias, até que morreu quando ela tinha onze anos. Ela ficou com raiva porque ele a deixou. Tudo voltou à tona. Eu testemunhei a raiva do meu irmão pelo abuso da minha mãe. Eu vi como estávamos todos conectados naquela dança, que tinha começado com a minha mãe. Eu vi como o corpo físico dela expressava a dor emocional que sentia. Eu conseguia me ouvir dizendo: "Não é de se admirar, não é se de admirar". Então, pude sentir que ela abusava de mim porque na verdade se odiava. Vi como eu havia desistido de mim mesma para sobreviver. Esqueci que era uma criança. Eu me tornei a mãe da minha mãe. Até que de repente soube que a mesma coisa havia acontecido com a minha mãe na infância dela. Ela cuidava do pai durante as convulsões, desistindo de si mesma. Quando crianças, tanto ela quanto eu nos tornamos qualquer coisa e ao mesmo tempo tudo de que os outros precisavam. Conforme a minha revisão da vida continuava, também vi a alma de minha mãe; como a vida dela era dolorosa, como estava perdida. Na minha revisão da vida, percebi que ela era uma boa pessoa, mas presa no desamparo. Eu vi a beleza dela, a humanidade e as necessidades que não foram atendidas na própria infância. Eu a amava e a compreendia. Talvez nós duas até tenhamos ficado presas, mas ainda éramos almas conectadas na nossa dança da vida por meio de uma fonte de energia que nos criara. À medida que a minha revisão da vida continuava, eu me casei e tive os meus filhos. Notei que estava prestes a repetir o ciclo de abuso e trauma que havia experimentado quando era criança. Eu estava me tornando a minha mãe. Conforme a minha vida se desenrolava diante dos meus olhos, testemunhei como eu me tratara de forma severa porque esse fora o comportamento mostrado e ensinado para mim quando eu era criança. Percebi que o único grande erro que tinha cometido fora nunca ter aprendido a me amar.

Mas como entender uma revisão da vida? Durante o último meio século, a "terapia de revisão da vida" – guiada, sistemática e complementada com os principais eventos da vida – tem sido uma ferramenta importante para os conselheiros que trabalham com indivíduos que estão no fim da vida.[5] Isso pode ajudar as pessoas a lidarem com a perda, a culpa, o conflito ou mesmo a derrota; a encontrarem propósito e se realizarem. Essa conclusão pode ser essencial para auxiliar no enfrentamento da morte de maneira mais pacífica.

Para aqueles que vivenciaram uma EQM, a revisão da vida talvez também ajude a mudar comportamentos com base naquilo que aprenderam. O fato de Tom reviver os eventos da sua vida não somente através dos seus olhos, mas também com base na perspectiva de outras pessoas, o auxiliou a entender a dor que causou aos outros e a evitar repetir as mesmas atitudes. Reviver o seu trauma de infância tanto por meio da própria experiência como sob a da vida da sua mãe ajudou Barbara a entender e a aceitar o próprio abuso, a fazer mudanças na vida e evitar a perpetuação desse ciclo abusivo com os filhos.

Além de todos esses relatos recentes de revisões de vida, nós também precisamos ter em mente exemplos antigos, como o relato do contra-almirante Beaufort sobre a sua EQM ocorrida no fim do século 18, ou como a descrição de Albert Heim no fim do século 19 a respeito de seus pensamentos acelerando e desacelerando o próprio tempo ao cair de uma montanha. Tais narrativas históricas sugerem que os relatos de EQM não são apenas reflexos do nosso modelo atual daquilo que acontece quando morremos. Elas desafiam as nossas ideias acerca de como a mente e o cérebro funcionam por centenas de anos.

Mesmo sabendo que esses não são fenômenos novos, mas talvez experiências universais que as pessoas vivem há séculos, isso não nos revela o que de fato são. Será que ocorrem graças a efeitos psicológicos comuns que nos ajudam a obter certa conclusão de morrermos? São causados por disfunções cerebrais quando começamos a nos aproximar da morte? Ou se trata de algo totalmente diferente? Àquela altura, eu não tinha as ferramentas necessárias para estudar as EQMs com mais profundidade. Então, comecei a tentar desenvolver uma maneira mais sistemática de organizá-las e analisá-las que fosse além de apenas coletar histórias. E isso daria início a um novo conjunto completo de questões e desafios.

4

ENTENDENDO A HISTÓRIA COMPLETA

A notícia de que eu estava interessado em experiências de quase morte continuou a se espalhar, e cada vez mais voluntários se ofereciam para compartilhar relatos comigo. Eu sabia que quanto mais EQMs conseguisse coletar, mais fácil seria identificar suas imagens e características, as quais permaneciam surgindo de repetidas formas. Quanto mais informações eu pudesse reunir a respeito dos detalhes médicos específicos desses encontros com a morte, mais fácil identificaria a biologia associada a tais experiências. Só que eu também percebi que as EQMs que esses indivíduos me ofereciam poderiam ser uma amostra tendenciosa de todas as EQMs existentes. Seriam elas diferentes daquelas que as pessoas não quiseram compartilhar comigo ou que simplesmente não conseguiam explicar?

Então, além de reunir os relatos desses voluntários, decidi que precisaria entrevistar quem esteve próximo da morte, mas que não me contara sobre suas experiências. Dada a minha posição no hospital universitário, eu tinha acesso a um grupo considerável que se encaixava nesses critérios. Então, com a aprovação do Departamento de Cardiologia, desenvolvi um estudo para entrevistar todos os que estavam internados ali após um problema cardíaco grave. Durante dois anos e meio, eu entrevistei quase 1.600 pacientes que deram entrada no serviço de internação cardiológica, dos quais 116 tiveram parada cardíaca durante a qual o coração parou – tudo documentado em prontuário.[1]

Claude, fazendeiro de 72 anos, estava entre aqueles cujo coração parou. No dia seguinte à sua internação, eu fui até o seu quarto no hospital, me apresentei e perguntei se estaria disposto a conversar comigo sobre o que lhe havia acontecido. Ele me lançou um olhar perplexo, como se fosse óbvio o que lhe ocorrera, mas concordou em conversar. Eu disse que sabia que o seu coração parara e perguntei o que pergunto a todo paciente:

– Qual é a última coisa de que você se lembra antes de desmaiar?

– Eu estava dando banho nos porcos – Claude começou lentamente – e comecei a me sentir tonto, então voltei para o celeiro e me sentei sobre um fardo de feno. – Ele fez uma pausa e em seguida acrescentou: – Essa é a minha última lembrança.

– E depois disso, do que você lembra?

– Acordei nesta cama, com fios no meu peito e um tubo no braço. Não sei como diabos vim parar aqui.

Tentando parecer prático, fiz uma terceira pergunta, a mesma que fiz a todos os demais pacientes:

– E o que você lembra de ter acontecido entre esses dois momentos?

Claude hesitou, como se estivesse me avaliando, e então respondeu com a mesma naturalidade:

– Achei que eu fosse encontrar o meu criador, mas o meu pai, que morreu há quinze anos, me parou e disse: "Você tem que voltar".

Eu mantive a minha voz calma e profissional, ainda que o meu coração começasse a disparar de emoção ao ouvir um relato de EQM vindo de uma fonte imparcial. Então, eu me inclinei e pedi, acenando com a cabeça de forma encorajadora:

– Conte-me sobre esse encontro com o seu pai.

Claude olhou para mim com paciência e falou depois de uma pausa breve:

– Acabei de contar.

Eu assenti e tentei descobrir como formular uma pergunta que pudesse fazê-lo ir além. Antes disso, porém, Claude fechou os olhos e avisou:

– Eu estou cansado. Isso é tudo o que tenho para dizer.

E aquilo era o suficiente para me revelar que haveria outras pessoas entre essa população hospitalar que, assim como Claude, haviam passado por EQMs. E, de fato, encontrei 26 outros pacientes cardíacos cujo coração parara e que compartilharam comigo seus relatos de EQM. O fato era que dez por cento deles descreveram EQMs, assim como um por cento dos demais pacientes que tiveram ataques cardíacos ou outros eventos graves relacionados ao coração, mas sem uma parada cardíaca completa.

Então, finalmente eu me deparava com a forma ideal de avaliar esses relatos de EQMs. Claro que não conseguiria observar suas experiências de maneira direta. Tudo que eu sabia era aquilo que essas pessoas que experienciaram a quase morte me contaram e como haviam sido afetadas por isso. No entanto, uma das primeiras coisas que muitas delas narram é não existirem palavras capazes de descrever o que testemunharam. Portanto, quando acompanho isso, e ao solicitar que me falem sobre o ocorrido, eu me dou conta de estar pedindo algo bastante difícil.

Inúmeros daqueles que já experimentaram a quase morte recorrem a quaisquer metáforas culturais ou religiosas disponíveis para descrever o que não tem significado para nós. Por exemplo, muitos americanos que tiveram EQMs descrevem terem feito uma passagem por um espaço longo e escuro chamado por eles de "túnel". Já quem vem de países onde a existência de túneis é rara pode rotular isso como "poço" ou "caverna". Dominic, um caminhoneiro que teve uma EQM quando seu caminhão de dezoito rodas colidiu com outro veículo em uma interestadual, descreveu a viagem por um longo e escuro "tubo de fuga", imagem essa que mais lhe veio à mente.

Muitos indivíduos que experienciaram a quase morte se sentem frustrados com essa dificuldade de descrever a experiência em palavras. Joe Geraci, o policial que quase morreu de hemorragia depois de uma cirurgia, narrou sua frustração ao tentar compartilhar a EQM que tivera:

– É impossível descrever. De verdade, não dá para explicar com palavras. É a coisa mais difícil tentar descrever isso para alguém. Com toda certeza aquilo não se encaixaria em nenhum estereótipo conhecido. Ou talvez eu esteja tentando dizer que não existe nada a que eu consiga fazer referência na minha vida para começar a explicar o que aconteceu. É frustrante até mesmo tentar falar sobre isso. Estou tentando verbalizar para você uma coisa que eu não consigo verbalizar nem para mim mesmo! É tão simples e ao mesmo tempo tão profundo, e é esse o problema. É frustrante. De fato não pode ser expresso sendo do jeito que é; sempre fico aquém do que aconteceu. Agora mesmo estou ficando aquém. Logo, tudo o que eu falar a alguém vai direto para a pequena peneira dessa pessoa, por meio das próprias experiências dela, e é registrado com base no seu quadro de referência. Eu queria poder contar para a minha esposa, só que não conseguia falar. É difícil vivenciar algo tão lindo, que significa tanto, que muda completamente a vida, e ao mesmo tempo ser tão solitário ter que guardar isso apenas para si mesmo.

Da mesma forma, Bill Urfer, empresário de 46 anos, relatou para mim a sua dificuldade para descrever a EQM que teve durante uma cirurgia abdominal em razão de ruptura do apêndice:[2]

– O que estou falando aqui se limita por causa do meu idioma, até porque nenhuma palavra foi inventada para contar uma história como essa com a beleza adequada. Nada na minha vida jamais poderia ter me preparado para o que eu vi. Eu conheço a futilidade de tentar descrever a cena, mas sigo tentando. Palavra alguma me veio à cabeça que fosse capaz sequer de começar a descrever o que eu vi. Eu precisava compartilhar isso com alguém, só que não consegui encontrar palavras. E isso se repetiu incansavelmente, os pensamentos martelavam na minha cabeça, às vezes pareciam até mesmo prontos a se espalharem de modo que todo mundo pudesse ver. Buscar no dicionário foi inútil, os vocábulos eram sempre insípidos, sem a chama da cor. Tente desenhar um cheiro usando giz de cera. Você não vai conseguir nem mesmo começar a tentar, não importa quantos gizes de cera você tenha no seu estojo. É assim que consigo explicar o que significa descrever as EQMs com palavras. Não importa quantas delas você use, não vai ser capaz de descrever como é uma EQM. Deitado no escuro, ainda acordado, eu até tentei criar sons que pudessem explicar. Talvez a música concretizasse aquilo que a fala não pode. Afinal, ninguém consegue descrever a beleza de determinados sons, do tipo que nos levam a agir de certa maneira, ou nos fazem derramar lágrimas. Sim, talvez a música seja a única forma de comunicação capaz de explicar os sentimentos de paz que jamais acabam.

E Steve Luiting, que teve uma EQM quando se afogou aos oito anos, descreveu a dificuldade de tentar descrever sua experiência assim:

– A linguagem falada após a morte era muito, muito mais complexa e capaz de encapsular experiências. Até as lembranças ao voltar para o meu corpo se achataram. Elas se simplificaram, se tornaram meros símbolos daquilo que de fato aconteceu. Eu acredito que esse achatamento acontece porque o cérebro humano não consegue entender um mundo que seja muito mais complexo e possivelmente tão estranho. Quando eu leio sobre as pessoas terem visto ruas de ouro, é divertido, porque seria um exemplo insípido demais de uma referência visual complexa. Ouro não seria tão vibrante e vivo quanto aquilo, eu acho.

A incapacidade de Steve para encontrar maneiras adequadas de descrever a sua experiência o levou a considerar descrições concretas ditas por outras pessoas que tiveram EQM não como literais, mas metafóricas. Ele via descrições de ruas de ouro, portões perolados e figuras angelicais como as melhores analogias que outros poderiam trazer à tona para transmitir aquilo que é essencialmente uma experiência indescritível. Jalāl ad-Dīn Rūmī, o místico sufi do século 13, escreveu que "O silêncio é a linguagem de Deus; todo o resto é uma tradução pobre".[3] Isso é o que muitos daqueles que vivenciaram EQMs parecem estar nos dizendo sobre suas experiências. A maioria deles é menos habilidosa com as palavras do que Joe, Bill e Steve. Muitos, como Claude, são incapazes de descrever suas EQMs em detalhes, ou talvez apenas não queiram. Estabelecido isso, eu precisava de uma forma sistemática de falar sobre as EQMs a fim de realizar pesquisas científicas e chegar a uma compreensão lógica sobre elas.

A comunicação é sempre difícil, pois as palavras muitas vezes parecem inadequadas, o que é verdadeiro na comunicação sobre experiências emocionais intensas. Contudo, a dificuldade que muitos que experienciaram a quase morte têm ao buscar palavras não é a única coisa que os impede de compartilhar as suas histórias. Alguns desses indivíduos têm medo, e com razão, de serem considerados loucos ou até mesmo mentirosos. Um exemplo concreto desse medo foi Gina, uma policial que tentou se matar. Eu a conheci durante um estudo que estava realizando, entrevistando pacientes que haviam sido hospitalizados depois de tentativas de suicídio.[4] A minha esperança era descobrir quais tipos de experiência eles poderiam ter tido durante seus encontros com a morte e, com base nisso, acompanhá-los mensalmente para reavaliar seus pensamentos contínuos sobre acabar com a própria vida. Eu queria saber se uma experiência de quase morte mudaria sua atitude em relação ao suicídio.

Gina era uma policial novata de 24 anos. Tinha 1,65 metro de altura, seu corpo era pequeno e seus cabelos cacheados pretos eram um tanto indisciplinados. Ela guardava em si uma dureza e uma coragem que deixavam as pessoas saberem de prontidão que estava falando sério. Gina adorava as aulas e o treinamento na academia, entretanto, assim que entrou para a polícia, foi inserida em uma cultura machista na qual se sentia o tempo todo ridicularizada e assediada. Ser policial era tudo o que almejava havia anos, mas, quando seu sargento começou a provocá-la e a tocá-la de forma agressiva, ela sentiu que estava em uma situação impossível de ser resolvida. Com a sensação de estar presa e incapaz de encontrar uma saída, teve uma overdose grave e acabou sendo levada para a ala psiquiátrica. Pelo menos em parte, eu imaginei que sua overdose tivesse sido um pedido de ajuda, consciente ou não. Caso seu objetivo fosse simplesmente se matar, usar o seu revólver teria sido um método muito mais certeiro e mais de acordo com seu caráter sensato.

Eu fiz para Gina as minhas perguntas habituais: qual havia sido a última coisa da qual ela se lembrava antes de perder a consciência; qual tinha sido a primeira lembrança depois disso; e, por fim, o que ela lembrava entre esses dois momentos. Gina negou ter tido qualquer experiência enquanto estava inconsciente. Logo, eu a considerei como participante do meu "grupo de controle", formado por suicidas que *não* tiveram EQMs. No entanto, quando eu a contatei um mês depois a fim de saber como estava e reavaliar seus pensamentos suicidas, ela acabou me surpreendendo.

– Gina – comecei –, você se lembra de ter falado comigo depois que acordou da overdose?

– Sim – respondeu ela, com um pouco de hesitação. – Você perguntou o que eu lembrava sobre o que aconteceu. Mas eu não lhe contei.

Eu levantei uma sobrancelha.

– Você não me contou...?

Ela pausou de novo e em seguida continuou:

– Enquanto os paramédicos me transportavam para o hospital, eu deixei o meu corpo.

Eu me questionava como poderia responder a isso. Ela estava inventando algo para me agradar, porque pensou que eu havia ficado desapontado com sua resposta no mês anterior? Decidi dar a Gina o benefício da dúvida, pelo menos naquele momento.

– E você não se lembrou disso no mês passado, ou não se sentiu confortável em compartilhar comigo antes?

Ela assentiu, a testa ainda franzida de preocupação.

– Bem, eu não tinha certeza se você estava levando a sério, então não disse nada naquele dia.

– E o que você pode me contar sobre isso agora?

A partir daí, ela se lançou de prontidão à história:

– Eu estava encostada na lateral da ambulância. Olhava o meu corpo e o paramédico sentado do meu lado. Ele ajustava o fluxo de líquido na intravenosa no meu braço parecendo entediado, e não muito preocupado comigo. Mas eu também não estava preocupada. Enquanto o observava fazer aquilo e vendo meu corpo absolutamente imóvel, pensei: "Hum, interessante". E foi isso. Não senti nenhum apego em particular ao meu corpo, da mesma forma como não senti ao dele.

Esperei que ela continuasse e então perguntei:

– E o que mais?

Ela fez uma pausa e balançou a cabeça.

– Foi isso.

Terminei aquela entrevista com as perguntas habituais sobre o pensamento suicida da policial e como estava a sua vida. Ela me contou que havia confrontado o sargento em relação ao assédio dele, mas este, na ocasião, agiu como se não soubesse do que se tratava. Foi então que Gina decidiu reclamar com o delegado e o assédio parecia ter parado. Eu lhe disse que aquilo foi algo que exigiu coragem e acreditava ter sido a coisa certa a se fazer. Na sequência, quis saber se ela tinha alguma dúvida e finalizei agradecendo por ter conversado comigo.

Um mês depois, nós nos encontramos pela terceira vez.

– Gina, você me contou sobre ter deixado seu corpo na ambulância depois da sua overdose.

– Sim – concordou com um sorriso envergonhado –, mas eu não te contei sobre ter visto minha prima.

A minha sobrancelha se ergueu de novo.

– A sua prima?

– Sim – continuou sem olhar para mim –, a minha prima Maria estava lá comigo na ambulância. Ela morreu há quatro anos em um acidente de carro. Na época, a nossa idade era a mesma e fazíamos tudo juntas. Ela me disse que eu ainda tinha muito a realizar e que havia outras opções além de acabar com a minha vida. Maria foi um pouco sarcástica, como sempre, mas também ficou triste pela minha overdose. – Gina fez uma pausa e depois continuou: – Ela me disse que estava me mandando de volta para que eu pudesse confrontar o meu sargento e não deixar que ele ficasse impune. E me avisou que, se eu tentasse me matar novamente, chutaria a minha bunda de volta para cá de novo.

– Você não se sentiu segura o bastante para me contar isso no mês passado?

Agora ela me olhou nos olhos e riu.

– Você é um psiquiatra, pelo amor de Deus! Eu não queria voltar ao hospital! Eu não ia arriscar que você pensasse que eu era maluca!

Eu balancei a cabeça em sinal negativo e ri junto com ela.

– Mas agora você se sente confortável em me contar isso?

Ainda olhando para mim, ela ficou séria.

– Bem, você não me internou por eu dizer que tinha deixado o meu corpo, então achei que provavelmente poderia confiar isso a você também.

Nós conversamos a respeito das lembranças que ela tinha sobre Maria e como havia sido quando essa prima a mandara de volta, até que, por fim, Gina pareceu perder o fôlego. Mais uma vez, então, fiz-

-lhe as perguntas habituais para me certificar de seu estado emocional. Suspirando profundamente, me confidenciou que, por não acreditar que o chefe de polícia a tivesse levado a sério, conversou com o representante do sindicato e apresentou uma queixa formal. Depois disso, chegou ao ponto de escrever uma carta ao promotor público da cidade. Mais uma vez, eu reforcei como a sua decisão de agir era positiva, ofereci para ela a chance de tirar qualquer dúvida comigo e agradeci mais uma vez pelo nosso encontro.

Um mês depois, quando tentei novo contato com Gina, soube que ela havia deixado o emprego na polícia com a justificativa de que estava voltando para a sua cidade natal. Tentei localizá-la a fim de entrevistá-la pelo menos mais uma vez, mas nunca mais consegui encontrá-la.

É claro que era possível ela não ter me contado sobre deixar o corpo e encontrar a prima morta quando conversamos pela primeira vez, logo após sua overdose, porque isso na verdade não acontecera. Gina poderia ter inventado histórias toda vez que nos falamos. No entanto, ela não tinha nenhum motivo óbvio para isso. Suas reações emocionais pareciam genuínas, porém, se ela se lembrava mesmo da sua experiência com precisão, essa já é outra questão, e não algo que eu possa checar. Mas parecia verdade o fato de ela ter relutado em contar para um psiquiatra tudo aquilo, principalmente no nosso primeiro encontro, quando tentava receber alta do hospital. Será que havia mais coisas em sua EQM que Gina ainda não se sentia confortável em compartilhar? Eu jamais vou saber.

Ao realizar entrevistas depois de uma experiência de quase morte, eu descobri que há inúmeros motivos para que as pessoas mantenham suas EQMs em segredo.[5] Lembre-se de que essas são, por diversas vezes, experiências devastadoras. Alguns indivíduos que passaram por EQMs ficam tão abalados que não se sentem prontos para falar sobre isso. Já outros se deprimem ou se zangam por se verem de volta ao corpo. E há quem fique confuso a respeito do que experimentou e o que a sua religião ensinara acerca do que esperar da morte. Alguns ainda temem que a sua EQM seja um sinal de que estão mentalmente doentes, ou que outras pessoas usem essa experiência como uma evidência disso. E existem aqueles cujas EQMs aconteceram durante um assalto, uma tentativa de suicídio ou um acidente evitável e, em decorrência de tal trauma, sentem-se envergonhados ou até mesmo culpados.

Diversas pessoas que vivenciaram a quase morte têm medo de que os outros, incluindo os pesquisadores, não compreendam o que lhes aconteceu. Temem ser ridicularizadas e acham que compartilhar o assunto pode manchá-lo ou banalizá-lo. Outras creem até que a sua experiência de quase morte é pessoal demais para ser narrada. Para elas, as informações que receberam durante suas EQMs lhes foram dadas para o próprio benefício e não deveriam ser estudadas ou mesmo analisadas pela comunidade científica.

Pode ser difícil tanto para os pesquisadores como para familiares e amigos saber se alguém que vivenciou a quase morte está contando a história completa. Existem tantos motivos para os pacientes *não* quererem compartilhá-la que eu sempre fico grato quando *o fazem*. Depois de uma EQM, quem passou por esse tipo de experiência pode ficar extremamente vulnerável e aquilo que é realizado *depois* disso pode ser importante para o seu futuro bem-estar.

5

COMO SABEMOS O QUE É REAL?

Em 1978, não muito depois de conhecer Raymond Moody e começar a explorar experiências de quase morte com Ian Stevenson, percebi que precisaria de mais treinamento nas habilidades de pesquisa médica do que as obtidas em uma escola de Medicina sob orientação clínica – como era feito naquela época na Universidade da Virgínia. Então, assumi um cargo no corpo docente da Universidade de Michigan, uma importante escola médica de pesquisa onde havia mentores seniores capazes de me ensinar o que eu precisava saber para estudar as EQMs com rigor científico. Tive a sorte especial de conhecer o falecido Gardner Quarton, diretor do Instituto de Pesquisa em Saúde Mental de Michigan, que me colocou sob as suas asas e me ensinou as formas de eu desenvolver questões práticas e projetar protocolos sólidos de pesquisa.

Grande parte da pesquisa inicial de EQM, o que inclui a minha, consistia em pouco mais do que coletar meros relatos em primeira pessoa, sem um formato que se mantivesse de um pesquisador a outro. Vários dos meus colegas de outras instituições reuniam as informações que consideravam críticas para a empreitada: os interessados na clareza do pensamento durante as EQMs concentraram-se em tópicos como distorção do tempo e revisões de vida, mas não indagavam acerca da sensação de deixar o corpo ou mesmo do encontro com entes queridos já falecidos; aqueles mais interessados nas implicações religiosas davam destaque para visões de Deus e vida após a morte, porém sem indagar sobre mudanças de humor ou pensamento. Ao revisar tais relatos, ficava difícil saber se estávamos coletando exemplos do mesmo tipo de experiência ou estudando uma variedade de experiências diferentes que podem ocorrer quando se acredita que está morrendo.

Um dos meus colegas definiu as experiências de quase morte como "qualquer coisa que as pessoas vivenciam quando estão próximas da morte". No entanto, isso me pareceu amplo demais. Existem variados tipos de experiência que os indivíduos têm quando se deparam com a morte, desde um mero desmaio até pânico e aceitação, o que é muito diferente, e nada daquilo que Moody quis dizer com o termo "EQM". Eu percebi que nós precisávamos abordar as experiências de quase morte pelo mesmo viés. E isso era um desafio. Além dos preconceitos pessoais por parte dos diferentes pesquisadores, cada um de nós estava atuando em relativo isolamento, sem saber quem mais poderia estar estudando as EQMs ou de que forma se definia essa experiência. Eu queria empregar alguma ordem lógica ao estudo desse fenômeno.

Então, para enfrentar esse problema, eu desenvolvi a Escala de EQM no início dos anos 1980 como uma forma de padronizar o que queremos dizer quando usamos o termo "experiência de quase morte".[1] Comecei listando as oitenta características mais mencionadas na literatura sobre EQMs e enviei as informações a uma grande amostra de pessoas que as vivenciaram. Por conseguinte, graças a uma série de avaliações repetidas por voluntários e outros pesquisadores, e com a ajuda de análises estatísticas, consegui reduzir a escala para uma lista bem mais manejável de dezesseis características, as quais incluíam: mudanças no pensamento (que se acelera) e revisão de cenas do passado; alterações nas emoções, como sentimentos de paz intensa e de amor incondicional, muitas vezes irradiando de um ser de luz; percepções extraordinárias, tais quais a consciência do que acontece em outro lugar e a sensação de separação do corpo físico; além de experiências "sobrenaturais", como encontros com entes queridos falecidos ou figuras religiosas, e do alcance de uma fronteira ou um "ponto sem retorno".

Aqueles que vivenciaram a quase morte poderiam avaliar cada uma dessas dezesseis características com zero, um ou dois pontos, podendo chegar a uma pontuação total entre zero e 32. Por exemplo, a experiência de Bill Hernlund quando ele foi resgatado após a explosão do avião recebeu o total de 28 pontos; já a EQM de Tom Sawyer ao ter o peito esmagado por sua caminhonete marcou 31. Essas pontuações são úteis para comparar pesquisas feitas por diferentes investigadores, entretanto não têm utilidade ao lidar com experiências individuais. Ao mesmo tempo, porém, descobri que muitas experiências com pontuações baixas na escala levam a transformações espirituais que mudam a vida. Logo, a Escala de EQM não é uma medida de quão profundamente alguém que vivencia a quase morte pode ser afetado. Essa é uma ferramenta da qual os pesquisadores podem fazer uso para garantir que estão investigando a mesma experiência. E durante os 38 anos desde que foi publicada pela primeira vez, a Escala de EQM resistiu ao teste do tempo, tendo sido traduzida para mais de vinte idiomas e usada em centenas de estudos por todo o mundo.

Depois do procedimento rigoroso para criar a escala, fiquei um pouco surpreso ao descobrir que acabei não incluindo alguns detalhes comuns em EQMs – atravessar um túnel, por exemplo. Há o relato de se passar por um túnel durante EQMs, mas também isso é feito ao se vivenciar muitos outros tipos de experiência. Alguns pesquisadores sugeriram que a sensação de atravessar um túnel é algo que a nossa mente imagina, para assim explicar a nós mesmos como transicionamos de uma situação a outra no momento em que não estamos conscientes.[2]

Isso é algo que pode ser comparado ao que os físicos chamam de "buraco de minhoca", que conecta um universo a outro.[3] Eu não tenho certeza se essa seria mesmo a melhor explicação, no entanto ainda permanece o fato de que as pessoas experimentam passar por túneis com a mesma frequência que o fazem sem vivenciar outros fenômenos. Logo, atravessar um túnel não é algo definitivo para que os pesquisadores distingam as EQMs de outras experiências vividas por alguém ao se aproximar da morte.

Vinte anos após essa escala ser publicada, e muito mais tempo do que isso para ter sido aceita como ferramenta padrão dos pesquisadores de EQM por todo o mundo, fui desafiado por dois estudiosos céticos que eu não conhecia: Rense Lange, estatístico da Escola de Medicina da Universidade do Sul de Illinois, e Jim Houran, psicólogo da Universidade de Adelaide, na Austrália. Ambos não nutriam qualquer interesse anterior em EQMs, porém estavam aplicando um teste estatístico bastante complexo a várias escalas que haviam sido desenvolvidas por outros pesquisadores – e, nesse meio-tempo, "desmascarando" algumas delas. Eles queriam que eu lhes oferecesse as respostas originais usadas na escala coletadas por mim em conversa com quase trezentas pessoas que estiveram próximas da morte. Isso lhes permitiria aplicar seu sofisticado teste estatístico nesses dados a fim de entender se a Escala de EQM era realmente válida.

Eu estava apreensivo, pois tinha as minhas ressalvas em trabalhar com eles. Já havia dedicado anos de trabalho para criar essa escala e ela fora aceita por estudiosos do planeta inteiro. Eu não conhecia esse tal teste estatístico que eles queriam aplicar e não sabia se era bom, mas, ao mesmo tempo, não tinha certeza se minha "balança" aguentaria. E se ela falhasse no teste? Isso lançaria dúvidas sobre todo o meu trabalho com EQMs? Arruinaria a minha credibilidade e carreira como cientista?

Em contrapartida, se houvesse qualquer falha na Escala de EQM, com certeza eu gostaria de saber! Como poderia me recusar a compartilhar os dados coletados por mim e colocar minha balança à prova? Se eu fosse cético, como poderia sê-lo em relação às ideias de outras pessoas, mas não às minhas? Conheci muitos acadêmicos que se autodenominavam "céticos", mas que se recusavam a olhar para qualquer evidência que fosse capaz de desafiar as próprias crenças. Eu poderia engolir meu orgulho, junto com o meu medo de falhar, e então expor os meus dados a um teste independente? Isso seria algo que a honestidade intelectual exigiria; é o que um verdadeiro cético faria; o que o meu pai, caso ainda estivesse vivo, gostaria que eu fizesse. Assim, entreguei todos os meus dados da Escala de EQM sobre as respostas de centenas de pessoas que haviam tido experiências de quase morte e esperei pelos resultados obtidos por Rense e Jim. Com o passar dos meses, tive incontáveis noites agitadas questionando a minha decisão de submeter o meu trabalho a tamanho escrutínio. Entretanto, todas as manhãs, sabia que aquela era a coisa certa a se fazer.

E eis que, para o meu enorme alívio, a tal análise acabou confirmando a validade da Escala de EQM.[4] O resultado evidenciou que a escala media uma experiência consistente tanto para homens quanto para mulheres de todas as idades e em variadas culturas. As pontuações da Escala de EQM eram as mesmas, independentemente de quantos anos haviam se passado desde a experiência em si. Soltei um enorme suspiro de alívio. A minha Escala de EQM – e, por extensão, as próprias EQMs – recebeu o selo de credibilidade de uma equipe de céticos que não tinham nada a ver com experiências de quase morte e que, pelo perfil, teriam ficado felizes em desacreditá-las.

Na posição de chefe do Serviço de Emergência Psiquiátrica da Universidade de Michigan, nos turnos da noite e dos fins de semana, quando não estava com minha família, continuava trabalhando com

Ian Stevenson em Virgínia por meio de telefone e carta. Isso se deu muito antes dos dias em que tínhamos computadores pessoais e e-mail.

Em 1979, o nosso trabalho atingiu um ápice crucial. Ian e eu publicamos um pequeno artigo sobre experiências de quase morte no *Journal of the American Medical Association (JAMA)*,[5] no qual ressaltamos que, apesar do número crescente de livros e artigos sobre a morte e o morrer nas últimas décadas, seus autores ignoravam de forma consistente a questão de saber se a nossa consciência é capaz ou não de continuar após a morte. Nós não chegamos a afirmar que as EQMs oferecem evidências de consciência após a morte, mas que podem lançar certa luz sobre nossas ideias de que algum tipo de consciência permanece. Observamos que as expectativas daqueles que vivenciaram a quase morte antes de se aproximarem da morte podem influenciar como eles entendem o tipo de EQM que relatam. Além disso, as EQMs, por diversas vezes, contradizem as crenças dessas mesmas pessoas sobre a vida após a morte.[6] Descrevemos características que se mostravam consistentes em diferentes países e sociedades, algumas das quais contradizendo inúmeras crenças culturais ou mesmo religiosas, até que, por fim, observamos que os indivíduos que experienciam a quase morte se convencem – com base em suas EQMs – de que alguma parte deles viverá mesmo depois de morrerem. Concluímos que existiam muitos aspectos das EQMs que ainda não haviam sido explicados e que mereciam mais pesquisas.

Até aquele momento, poucos dos meus colegas sabiam acerca da minha pesquisa de quase morte. As minhas horas de trabalho eram preenchidas com o tratamento de pacientes e o ensino de estudantes de Medicina. E eu continuava nutrindo sentimentos confusos sobre as EQMs. Por um lado, elas tinham cheiro de religião e folclore, coisas estranhas à minha educação científica, segundo a qual "o que você vê é o resultado que você obtém". Eu não conseguia entender as EQMs em termos de partículas e forças físicas; logo, como elas poderiam ser reais? Por outro lado, porém, elas aconteciam. Muitas pessoas não só as relatavam, como as consideravam experiências positivas que mudaram suas vidas.

O artigo que Ian e eu publicamos me tirou do armário acadêmico e eu fiquei tão surpreso quanto satisfeito por ter sido aceito para publicação. Na verdade, me emocionava o fato de que a partir de então eu tinha um artigo publicado na segunda revista médica mais lida do mundo. Mesmo que os meus colegas finalmente passassem a saber a respeito do meu interesse incomum, ele recebeu o sinal positivo de um dos periódicos mais respeitados da área médica.

No entanto, a minha euforia não durou muito. Alguns meses depois da publicação de nosso artigo, Ian me enviou uma carta. Junto de sua mensagem havia uma carta ao editor submetida ao *JAMA*, em que se reclamava da publicação do nosso trabalho sobre EQMs. Seu remetente era o presidente da cirurgia ortopédica de um hospital em Nova York, o qual argumentava que as EQMs eram assunto para a religião tratar, não a medicina; logo, ele não devia ser mencionado em uma revista médica. O editor do *JAMA*, que estava orientando a revista para fornecer informações a médicos praticantes, encaminhou a carta para Ian nos convidando a elaborar uma resposta a ser publicada junto da reclamação.

Eu fiquei intimidado com aquilo, senti que estava perdendo a cabeça, como se levasse um tapa por ousar pensar que poderia brincar com os meninos grandes. Uma parte de mim queria revidar, mas a outra tinha a intenção de se desculpar pela minha audácia. Eu estava com medo de que, assim que essa carta ao editor de um chefe de departamento fosse publicada, a minha carreira e reputação seriam arruinadas. Felizmente Ian, sendo ele próprio ex-chefe de departamento, não se intimidou. Em vez disso, assumiu a liderança na elaboração de uma resposta para nós, na qual apontamos como era importante os médicos terem conhecimento das EQMs e, assim, levá-las a sério.

De um lado, as EQMs acontecem com pessoas que estão sob cuidados médicos para doenças e ferimentos graves. Na época, nós sabíamos pouquíssimo sobre as mudanças fisiológicas que se davam nessas circunstâncias e que poderiam estar associadas às EQMs; por consequência, só poderíamos aprender a respeito delas caso os médicos estivessem mais conscientes e interessados em estudá-las. De outro, as EQMs costumam mudar as crenças acerca da morte e do morrer, o que pode ter efeitos profundos em estilos de vida e atitudes em relação ao tratamento médico. Nós argumentamos que certamente os médicos que cuidam dos seus pacientes gostariam de entender tais experiências, bem como seu impacto.

A carta de reclamação e a nossa resposta foram publicadas juntas no *JAMA* seis meses depois do nosso artigo original.[7] Esse parecia ser o fim do assunto. Não houve mais cartas ao editor e nenhum dos meus colegas em Michigan jamais reconheceu o artigo original ou mesmo a troca subsequente. Acabei me sentindo encorajado por todo o ocorrido e assim, nos anos seguintes, publiquei vários artigos complementares nas principais revistas de Psiquiatria, descrevendo a minha pesquisa sobre quase morte.[8]

Alguns anos depois, eu também me senti confortável o bastante para organizar um painel acerca das experiências de quase morte durante a reunião anual da Associação Americana de Psiquiatria. Entretanto, na noite anterior à minha apresentação, tive um pesadelo terrível. Nele, senti o meu corpo aumentando. A princípio, não havia nenhuma emoção específica associada a essa sensação, porém eu continuava crescendo e logo me tornei maior do que o planeta Terra. Conforme continuei a me expandir pelo Universo, a ponto de alcançar estrelas distantes, notei que os átomos que compunham o meu corpo não haviam crescido de maneira desproporcional. Eu só continuava crescendo porque a distância entre eles aumentava. Comecei a entrar em pânico. A minha consciência voava de um lado para outro e eu tentava desesperadamente manter meus átomos juntos, em contato uns com os outros, apesar da distância. Acordei com meu corpo todo tremendo e encharcado de suor.

Em um esforço para me acalmar, tentei dar sentido ao pesadelo. Sabia que aquilo não passara de um sonho e que ainda não havia saído da cama, mesmo assim aquela fora uma experiência terrível. Eu torci meu cérebro tentando entender por que a experiência tinha sido tão assustadora, até que por fim compreendi: meu pesadelo era um aviso para não ir muito longe rápido demais. As minhas tentativas desesperadas de manter o meu corpo unido enquanto ele se expandia eram um reflexo do meu terror de perder a minha integridade. Estaria eu perdendo o rumo ao falar sobre EQMs em uma conferência profissional de nível nacional? Consegui me recompor e fiz a minha apresentação na manhã seguinte, só que ela foi muito mais humilde e cética do que eu planejara.

Cinco anos no meu cargo de psiquiatra em Michigan, e o chefe do departamento me chamou até seu escritório. Eu sabia que o meu trabalho clínico com pacientes era bem respeitado e que os meus alunos avaliavam de forma positiva o meu modo de ensino. Esperava que aquilo fosse só uma revisão de rotina do meu desempenho. No entanto, a minha confiança logo se transformou em apreensão. Atrás da sua escrivaninha imaculadamente arrumada, sentava-se o professor sênior careca me encarando por cima dos seus óculos. Eu me senti como se estivesse de volta à minha casa, prestes a receber um sermão do meu amoroso – porém severo – pai.

Com um sorriso contido, ele disse que a Faculdade de Medicina estava satisfeita com os meus trabalhos clínicos e de ensino, mas o que de fato era levado em consideração para se ter promoção e estabilidade era a pesquisa. Ele me orientou a parar de perder tempo estudando EQMs porque não passavam de "meras anedotas". E disse que, para manter o meu emprego, eu precisaria realizar experimentos de laboratório controlados, nos quais os participantes são designados aleatoriamente a um grupo experimental ou de controle, sem serem informados de qual farão parte. É claro que não podemos designar indivíduos para terem uma EQM ou não, nem podemos impedir que saibam se tiveram uma ou não. Logo, qualquer pesquisa a respeito desse tema não seria considerada como tal quando meu contrato fosse renovado; na verdade, poderia até mesmo ser usada contra mim.

Eu estava devastado, vendo os meus medos de infância de desapontar o meu pai exigente voltarem à tona. O chefe do departamento, alguém que eu admirava como um valioso mentor e aliado, dizia que eu não estava à altura dos seus padrões científicos, que estudar EQMs era uma perda de tempo.

Relutei para manter a compostura e afirmei:

– Eu não vejo as experiências de quase morte dessa forma.

– Mas é claro que não! – berrou ele. – É por isso que eu estou contando isso para você. Eu sei tudo sobre EQMs. O meu pai teve uma, então sei como elas podem ser poderosas. Mas não são algo que possamos explicar ou mesmo estudar. Se você continuar perdendo seu tempo com coisas desse tipo, não vai permanecer aqui.

Esse foi um grande golpe e eu não tinha certeza de como lidar com isso. Ainda que a maior parte da minha pesquisa tenha sido focada em EQMs, não pensava em mim como essencialmente um pesquisador de EQM, e nem qualquer outra pessoa. Antes de tudo, sou um psiquiatra clínico. Na minha carreira, tratei pacientes e ensinei Psiquiatria para residentes, estagiários e estudantes de Medicina. As pesquisas sobre EQMs eram realizadas à noite e nos fins de semana. Eram uma espécie de *hobby*, já que eu não era pago para isso. Valia a pena arriscar toda a minha carreira como psiquiatra em uma Faculdade de Medicina por causa desse "passatempo"?

Meu presidente estava tentando me orientar a mudar o meu comportamento "errante" para que eu pudesse permanecer no seu departamento. Eu *poderia* fazer isso. Poderia esquecer as EQMs e focar a minha pesquisa naquela área psiquiátrica convencional sobre drogas e química cerebral, aplicando métodos científicos aos mecanismos da doença mental. Só que eu sabia que as EQMs aconteciam e que desafiavam a nossa compreensão a respeito da mente e do cérebro. Não havia como fingir o contrário.

Quaisquer que fossem as EQMs, elas estavam mudando a vida das pessoas com tanta certeza quanto as nossas drogas psiquiátricas e a psicoterapia. Além do mais, pareciam fazer isso de forma muito mais rápida, profunda e permanente. Como se não bastasse, as EQMs mudavam não só a vida daqueles que passaram pela experiência, como a de outros indivíduos que tiveram contato com eles – o que inclui eu mesmo.

As EQMs eram coisas que eu não entendia e que ninguém mais parecia entender também. No entanto, eu não estava sendo pago para investigá-las e provavelmente não seria.

Todo o tempo que eu gastava com esse "*hobby*" eram momentos longe da minha família, que agora incluía dois filhos pequenos, os quais sempre foram a parte mais importante não só da minha vida, como da de minha esposa, Jenny. Eu me sentia grato pelo apoio dela à minha pesquisa sobre EQM, só que isso sempre me deixava com sentimentos contraditórios. Eu tinha uma vida bastante plena e gratificante sem a minha pesquisa; havia a minha família e os meus trabalhos clínico e de ensino, os quais eu prezava. Onde, porém, a pesquisa de EQM se encaixaria nesse cenário? Não havia dúvida de que em minha vida a família vinha em primeiro lugar, a carreira em segundo e a pesquisa de EQM em terceiro. Como poderia justificar tirar um tempo das minhas noites e dos meus fins de semana com a família e arriscar a minha carreira? Estudar as EQMs era tão importante assim?

O confronto com o meu presidente trouxe à tona todas essas questões e agora eu precisava enfrentá-las. Se eu quisesse manter o meu emprego, teria de abandonar o meu interesse por EQMs. No entanto, isso parecia uma atitude desonesta. O fato de as EQMs serem difíceis de se explicar ou de se estudar não era – pelo menos não para a minha formação científica – motivo para abandoná-las. Na verdade, era uma razão para redobrar os nossos esforços para entendê-las.

Mas e quanto à acusação do meu presidente de que as EQMs são "meras anedotas"? O pesquisador Arvin Gibson observou o seguinte:

> Os dados básicos para um estudo devem vir das histórias daqueles que passaram por experiências de quase morte (EQMs), e excluí-las na tentativa de apresentar alguma versão estatística sanitizada dos dados seria em si, falando em âmbito acadêmico, desonesto [...][9] sem as histórias, não haveria dados para se analisar.

Eu tenho milhares de relatos sobre EQM nos meus arquivos que são consistentes de uma forma notável, e sou apenas um dos muitos cientistas que estudaram essas experiências nos últimos 45 anos. Quando tantos indivíduos se apresentam separadamente relatando experiências pessoais semelhantes, vale a pena olhar de maneira mais aprofundada. Na verdade, ao longo da história, anedotas pessoais têm se mostrado fonte de inúmeras hipóteses científicas.

A maioria das pesquisas começa com os cientistas fazendo a coleta, checagem e comparação das anedotas até que os padrões dessas histórias se tornem aparentes; é com base nesses padrões que surgem hipóteses, a serem testadas e refinadas. Coleções de anedotas, se investigadas de forma rigorosa, contêm imenso valor dentro da pesquisa médica. Elas foram críticas, por exemplo, para a descoberta da Aids e da doença de Lyme, bem como para a descoberta de efeitos inesperados de medicamentos. Como disse o cientista político Raymond Wolfinger, meio século atrás: "O plural de anedota é dados".[10]

O que aconteceria se ignorássemos as anedotas porque elas não têm como base experimentos controlados dentro de laboratórios? Se eu disser para o meu médico que estou com dor no peito e dificuldade para respirar, não quero ouvi-lo comentar: "Isso é só uma anedota; não vale a pena investigar". Eu espero que o meu médico leve os meus sintomas a sério, afinal eles podem ser pistas em potencial para algo importante.

O que faz uma pesquisa ter caráter científico é um procedimento rigoroso de coleta e avaliação de informações. Só que isso nem sempre envolve experimentos laboratoriais controlados, nos quais os sujeitos da pesquisa são designados de forma aleatória a um grupo experimental ou a um de controle. Na verdade, poucos tópicos de pesquisa científica podem ser estudados ao usar experimentos controlados. Existem incontáveis campos que todos aceitam como ciência, ainda que os experimentos de laboratório sejam difíceis, se não impossíveis; são campos como Astronomia, Biologia Evolutiva, Geologia e Paleontologia.[11]

O prestigiado *British Medical Journal* publicou um artigo irônico alegando analisar se os paraquedas ajudam a prevenir mortes em pessoas que saltam de aviões. Os autores eliminaram as evidências anedóticas de consideração, incluindo em sua revisão ensaios controlados randomizados. Óbvio que não conseguiram encontrar um único experimento sequer no qual as pessoas fossem aleatoriamente designadas para pular de um avião com ou sem paraquedas. Eles então concluíram: "A percepção de que os paraquedas são uma intervenção bem-sucedida é amplamente baseada em evidências anedóticas". Passaram a argumentar que os cientistas que consideram apenas experimentos controlados randomizados precisariam afirmar que não há evidências que apoiem a utilidade dos paraquedas! Os autores ofereceram uma conclusão alternativa: "Portanto, sob circunstâncias excepcionais, o bom senso pode ser aplicado".[12]

Claro que não faria sentido algum tomar todas as anedotas como verdadeiras sem analisá-las. Da mesma forma, não faz sentido rejeitá-las sem sequer investigá-las. Eu não quero que o meu médico aceite a minha dor no peito como prova de que eu estou tendo um ataque cardíaco, mas também não quero que ele descarte os meus sintomas como meras anedotas sem sentido. O que espero é que examine a minha dor no peito e a avalie sob a luz de outras evidências. O mesmo vale para todas as anedotas, assim como é igualmente anticientífico aceitá-las em sua inteireza ou rejeitá-las sem qualquer avaliação.

Após superar o golpe de decepcionar o meu diretor, decidi que entender as EQMs era importante. Só que isso significaria não ter mais a permissão de me manter em Michigan – e eu não queria ficar ali apenas para ser desprezado por uma promoção formal e revisão de estabilidade. Eu ainda adorava tratar pacientes e ensinar. Depois de conversar com a minha esposa sobre isso, nós dois resolvemos que eu me candidataria a um emprego em outra universidade, com uma Faculdade de Medicina que tivesse base clínica e valorizasse o meu atendimento ao paciente e ensinasse o suficiente para permitir a minha pesquisa sobre EQMs. Isso significaria desenraizar a minha esposa e os nossos filhos, o que era pedir muito deles. Resolvi procurar uma Faculdade de Medicina no nordeste dos Estados Unidos, próximo das nossas duas mães viúvas, dos nossos irmãos e dos seus filhos. Se eu ia mudar a minha esposa e os meus filhos para o outro lado do país a trabalho, queria que isso também fortalecesse os nossos laços familiares.

No fim das contas, ir para Connecticut acabou sendo gratificante tanto para a minha família quanto para a minha pesquisa. Aquilo soava como uma volta ao lar, morando perto dos nossos parentes de novo e trabalhando em uma universidade que valorizava meu atendimento e ensino, além de me permitir realizar qualquer pesquisa que me interessasse, desde que bem-feita. Enquanto estive lá, pude contar com algumas pessoas que haviam tido experiências de quase morte, mas também com muitas que não tinham passado por tal experiência. Como cientista, eu dou muito valor ao intelecto e ao pensamento crítico, mas sei que tais recursos podem me atrair para uma visão de mundo unilateral. Ser capaz de apresentar as minhas ideias aos que de fato fizeram o "trabalho de campo" – isto é, que passaram por EQMs – me ajuda a enxergar as coisas sob diferentes perspectivas e evita que eu me desvie do caminho ou fique preso em becos acadêmicos sem saída. Em contrapartida, fazer o mesmo àqueles que têm menos familiaridade com as EQMs me lembra como essas experiências podem soar surpreendentes a quem jamais ouviu falar delas.

Naquele ponto da minha carreira, mesmo com a Escala de EQM estabelecida para oferecer aos pesquisadores de todo o mundo a confiança de que eles estavam estudando o mesmo tipo de experiência, eu sabia que estava perdendo elementos importantes. Mesmo enquanto desenvolvia ferramentas e métodos científicos e os utilizava para pesquisas sistemáticas, fui capaz de perceber que havia mais amplitude e profundidade nas EQMs do que eu poderia captar em uma escala de respostas breves. Os questionários nos dão inúmeras informações valiosas sobre as EQMs, mas deixam passar muita coisa. Existe uma riqueza nas palavras daqueles que vivenciaram a quase morte que não pode ser captada em questionários de respostas breves. Afinal, eles sempre me disseram que eu precisaria analisar com mais profundidade as histórias, por mais útil que fosse a Escala de EQM na definição de EQMs para fins de pesquisa, para obter uma melhor compreensão.

6

FORA DO CORPO...

Alguns aspectos das EQMs, como a revisão da vida, parecem ser de fácil compreensão para a maioria das pessoas. Muitos de nós revisamos partes de nossa vida vez ou outra, em especial nos momentos de transição ou durante grandes ocorridos. No entanto, outras características das EQMs são mais difíceis de se entender. Como observou o historiador da ciência Thomas Kuhn, os avanços científicos surgem quando um fato novo é descoberto e não pode ser explicado.[1] E eu decidi que precisava me aprofundar nos aspectos da EQM mais difíceis de se explicar; por sorte, foi justamente nesse período que Al Sullivan entrou na minha vida.[2]

Certa noite, o caminhoneiro de 56 anos de barba branca aparada apareceu em um grupo de apoio que eu criara na Universidade de Connecticut para aqueles que já haviam experienciado EQMs, bem como interessados no assunto. Al se apresentou, mas permaneceu sentado em silêncio durante toda a reunião; ele parecia atento ao que ouvia e de vez em quando sorria ou assentia para algo que fora dito. Próximo do fim do encontro, eu lhe perguntei se, como um recém-chegado ali, ele tinha algo que desejasse compartilhar com os demais. Seus olhos sorriram ao falar:

– Talvez da próxima vez.

Quando o grupo já estava se dispersando, Al se aproximou de mim e quis saber se poderia marcar uma hora para me visitar no meu escritório no dia seguinte.

No nosso encontro, vestia seu uniforme de entregador e passou a narrar sua história sem qualquer hesitação:

– Comecei a sentir dores no peito no trabalho, era uma manhã de segunda-feira, e o despachante chamou a equipe de resgate. Eles me levaram direto para o hospital. Enquanto realizavam exames para avaliar o problema, uma das principais artérias do meu coração ficou bloqueada. – Ele fez uma pausa, mas o sorriso em momento algum deixou seu rosto.

– Ai – eu disse. – E o que aconteceu depois?

– Bem, eu não lembro muito bem, porque estava ficando tonto. Mas o cirurgião avisou que pelo menos uma das minhas artérias coronárias estava bloqueada e eles precisariam me operar imediatamente. Assinei um documento e pedi que ligassem para a minha esposa, a fim de contarem o ocorrido a ela. Então, às pressas me levaram para a sala de cirurgia, onde fui submetido a uma ponte de safena quádrupla. Claro, eu não sabia nada disso. Ao acordar, eu olhava a sala de cirurgia de cima.

– Isso deve ter sido uma surpresa.

– Bem, isso não foi a verdadeira surpresa – continuou Al. – Quando eu olhei para baixo, para a minha surpresa, no canto inferior esquerdo estava eu, deitado em uma mesa coberta com lençóis de cor azul-clara! Meu peito havia sido cortado a ponto de expor a minha cavidade torácica. E ali dentro eu pude ver o meu coração. Observei também o meu cirurgião, que pouco tempo atrás me explicara o que faria durante a minha operação, e ele parecia estar um tanto perplexo. Achei que ele estava batendo os braços como se tentasse voar.

– Como assim? – quis saber.

Al demonstrou o que vira colocando as palmas das mãos no peito e balançando os cotovelos. Aquilo me pareceu bizarro demais para ter realmente acontecido. Um cirurgião batendo os braços no meio de uma cirurgia? Em todos os meus anos na área médica, nunca tinha ouvido falar de um cirurgião realizando algo do tipo. Também não é algo que você vê nem em programas de televisão. Parecia muito mais um sonho estranho causado pela anestesia geral que Al recebera do que realidade.

Inclinei a cabeça e levantei uma sobrancelha.

– Está bem. E depois disso?

– Eu sei – continuou Al –, isso também pareceu estranho para mim. Mas depois observei o canto inferior direito de onde eu estava. Então, envolta em calor, alegria e paz, uma figura de manto marrom saiu da luz e veio em minha direção. O sentimento que tive era de estar sendo amado. À medida que aquela euforia se intensificava, para meu contentamento, notei que era a minha mãe, que morreu anos atrás, quando ela tinha 37 anos, e eu apenas sete. Agora já estou na casa dos cinquenta, e o primeiro pensamento que me veio à mente foi como ela parecia jovem. De repente, sua expressão mudou e percebi em sua face um ar de preocupação. Nesse momento, minha mãe saiu do meu lado e desceu na direção do meu cirurgião. Ela, então, colocou a mão do cirurgião no lado esquerdo do meu coração e depois voltou para mim. Eu vi o cirurgião fazendo um movimento de varredura, como se para livrar a área de um mosquito.

Al fez uma pausa e pela primeira vez não havia um sorriso no seu rosto.

– E depois? – indaguei.

– Bem – continuou ele lentamente –, tem mais, só que não tenho certeza se estou pronto para falar sobre isso ainda.

– Entendo.

Tentei pensar em uma maneira de mantê-lo com sua narrativa, mas ele logo prosseguiu:

– Pois é. Um outro ser me disse que um garotinho que mora perto de mim está com câncer e que eu deveria informar os pais dele. – Al parou de falar mais uma vez e umedeceu os lábios. – Mas eu não acho que consigo fazer isso com eles. O que quero dizer é: de que forma eu poderia lhes explicar como eu sei disso?

– É, poderia ser um problema – concordei. – E se você refletisse sobre isso por algum tempo? Talvez conversar com alguém...

– Não existe ninguém com quem eu possa falar sobre isso. A minha esposa não quer saber desse assunto nem ouvir nada sobre a minha experiência. Ela diz que se casou com um homem gentil, trabalhador e engraçado, não com um profeta do Antigo Testamento.

– Talvez você possa trazê-la para o grupo de apoio à EQM no mês que vem – sugeri. – Deixe que ela veja por conta própria que aqueles que vivenciaram esse tipo de experiência são apenas pessoas normais e que você não é o único.

Al riu e balançou a cabeça em sinal negativo.

– Não, ela jamais viria. E nem quer que eu volte. Ela diz que eu penso demais na minha EQM, que preciso esquecer isso, voltar para a realidade.

Ficou claro para mim que Al havia passado por uma experiência profunda que mudara sua vida, no entanto ele ainda não conseguia aceitar o que afirmava ter visto na sala de cirurgia. Achei que poderia acabar com aquela visão que ele teve do cirurgião "batendo asas" se eu conseguisse conversar com o médico ou alguém da equipe que lá estivera presente.

– Al, você já contou para o seu cirurgião o que lhe aconteceu durante a cirurgia?

– Ah, claro que sim – ele respondeu. – Não de imediato, isso foi muitos dias depois, quando ele foi até o meu quarto no hospital durante as suas rondas diárias. Eu perguntei por que ele estava batendo os braços na sala de cirurgia como se estivesse tentando voar.

– E o que ele respondeu?

– Bem, ele ficou com vergonha. Ficou com raiva até e quis saber: "Quem disse isso para você?". Eu respondi, apontando o meu dedo para o teto: "Ninguém me disse. Eu estava observando você lá de cima".

– O que ele disse sobre isso?

– Ficou muito na defensiva. Era como se achasse que eu o estava acusando de alguma coisa. Então, concluiu: "Bem, eu devo ter feito *alguma coisa* certa, porque você ainda está aqui, não está?". E foi embora.

Até aquele momento, eu estava me identificando com Al, analisando sua história com base em sua perspectiva. Só que ouvir a reação do seu cirurgião me levou de volta para Holly, quando me confrontou sobre a mancha na minha gravata. Eu entendia o desconforto daquele cirurgião. Era mais do que constrangimento: provavelmente ele se sentia enjoado por estar envolvido em algo que não podia ser real.

– Você se importaria se eu conversasse com ele sobre isso? – indaguei.

– À vontade – concordou Al.

– Eu vou precisar que você assine um formulário de liberação, porque não trabalho no hospital dele.

– Claro. Vá em frente.

O médico que havia operado Al, um cirurgião cardíaco nipo-americano de excelente reputação, não parecia ser alguém propenso a fazer brincadeiras na sala de cirurgia. Ele concordou em se encontrar comigo e estava ansioso para saber sobre a atual condição de Al. E, para a minha surpresa, confirmou o que Al me dissera. Ele me contou que, durante seu treinamento cirúrgico no Japão, desenvolvera um hábito peculiar que nunca vira nenhum cirurgião americano usar. Depois de limpar a sala de cirurgia e calçar luvas esterilizadas, ele não queria arriscar tocar em nada que pudesse transferir qualquer contaminante para as suas mãos, por menor que fosse. Então, enquanto observava seus assistentes iniciarem a operação, plantava as mãos no peito, apoiadas no avental estéril, para se certificar de que não encostaria em nada acidentalmente. Em seguida, supervisionava a sua equipe, usando os cotovelos em vez dos dedos para apontar o que quer que precisasse.

Antes dessa conversa, eu suspeitava que a visão de Al, a do cirurgião batendo os cotovelos, fosse um sonho. No entanto, quando descobri que aquilo de fato havia acontecido, precisei buscar outra explicação. Perguntei ao cirurgião como *ele* entendia a afirmação de Al de ter visto tudo aquilo.

– A minha família é budista. – Ele encolheu os ombros. – Nem tudo tem que fazer sentido para nós.

Comecei a me perguntar se Al poderia ter visto seu cirurgião “batendo os braços” antes de estar anestesiado. Então, para determinar a hora exata, perguntei para Al o que mais ele havia observado quando seu cirurgião estava batendo os braços.

Ele disse que viu seu peito aberto por grampos de metal e dois outros cirurgiões trabalhando na sua perna. Isso o intrigou, porque seu problema era com o coração e ele não esperava que alguém mexesse na perna. Na verdade, na época, os cirurgiões extraíam uma veia da perna para ser usada como um enxerto de ponte de safena para o coração. Esse detalhe estabeleceu que Al estava inconsciente quando testemunhou o cirurgião cardíaco batendo os braços. Ele não poderia ter visto aquele comportamento bizarro com os olhos, porque seu cérebro estava inteiramente anestesiado, e seus olhos, fechados com fita adesiva – procedimento comum para evitar que sequem e, se anestesiados por muito tempo, tornem-se incapazes de piscar. Não haveria a possibilidade de Al ver qualquer coisa, mas mesmo assim ele o fez.

Por mais intrigante que tenha sido a experiência de Al, ela não era a única. Esse tipo de visão precisa com base no ponto de vista extracorpóreo não acontece com muita frequência nas EQMs, mas a de Al não foi um exemplo isolado. Jane teve uma EQM aos 23 anos, enquanto dava à luz seu primeiro filho, e descreveu que deixara o corpo e vira coisas acontecendo em outro lugar:

– Por causa da perda de sangue, a minha pressão arterial caiu. Meu tipo sanguíneo não estava disponível e as enfermeiras ficaram em pânico. Quando ouvi uma delas dizer: "Ah, meu Deus, nós a estamos perdendo", eu me encontrava fora do meu corpo, no teto da sala de cirurgia, olhando para baixo. Eu os observava trabalharem em um corpo que eu sabia não estar morto – e demorou um pouco para reconhecer que era eu mesma! Vi meu médico chegar e fazer os procedimentos, ouvi conversas e presenciei a minha bebê nascer. Também ouvi que estavam preocupados com ela. Era um hospital pequeno, e de repente me vi sobre a minha mãe na sala de espera. Ela estava fumando. A minha mãe não fuma, mas muito depois disso admitiu que tinha "experimentado" um ou dois em razão de seu nervosismo! Voltei para a sala de cirurgia e a minha bebê estava melhor. Mas eu não.

Jane relatou ter encontrado a sua avó falecida e um "guia", que lhe informou ainda não ter chegado a hora dela. Além disso, ele lhe avisou que, apesar de o seu corpo ter entrado em estado de choque, ela deveria voltar. Jane então acordou na cama de hospital com tubos nos braços. Ela até tentou contar para as enfermeiras e o médico, mas todos disseram apenas que aquilo "não era nada", então ela percebeu que era algo que jamais entenderiam.

Colleen passou por uma experiência semelhante durante uma EQM aos 22 anos, quando teve uma hemorragia depois do parto. Ela descreveu as suas percepções extracorpóreas para mim:

– Eu estava sofrendo intensamente até que perdi a consciência. Então, quando por fim recuperei a consciência, aquilo não foi nada normal! Na verdade, eu não só estava fora do meu corpo, como demorei alguns instantes para perceber que aquele corpo pálido de um jeito cadavérico e encharcado de sangue, deitado na mesa de operação, era de fato o meu! E aqui preciso dizer que o meu "ponto de consciência" estava em algum lugar próximo do teto. Eu observava o grupo de enfermeiras e médicos correndo loucamente pela sala, todos bastante empenhados em trazer aquela pobre jovem de volta à vida. Até que se deu uma intensa e acalorada discussão entre o meu ginecologista e o anestesista que fora convocado. Meu ginecologista insistia que era inútil tentar qualquer coisa, porque já era tarde demais, eu estava de fato morta. E eu devo a minha vida ao anestesista, que lutou para me trazer de volta à vida. Ainda posso vê-lo gritando: "Ela é apenas uma criança. Precisamos fazer alguma coisa!". Ele instou as enfermeiras a fazerem algumas transfusões e obrigou o ginecologista a entrar na equipe cirúrgica. Eu me lembro de ficar chocada com os palavrões proferidos pelos dois. Não podia acreditar que médicos falavam coisas tão grosseiras, ainda mais na presença de enfermeiras!

"Recuperei a consciência do jeito normal, já no meu corpo. Alguns dias depois, eu estava em uma Unidade de Terapia Intensiva, com tubos conectados a algumas máquinas de soro, até que um médico entrou na sala. Eu o reconheci imediatamente e agradeci por ele ter salvado a minha vida. Era o anestesista. Ele pareceu surpreso e me perguntou por que eu achava que deveria agradecê-lo. Então, lhe contei tudo: como eu estivera presente na sala de cirurgia e presenciara cada ocorrido estando fora do meu corpo. Eu lhe disse como fiquei chocada ao ouvir as palavras grosseiras trocadas entre ele e o ginecologista. A princípio, ele ficou bastante incrédulo, mas insistiu para que eu relatasse tudo de que me lembrasse. Quando terminei, ele revelou não ter ficado muito surpreso, porque já ouvira de outros pacientes experiências de quase morte."

Colleen acrescentou que significou muito para ela o fato de o anestesista reconhecer que ouvira outros pacientes descreverem EQMs. Ela jamais duvidou da realidade da experiência que tivera, pois lhe parecera mais real do que as suas vivências cotidianas. No entanto, era importante ser capaz de conversar sobre isso com um médico que não descartasse o ocorrido como uma alucinação ou um sonho.

Repetidas vezes, eu ouvi comentários como esse por parte de quem experienciou a quase morte. Quando os profissionais de saúde desconsideram as EQMs, as pessoas que as vivenciaram ficam frustradas, zangadas e deprimidas; sentem-se desvalorizadas como seres humanos. No entanto, se médicos e enfermeiros ouvem suas histórias e reconhecem a sua importância, os pacientes se sentem respeitados e compreendidos.

Mais de oitenta por cento dos participantes da minha pesquisa relataram a sensação de estar fora de seu corpo físico. Contudo, apenas metade deles descreveu realmente ter visto o próprio corpo e observado os eventos ao redor de um ponto de vista acima da cena, como Al, Jane e Colleen. Muitos daqueles que vivenciaram a quase morte ficam surpresos ao olharem para baixo e verem a si mesmos a distância. Alguns nem se reconhecem a princípio; já outros até reconhecem seu corpo, mas ficam confusos por estarem separados deles. Há ainda os que não têm ideia de que morreram até serem surpreendidos com o próprio corpo sem vida diante de si. Entre as pessoas que experienciaram a quase morte com quem conversei, essa sensação de deixar o corpo e depois retornar a ele costuma ser descrita como fácil, indolor e instantânea.

Relatos de ver tudo de uma perspectiva extracorpórea durante as EQMs não são algo novo. Sir Alexander Ogston, o notável cirurgião militar escocês que ficou famoso por descobrir a bactéria *Staphylococcus*, teve uma EQM quando foi hospitalizado com febre tifoide durante a Guerra dos Bôeres em 1900, aos 56 anos. Ele descreveu repetidas experiências extracorpóreas durante a sua EQM:[3]

– A mente e o corpo pareciam ser duais, separados até certo ponto. Eu estava consciente do corpo como uma massa inerte caída perto de uma porta; ele pertencia a mim, mas não *era* eu. Eu estava consciente de que meu eu mental costumava deixar o corpo regularmente... até que algo produziu uma consciência de que aquela massa fria, que então lembrei ser o meu corpo, estava sendo agitada enquanto se mantinha próximo à porta. Fui atraído de volta para ele: juntei-me a ele com certo desgosto e, assim, ele se tornou *eu*. Fui alimentado, cuidado e falaram comigo. Quando o deixei de novo, parecia vagar como antes... e, embora soubesse que a morte estava pairando, sem pensar em religião ou mesmo temer o fim, vagava apático e contente sob os céus sombrios. Algo então perturbou aquele corpo mais uma vez, e fui atraído de volta para ele, para onde retornei com uma repulsa maior. Nas minhas andanças havia uma estranha consciência de que eu era capaz de ver através das paredes do prédio, embora soubesse que elas estivessem lá, e tudo era transparente aos meus sentidos. Por exemplo, eu via claramente um pobre cirurgião do RAMC, de cuja existência eu não sabia e que estava em outra parte do hospital, ficar muito doente, gritar e morrer; vi cobrirem seu cadáver e carregá-lo de maneira suave com os pés descalços, de forma silenciosa e sub-reptícia, para que não soubéssemos que ele morrera. Mais tarde, quando contei tais acontecimentos às irmãs, elas me informaram que tudo ocorreu como eu dissera.

A sensação de Ogston de estar livre do seu corpo físico ecoa em todos os relatos modernos sobre como parece ser o fenômeno de deixar o corpo em uma grave crise médica. A neuroanatomista Jill Bolte Taylor teve um derrame grave que a impediu de andar, falar, ler, escrever ou mesmo se lembrar de qualquer coisa durante anos. Quando por fim se recuperou, ela escreveu um relato bastante gráfico a respeito de suas observações enquanto o derrame gradualmente tomava conta de seu cérebro:

– Eu me lembro bem daquele primeiro dia do derrame com um terrível gosto agridoce. A minha percepção dos meus limites físicos não estava mais limitada ao local onde a minha pele encontrava o ar. Eu me senti como um gênio recém-libertado da sua lâmpada.[4] A energia do meu espírito parecia fluir tal qual uma enorme baleia deslizando por um mar de euforia silenciosa. Mais refinado do que o melhor dos prazeres que somos capazes de experimentar sendo seres físicos, essa ausência de limite físico era de uma felicidade gloriosa. Como a minha consciência habitava em um fluxo de doce tranquilidade, para mim era óbvio que eu jamais seria capaz de espremer a enormidade do meu espírito de volta para caber dentro dessa minúscula matriz celular.

Muitas das visões extracorpóreas que aqueles que vivenciam a quase morte descrevem são difíceis de se verificar. Poderiam elas ser apenas a sua imaginação ou palpites de sorte sobre eventos que poderiam ocorrer? À primeira vista, muitos dos ocorridos podem parecer entrar em qualquer uma das categorias. No entanto, dois estudos analisaram a precisão das descrições dos pacientes acerca das próprias ressuscitações quando o coração deles havia parado, comparando os relatos de quem passara por EQMs com os daqueles que não as vivenciaram.

O cardiologista Michael Sabom descobriu que as descrições feitas sobre suas ressuscitações por quem já experienciou a quase morte eram extremamente precisas, com detalhes bastante específicos de eventos inesperados.[5] Em contrapartida, quando ele pediu aos pacientes que foram ressuscitados, mas não relataram EQMs, para que imaginassem como talvez tenham sido suas ressuscitações, as descrições eram vagas e continham muitos erros. A enfermeira de terapia intensiva Penny Sartori reproduziu as descobertas de Sabom em um estudo que durou cinco anos e foi feito com pacientes internados em terapia intensiva.[6] E, mais uma vez, aqueles que relatavam ter deixado o corpo quando seu coração parara descreviam suas ressuscitações com precisão; entretanto, todos os sobreviventes de parada cardíaca que não relatavam ter deixado o corpo cometiam grandes erros ao descreverem os equipamentos e os procedimentos utilizados.

Quão comum é para as pessoas que tiveram EQMs serem precisas ao narrar o que acontecera ao seu redor enquanto estavam inconscientes? A professora de aconselhamento Jan Holden revisou 93 relatos de percepções extracorpóreas durante EQMs,[7] descobrindo que 92% eram precisos, seis continham algum erro e apenas um por cento era inteiramente impreciso. O fato de qualquer percepção extracorpórea ser dotada de precisão deveria ser suficiente para nos intrigar. Como escreveu há mais de um século William James, pai da Psicologia americana: "Se você deseja derrubar a lei de que todos os corvos são pretos, não deve tentar mostrar que nenhum corvo é preto; basta provar que um único corvo é branco".[8]

A precisão das percepções extracorpóreas durante as EQMs torna difícil o descarte das experiências de quase morte como meras alucinações. Contudo, mesmo se os relatórios são corroborados por testemunhas independentes – por exemplo, quando o cirurgião de Al admitiu "bater os braços" –, eles ainda são relatos anedóticos ditos após o evento. Se as pessoas são capazes de ver as coisas de uma posição extracorpórea ao estarem inconscientes, não deveríamos poder testar isso por meio de um experimento controlado?

Desde 1990, houve seis tentativas publicadas de testar a precisão das percepções extracorpóreas durante as EQMs.[9] Nesses experimentos, os pesquisadores colocaram "alvos" visuais inesperados em locais onde pudessem ser vistos por pessoas que vivenciam EQMs: no canto superior dos quartos dos pacientes no departamento de emergência, na unidade coronariana e na de terapia intensiva de um hospital – áreas nas quais há boa chance de o coração dos pacientes parar de bater. Os pacientes não são informados sobre esses alvos, porém qualquer um que afirme ter deixado seu corpo é questionado sobre se viu algo incomum ou mesmo inesperado na sala.

Ao todo, esses seis estudos encontraram um total de apenas doze pacientes que relataram EQMs e sentiram ter deixado o próprio corpo. Nenhum deles afirmou ter visto o alvo visual, deixando os pesquisadores sem evidências sobre ser ou não possível ver de uma perspectiva extracorpórea.

Eu cresci assistindo a programas médicos na televisão nos quais quase todos os pacientes cujo coração parou são trazidos de volta à vida com sucesso. Sendo assim, quando entrei na Faculdade de Medicina, fiquei surpreso ao saber que sobreviver a uma parada cardíaca é algo raro, mesmo estando no hospital. Uma atualização de 2018 da American Heart Association descobriu que a taxa de sobrevivência geral para paradas cardíacas era de apenas dez por cento quando a vítima estava fora do hospital e de 25% se estivesse no hospital. Além disso, a maioria dessas ressuscitações ocorre apenas por períodos breves[10] e somente onze por cento sobrevive e volta para casa.

Tendo em vista essa dificuldade, planejei um estudo com pacientes que eu sabia que sobreviveriam a uma parada cardíaca.[11] Realizei, então, um experimento com indivíduos cujo coração seria parado em uma situação monitorada e controlada com cuidado, após repetir arritmias cardíacas perigosas – correndo alto risco de que, assim, parasse de forma repentina. Encaminhados a uma clínica de cirurgia cardíaca, esses pacientes se submeteram à colocação de um pequeno dispositivo em seu tórax por meios cirúrgicos. Esse dispositivo, chamado cardioversor-desfibrilador implantável, ou CDI, monitora de forma ininterrupta o ritmo cardíaco e, caso detecte que o coração parou, aplica um choque para que automaticamente o órgão volte ao ritmo normal. Antes de fechar a caixa torácica, porém, é necessário que os cirurgiões cardíacos testem se esse equipamento vai funcionar. Como? Parando o coração do paciente de maneira intencional com um choque elétrico a fim de que, logo em seguida, observem se o CDI o reiniciará. Como sabíamos quando e onde o coração seria parado, dispusemos um alvo visual para os pacientes verem, caso saíssem de seu corpo.

Cathy Milne, enfermeira de uma clínica cardíaca, havia estudado a frequência de EQMs em pessoas submetidas a esse procedimento dez anos antes.[12] Ela descobriu que catorze por cento delas relataram ter passado por EQMs. Portanto, eu tinha boas razões para imaginar que encontraríamos experiências de quase morte o suficiente para testar a capacidade dos pacientes de notar um alvo visual. Trabalhei com Jan Holden a fim de planejar os detalhes do estudo e dos alvos. Coloquei um laptop em cima de um monitor de fluoroscopia logo acima da mesa de operação. O computador foi programado para selecionar aleatoriamente 72 imagens animadas inesperadas, como um sapo roxo pulando na tela do computador. A animação durava cinco minutos, interrompida por uma exibição de tempo piscando; em seguida, desligava sozinha. Caso os pacientes deixassem o corpo quando seu coração parasse, seriam capazes de identificar a imagem. O computador registrava qual era a meta para cada paciente, porém nenhum dos funcionários da sala tinha conhecimento dela.

Depois que cada paciente acordava da anestesia, ouvia de mim a mesma pergunta que eu fazia no meu estudo com indivíduos hospitalizados após uma parada cardíaca: "Qual é a última coisa de que você se lembra antes de desmaiar?". Contudo, metade deles me lançava um olhar perplexo e respondia:

– O que você quer dizer com isso? Eu nem desmaiei.

Eu não havia gostado do efeito do novo sedativo, chamado Midazolam, administrado rotineiramente aos pacientes a fim de deixá-los sonolentos e reduzir a ansiedade. Esse medicamento os impede de se lembrar do procedimento – sendo, portanto, útil quando o objetivo é reduzir qualquer lembrança do choque doloroso no coração, porém nada útil se o intuito é explorar as memórias ao deixar o corpo quando esse órgão para. Ou seja, facilita o procedimento para o paciente, mas dificulta a lembrança de qualquer experiência que ele possa ter tido. Depois de mais de cinquenta paradas cardíacas induzidas nesse estudo, não encontrei um único indivíduo sequer que se lembrasse de algo parecido com uma EQM ou que tivesse deixado o corpo.

Além da dificuldade de reter lembranças depois de receber Midazolam, havia outro problema com o meu experimento que eu não previra. Quando discuti tais descobertas de pesquisa em uma conferência em meio a muitas pessoas que haviam passado por EQMs, elas ficaram surpresas com o que consideravam ingenuidade minha ao realizar tamanho estudo. Argumentaram o seguinte: por que os pacientes cujo coração acabou de parar e que estão sendo ressuscitados, e que ficaram atordoados com a separação inesperada do corpo, procurariam no quarto do hospital uma imagem oculta que não tem qualquer relevância para eles e que algum pesquisador designara como "alvo"?

Eu tinha enormes esperanças de que esses estudos confirmassem ou refutassem as alegações de que quem vivenciara a quase morte podia ver com precisão durante as suas EQMs. O fracasso dessa linha de pesquisa no que diz respeito a oferecer uma resposta definitiva foi uma decepção, para dizer o mínimo. O cético dentro de mim afirmava que, a menos que conseguíssemos demonstrar percepções extracorpóreas precisas durante as EQMs em um experimento controlado, nós jamais saberíamos se estávamos ou não nos enganando. Poderia Al Sullivan ter ouvido algumas enfermeiras comentando sobre o hábito peculiar de bater os braços do seu cirurgião e depois imaginar ter visto por si só? O relato de Holly a respeito da mancha na minha gravata teria sido apenas coincidência ou um simples palpite? Afinal, era "uma mera anedota", e não o resultado de um experimento controlado. Seu relato preciso acerca da mancha de molho de tomate na minha gravata foi menos impressionante porque a mancha em si não fora colocada ali de maneira intencional? Você duvida que os paraquedas salvam vidas porque a evidência vem de anedotas, e não de experimentos aleatórios?

Dos cerca de setecentos indivíduos que vivenciaram a quase morte no meu estudo de visão extracorpórea, quatro em cada dez relataram ter percebido eventos além do alcance dos seus sentidos. Desses, metade afirmou que depois checou as suas percepções com outras pessoas, que confirmaram que esses eventos que foram "vistos" ou "ouvidos" de fato aconteceram. No entanto, a outra metade jamais contava o ocorrido aos envolvidos nessas percepções, em geral médicos e enfermeiras, porque temia que isso soasse muito estranho. Eu poderia entender facilmente como aqueles que experienciaram a quase morte teriam medo de que outros indivíduos – em especial, os médicos – pudessem pensar que eram "loucos" caso falassem sobre tais percepções extraordinárias. Então eu lembrei que Bill Hernlund, o bombeiro que se acidentou após a explosão de um avião, dissera para o médico que morrera e retornara à vida, sendo logo em seguida encaminhado para avaliação psicológica.

As histórias contadas por esses indivíduos que passaram por EQMs me fizeram questionar a minha crença infantil de que nada existe com exceção de que possa ser visto, ouvido ou sentido. Com toda certeza, o relato de Holly sobre a mancha na minha gravata desafiava as minhas crenças, porém aquele evento sozinho não me convencera de nada. Embora eu não pudesse negar que isso acontecera, continuei me perguntando se Holly poderia ter obtido a informação de alguma forma tida como "normal" e que eu não conseguia identificar. Inúmeros cientistas – inclusive eu, até certo ponto – tentam ignorar tais eventos inexplicáveis; quando esses ocorridos se tornam preocupantes o bastante, procuram negar que tenham acontecido de fato. No entanto, como escreveu o neurocientista e antropólogo Charles Whitehead:

"As anomalias tendem a ser varridas para debaixo do tapete até que haja tantas delas que a mobília começa a cair".[13] Era grande o volume desses incidentes inexplicados, nos quais cientistas racionais ficaram perplexos com as pessoas que experienciaram EQMs vendo e ouvindo coisas que não poderiam ter visto ou ouvido – por exemplo, o meu incidente com Holly, ou Al com seu cirurgião batendo os braços, além das centenas de outros documentados por Jan Holden. Tudo aquilo, portanto, começava a derrubar a mobília presente na minha visão de mundo – fazendo referência a Whitehead.

Para a maioria de nós, tais características mais extraordinárias das EQMs ultrapassam o "limiar incompreensível", o ponto em uma história verdadeira no qual ela se torna tão bizarra que começamos a questionar a sua credibilidade. Em determinados casos, os eventos descritos puderam ser verificados. Contudo, mesmo nos casos em que não havia testemunhas independentes, as pessoas que entrevistei eram uniformemente sinceras e haviam sido afetadas de forma tão profunda por suas EQMs que eu não conseguia imaginá-las mentindo sobre isso. Suas EQMs precisavam ser tratadas com respeito e levadas a sério. Entretanto, olhar do teto para o próprio corpo deitado em uma mesa de cirurgia é algo difícil de explicar e eu sabia que tinha de apresentar algumas teorias práticas sobre o que poderia estar ocorrendo. Uma delas, sugerida com frequência por aqueles que procuram descartar as EQMs, é a de que são fantasias. Como psiquiatra, eu sabia que precisaria encarar essa questão.

7

OU FORA DA MENTE?

Peter quebrou as duas pernas ao cair do telhado do dormitório da faculdade. Ele era um estudante de graduação que estava sendo tratado na clínica de saúde estudantil por ouvir vozes. Eu o entrevistei alguns dias depois na sua cama de hospital, enquanto ele se recuperava na ala ortopédica. As medicações psiquiátricas haviam sido reiniciadas; de acordo com as anotações das enfermeiras, ele não ouvia mais vozes e nem se sentia confuso, como quando dera entrada no hospital.

– Peter – comecei, depois de me apresentar –, sei que você pulou do telhado do seu dormitório. Pode me falar sobre isso?

Ele respirou fundo e começou a contar a sua história:

– Eu parei de tomar os meus remédios porque eles me deixavam o tempo todo cansado. Estava ficando difícil me concentrar nos estudos. Depois de algumas semanas, comecei a ter alucinações.

Ele fez uma pausa e olhou para mim.

– Alucinações? – perguntei.

– Sim. Estava ouvindo o diabo me dizer que agora eu era dele, porque eu tinha feito muita coisa errada. – Peter olhava para as pernas engessadas e que se mexiam sob o lençol. – Ele disse que eu era ruim e que precisava morrer. Estava me chamando para me juntar a ele no inferno.

Então, subi as escadas até o último andar do meu dormitório e fui até o telhado. Eu me sentei no parapeito, com as pernas penduradas para fora. Era muito cedo e ninguém estava andando lá embaixo. Comecei a tremer de frio e o Satanás gritou comigo: "Faça isso agora! Faça isso agora!". Eu estava confuso e apavorado – continuou. – A alucinação não parava e acreditei no que ouvia. Achei mesmo que não merecia viver, então me inclinei para a frente e me joguei, empurrando as duas mãos para a frente. Fechei os olhos e me senti mal do estômago quando caí.

Peter olhou para mim. Depois de uma breve pausa, como se estivesse considerando o quanto me contar, continuou seu relato:

– Mas daí, enquanto eu estava caindo, Deus falou comigo. Eu não conseguia vê-lo, porém ouvi Sua voz forte e clara: "Peter, você é um dos meus filhos. Você não pertence ao Satanás. Você é amado mais do que jamais saberá. Não vou deixar a sua vida terminar desse jeito".

Peter parou e umedeceu os lábios secos. Ele estendeu a mão para a mesa ao lado da sua cama e tomou um gole de água por um canudo.

– E depois? – eu quis saber.

– Não sei se desmaiei quando caí no chão. Parecia que eu estava ali havia muito tempo... Tudo está confuso na minha mente. Eu me lembro de ver uma multidão ao meu redor e de ser transferido para uma maca, depois para uma ambulância. Sentia muita dor e não entendia o que estava acontecendo. Mas fiquei aliviado por ainda estar vivo.

– Como você está se sentindo agora?

– Bem, eu não quero me matar, se é isso que está perguntando. Sei que Deus tem um plano para mim.

Eu balancei a cabeça, tentando formular a próxima pergunta.

– Você está me dizendo que ouviu uma voz que identificou como de Satanás, mas chamou isso de alucinação. E depois ouviu outra voz, a qual diz ser de Deus. Ambas eram vozes que só você conseguia ouvir.

– Sim – começou ele, ao balançar a cabeça em sinal negativo com uma sugestão de sorriso no rosto. – Eu sei o que está pensando. Por que eu acho que uma coisa foi alucinação e a outra algo real?

– Exato – concordei. – Enquanto ouço a sua história, não consigo distinguir essas duas vozes. Como você conseguiu?

Peter balançou a cabeça lentamente em sinal negativo mais uma vez.

– Eu não sei como explicar isso para você. Mas a voz de Deus era mais forte, clara e real para mim do que a sua voz é agora; da mesma forma que a sua voz é mais forte, clara e real para mim do que a do Diabo. Sei que antes da minha tentativa de suicídio pensei que a voz de Satanás fosse real, mas agora que não estou mais maluco sei que não passava de uma alucinação. Mas a voz de Deus não. Essa era real. – Ele acenou com a mão no ar. – Era mais real do que tudo isso.

Ouvir a voz de Deus enquanto ele estava no ar era parte da doença de Peter ou uma EQM? Embora recomeçar o uso dos seus medicamentos o tenha convencido de que a voz de Satanás era uma alucinação, isso não abalara sua crença de que Deus de fato falara com ele.

Essa distinção atingia justamente o cerne do meu dilema. As duas vozes que Pedro tinha ouvido, a de Deus e a do Diabo, eram bem diferentes para ele. No entanto, como o resto de nós é capaz de saber qual dessas vozes é imaginária e qual, caso haja alguma, é real? Pareceu-me que explorar tais diferenças era a chave para entender as EQMs. Como psiquiatra, eu estava em uma posição melhor do que alguns outros pesquisadores de experiências de quase morte para explorar sintomas de doenças mentais em pessoas que passaram EQMs. Além disso, a minha função clínica no hospital universitário me possibilitava tratar vários pacientes psiquiátricos que também haviam vivenciado EQMs. O problema era separar as duas coisas: a doença mental contribuía para a EQM ou esta cooperava com a doença mental? Ambas eram separadas por completo a ponto de não ter nada a ver uma com a outra?

Ao abordar tais questões, a minha primeira atitude foi observar como as doenças mentais são comuns em pessoas que experienciam EQMs. Elas têm mais ou menos doenças mentais se comparadas àquelas que não haviam passado por experiências de quase morte? Para responder a essa pergunta, relacionei a frequência de diferentes condições psiquiátricas entre dois grupos de indivíduos na população em geral: aqueles que relataram EQMs e os que quase morreram, porém *não* relataram nenhuma EQM. Usei o Questionário de Triagem de Diagnóstico Psiquiátrico, um formulário padrão que rastreia os dezesseis transtornos psiquiátricos mais comuns existentes, incluindo depressão, ansiedade, estresse pós-traumático, pensamentos obsessivos e comportamento compulsivo, transtornos alimentares, abuso de álcool e drogas, sintomas físicos causados por sofrimento emocional, além de dificuldade em distinguir o que é real daquilo que é imaginário.[1]

Eu descobri que cada uma das dezesseis condições específicas ocorria na mesma proporção nas pessoas que haviam tido EQMs e naquelas que estiveram perto de morrer, mas não passaram por EQMs. Essas condições também ocorreram entre as primeiras com tanta frequência quanto entre o público em geral que não chegou nem perto de morrer. Eu também comparei essas taxas com as dessas doenças mentais na população como um todo, não encontrando diferenças. Em outras palavras, as evidências sugerem que vivenciar uma EQM não torna ninguém mais ou menos propenso a desenvolver doenças mentais.

Eu também analisei de forma mais aprofundada as taxas de duas doenças específicas que pensei talvez terem alguma conexão com as EQMs: *dissociação* e *transtorno de estresse pós-traumático*. A dissociação é uma condição na qual o senso de identidade se separa das sensações corporais. Um exemplo normal e bastante comum é a "hipnose da estrada", em que podemos dirigir por longas distâncias, enquanto nosso corpo responde apropriadamente ao trajeto e aos carros ao redor, mas não estamos conscientes de conduzir o veículo, até que de repente chegamos ao destino. Nesse momento, talvez até percebamos que perdemos a saída. Na dissociação extrema, podemos sentir que não estamos mais no nosso corpo físico. A dissociação em si pode ser uma reação normal ao trauma, por meio da qual nos blindamos ao nos proteger de sentir dor e medo causados por aquilo que está acontecendo em nosso corpo.

Eu usei o teste padrão de dissociação, a Escala de Experiências Dissociativas, com um grupo de pessoas do público em geral que haviam se aproximado da morte.[2] Alguns desses indivíduos tiveram EQMs durante o encontro com a morte, outros não. Aqueles que vivenciaram de fato EQMs descreveram mais características de dissociação, porém muito menos do que a quantidade necessária para um diagnóstico psiquiátrico de dissociação. O grau de dissociação evidenciado por quem experienciou a quase morte era típico de uma resposta geral ao trauma, mas não quando se tratava de uma doença mental. Em outras palavras, quem vivenciou uma EQM desviou a atenção do corpo físico em crise. Tal mudança de atenção é uma resposta normal a um trauma intolerável, mas não significa sinal de doença mental.

Eu também me perguntei se as EQMs poderiam estar associadas ao transtorno de estresse pós-traumático, ou TEPT. Parecia inevitável o fato de que chegar próximo da morte seria bastante assustador para a maioria das pessoas, diante do risco de morrer, da dor e da perda de controle. Fazia sentido que tamanha aproximação da morte pudesse levar ao TEPT, acompanhado ou não de uma EQM. Os sintomas característicos do transtorno de estresse pós-traumático incluem sonhos vívidos ou mesmo *flashbacks* da crise em si, além de esforços para evitar ou bloquear lembranças do evento causador do trauma. O meu pai teve um ataque cardíaco aos trinta anos, enquanto dirigia para o trabalho em uma manhã de segunda-feira; depois que se recuperou, ficou com medo de voltar a dirigir. Ele consultou um psicoterapeuta para o ajudar a superar o medo de ter outro ataque cardíaco enquanto dirigia. Isso foi muito antes de o TEPT se tornar um diagnóstico oficial, mas é dessa forma que o seu problema passaria a ser chamado agora.

Como eu fiz com a dissociação, observei pessoas da população em geral que haviam chegado perto da morte, aplicando-lhes um teste padrão de TEPT chamado Escala de Impacto do Evento.[3] Eu comparei as características do TEPT naqueles que haviam passado por EQMs e nos que não as vivenciaram. Assim como na dissociação, descobri que os indivíduos que haviam vivido EQMs também apresentavam mais características de TEPT, porém muito menos do que o necessário para um diagnóstico de TEPT. Ao contrário das pessoas que têm transtorno de estresse pós-traumático, quem passou por EQMs tende a ter sonhos e *flashbacks* do encontro com a morte, mas não faz nenhuma tentativa de evitar essas lembranças. O que se encaixa com aquilo que os indivíduos que vivenciaram experiências de quase morte costumam dizer sobre as suas EQMs: a experiência se torna o foco central da vida, só que não a consideram um evento negativo a ser evitado. Esse padrão específico, o de *flashbacks* do evento sem evitar lembranças, é típico de quem luta para entender uma experiência, mas *não* é algo característico de um transtorno mental.

Assim, a evidência produzida por uma variedade de estudos sugere que as pessoas que vivenciaram EQMs não têm mais ou menos doenças mentais do que a população em geral. Mais especificamente, não têm mais ou menos dissociação ou TEPT, doenças que podem ser identificadas depois de um contato próximo com a morte.

Uma vez tendo respondido à pergunta sobre a taxa de doenças mentais naqueles que tiveram EQMs, eu também queria analisar outra questão: qual é a taxa de EQMs em pessoas com doenças mentais? Os que procuram ajuda psiquiátrica têm mais ou menos EQMs se comparados à população em geral?

Para responder a esse questionamento, recorri a indivíduos que procuravam tratamento psiquiátrico no ambulatório de meu hospital, os quais estavam bem o suficiente para não precisar de cuidados hospitalares, mas ainda assim estavam em sofrimento emocional. Durante o ano em que eu realizei esse estudo, pesquisei mais de oitocentos pacientes. Como parte da sua entrevista inicial de rotina na clínica, apliquei-lhes um teste padrão de sofrimento psicológico, a Lista de Verificação de Sintomas revisada composta por noventa itens, ou LVS-90-R.[4] Também questionei se eles já haviam se aproximado da morte. Os que responderam de forma afirmativa também preencheram a minha Escala de EQM.

Um terço dos pacientes que procuram ajuda psiquiátrica afirmam ter chegado próximo da morte; cerca de vinte por cento daqueles que o fizeram também vivenciaram EQMs. Isso é algo quase tão frequente quanto as EQMs ocorridas entre pessoas do público em geral que chegam próximos de morrer. Em outras palavras, as evidências sugerem que indivíduos com doenças mentais não têm mais ou menos EQMs do que os pertencentes à população em geral.

Nesse estudo ambulatorial, os pacientes que se aproximaram da morte tiveram pontuações mais altas no LVS-90-R do que aqueles que não. O que quer dizer que os que quase morreram experimentaram mais sofrimento do que outros pacientes. E isso não me surpreendeu, porque chegar tão perto da morte é um evento traumático que muitas vezes causa sofrimento psicológico. No entanto, o que eu *realmente* achei surpreendente foi o fato de que, entre os que chegaram perto da morte, os que vivenciaram EQMs descreveram passar por menos sofrimento psicológico do que quem *não teve* experiências de quase morte. Em outras palavras, as evidências sugeriram que as EQMs oferecem certa *proteção contra* o sofrimento psicológico depois de um contato tão próximo com a morte.

Logo, eu não encontrei qualquer ligação entre doença mental e EQMs. As pessoas da população em geral que haviam experienciado a quase morte têm a mesma quantidade de doenças mentais que as outras. Já aqueles com doença mental têm a mesma taxa de EQMs que os demais. E o que possivelmente se mostrou como uma notícia boa é o fato de que as EQMs são capazes de ajudar na proteção contra o sofrimento psicológico mais grave advindo de um contato próximo com a morte.

Mas e aqueles que vivenciaram *tanto* EQMs *quanto* desenvolveram doenças mentais, como no caso de Peter? Entre a sua EQM e a sua doença podemos distinguir a diferença na sua experiência quando ele pulou do telhado? Essa questão surge não só quando doenças mentais vêm à tona, mas também quando há intoxicação por drogas. Quando os indivíduos que tiveram uma overdose de entorpecentes afirmam ter vivenciado uma EQM, é possível separarmos as visões de uma EQM das alucinações induzidas por drogas?

Justin teve uma overdose de LSD aos dezoito anos durante uma festa na faculdade. Ele caiu no chão e pareceu ter parado de respirar. O rapaz descreveu a sua consciência como "tão clara quanto é o cristal" durante sua EQM, contrastada com a terrível confusão da sua viagem de LSD. Veja a diferença entre as duas narradas por Justin:

– O meu pai tinha morrido em decorrência de um câncer um ano antes. Eu fui para a faculdade porque me sentia programado para isso, mas estava sem qualquer rumo na vida. Até que certa noite um amigo do dormitório me convidou para ir até a casa dele e experimentar LSD. Ele me deu três comprimidos e eu me perguntei se a dose não era excessiva, mas parecia que aquele cara sabia o que estava fazendo. Depois de cerca de 45 minutos, enquanto fumava haxixe, comecei a alucinar de um jeito louco. Eu me segurei, tentando me manter ali com ele, mas sentia como se estivesse em uma montanha-russa. A minha mente estava fora de controle, era tão impotente e ao mesmo tempo parecia me destruir. Eu começava a ficar cada vez mais frenético e deprimido; queria sair dali, mas não conseguia parar o que quer que estivesse acontecendo. Os meus piores pesadelos estavam se tornando realidade, até que em um dado momento caí de cara no chão. Mais tarde, o meu amigo me contou que eu parara de respirar. A escuridão tomou conta de mim e eu sabia que ia morrer, não havia nada que pudesse fazer para impedir isso. A próxima coisa que aconteceu foi uma separação completa entre o meu corpo e a minha consciência – a qual, por sinal, eu nunca perdi; ela permaneceu intacta. Eu não tinha quaisquer pensamentos sobre o meu corpo deitado ali no chão, e definitivamente não estava mais sofrendo. Tinha passado por um inferno com o LSD, mas assim que saí do meu corpo aquilo tudo me deixara. Eu não sentia mais dor e fui engolido pelo amor mais puro, altruísta e bonito que já sentira em toda a minha vida. Eu não tinha nada a ver com o quarto onde desmaiei. Estava cem por cento envolvido naquela experiência, sentindo-me limpo e "na ponta dos pés" o tempo todo. E tem uma coisa que precisa ficar bem explicada: essa clareza e facilidade de percepção estão em antítese direta com a angústia da overdose de drogas. A viagem como efeito colateral das drogas foi horrenda, uma insanidade absoluta no seu nível mais baixo. E, mais do que qualquer coisa, eu queria me livrar daquilo e voltar ao normal; eu precisava desesperadamente de cuidados médicos. Depois de ter caído de cara no chão, atravessei para o outro lado e deixei o meu corpo para trás. No instante em que me livrei do sofrimento da viagem das drogas, tudo ficou muito claro. A EQM era cristalina, como quando a gente desperta para um novo dia. Só que depois disso, quando acordei durante a noite já no hospital, eu estava mais uma vez alucinando e muito grogue em razão do LSD e, provavelmente, do tratamento do hospital. Nos últimos anos, isso tem sido para mim a coisa mais louca que eu preciso enfrentar: um efeito "ABA", sendo "A" a má experiência com drogas, "B" a experiência cristalina de quase morte e de novo "A", quando acordei e ainda alucinava sem saber a diferença entre a realidade e o que era imaginário. A EQM foi uma experiência substancial, real e vívida, muito mais do que qualquer coisa que veio antes dela durante a parte da viagem de LSD, antes ou depois da EQM. Essa experiência pessoal fascinante nunca diminuiu de intensidade ao longo dos quinze anos que se seguiram do ocorrido.

Justin fez uma distinção definitiva entre a sua consciência clara durante a sua EQM e a terrível confusão da sua viagem resultado de drogas, da mesma forma como Peter contrastou a realidade de sua EQM com a qualidade totalmente irreal das suas alucinações esquizofrênicas.

Há também Stephen, um enfermeiro de 25 anos que teve uma EQM quando decidiu acabar com a própria vida ao ter uma overdose suicida de opioides.[5] Eu me aproximei dele no seu quarto de hospital, assim como fiz com Peter.

– Stephen – comecei, depois de me apresentar. – Eu entendo que você teve uma overdose ontem, mas consegue me falar sobre o que aconteceu?

Stephen desligou a televisão que estava pendurada na parede e me olhou.

– Estou encrencado – disse por fim.

– Como?

Ele suspirou, olhou para a porta e começou a contar a sua história:

– Eu estava tomando opioides que pegava dos suprimentos dos pacientes na enfermaria. No começo foi só um pouco, principalmente oxicodona, e só durante os turnos em que outra pessoa estava tomando remédios, assim a contagem de comprimidos nos meus turnos seria precisa. Só que eu passei a tomar cada vez mais e tenho certeza de que o meu gerente estava me observando.

Ele fez uma pausa, então eu o estimulei a continuar:

– E depois?

Stephen respirou fundo e continuou:

– Bom, seja como for, eu andava me sentindo muito estressado. O meu pai tinha morrido alguns meses antes e a minha namorada deixou bem claro que queria terminar. Acho que foi por isso que comecei a tomar os opioides. Eles estavam me ajudando a relaxar, ou talvez apenas a apagar tudo aquilo.

– Mas então eles não resolveram seus problemas? – perguntei.

Ele riu.

– Eu sabia que não. Eu queria só ganhar algum tempo, até me sentir forte o bastante para lidar com tudo o que estava acontecendo. – Stephen tirou os óculos, enxugou os olhos com um lenço de papel e os recolocou.

– Mas quando o meu gerente descobriu quem provavelmente era o responsável pelas repetidas contagens baixas de opioides, eu sabia que não seria capaz de escapar daquilo. Pensei em só sair correndo, mas precisaria enfrentar isso cedo ou tarde.

– Então o seu gerente nunca confrontou você?

– Não, mas eu sabia que ele tinha descoberto. Era só uma questão de tempo antes de eu ser preso. Decidi que preferia acabar com tudo por conta própria. – Ele olhou para baixo e balançou a cabeça em sinal negativo. – Roubei uma enorme quantidade de comprimidos para me matar e saí mais cedo do meu turno, antes que alguém pudesse fazer uma contagem dos comprimidos.

– Parece que você sentiu que tinha sido encurralado – sugeri.

– Talvez fosse isso mesmo – concordou ele. – Eu fui direto para casa, tomei todos os comprimidos com uma garrafa de cerveja e deitei na cama, esperando que aquele fosse o fim.

– E o que você esperava que acontecesse em seguida?

– Nada – disse ele de prontidão, como se estivesse surpreso com a minha pergunta. – Pensei que eu só adormeceria e que seria o fim.

Mais cedo ou mais tarde, alguém viria me procurar e me encontraria ali. Só que já seria tarde demais.

– Mas, então, o que achou que aconteceria com *você*?

Stephen olhou para mim, primeiro intrigado e depois se divertindo com a situação.

– O que você quer dizer? Se eu seria julgado e enviado para o inferno? Nunca acreditei nessas coisas. Quando você morre, você morre. – Ele balançou a cabeça em sinal negativo, mas não disse mais nada.

– Só que você não morreu. O que aconteceu depois?

– Acho que talvez eu tenha cochilado, mas depois acordei e tive cólicas insuportáveis. Eu me senti muito enjoado, como se fosse vomitar. E era difícil respirar, eu não parecia ter forças nem mesmo para respirar fundo. Na verdade, tinha medo de não morrer, de ter um derrame ou algo do tipo. E as cólicas estomacais eram ruins demais. Achei melhor pedir ajuda antes que piorasse. O telefone estava na parede da cozinha, acho que a dez metros da minha cama. Tentei me levantar, mas me sentia tão tonto que tive dificuldade em ficar em pé. Eu me agarrei à cama para me firmar e dei alguns passos na direção da cozinha. Era difícil andar.

Ele parou e, depois de alguns momentos, eu o encorajei a continuar:

– E depois disso?

Ele me encarou e, passada uma longa pausa, continuou o seu relato:

– Eu também estava tendo alucinações. E ali, cambaleando, me firmando com a mão na parede, vi vários anões no meu apartamento se amontoando em volta das minhas pernas, dificultando a minha caminhada.

– Anões? – Eu não tinha certeza se ouvira bem.

– Sim, pessoas pequenas, mais ou menos desta altura aqui. – Ele estendeu a mão com a palma para baixo, quase nivelada com a cama.

– Sei que parece loucura. E *foi mesmo* louco, afinal eu estava vendo coisas. Mas eles pareciam muito reais. – Stephen engoliu em seco e continuou: – Foi tudo muito confuso. Até que, de repente, senti que deixava meu corpo.

– E você deixou o seu corpo? – repeti, sem ter certeza se tinha entendido.

– Sim. Bem, eu não sei se realmente me senti saindo dele, mas lá estava eu, talvez três metros longe do meu corpo, olhando para ele.

Ele continuou a me encarar, e eu o estimulei mais uma vez a prosseguir:

– E o que o seu corpo estava fazendo?

– Permanecia parado ali, com a mão apoiada na parede, olhando para todos aqueles anões, tentando descobrir o que eles faziam ali.

Eu não sabia o que dizer, então só abri as minhas mãos com as palmas para cima e levantei uma sobrancelha.

– O que eu quero dizer é que não os conseguia ver – continuou ele. – Lá de cima, perto do teto, eu observava o meu corpo balançar e olhava para baixo entre as minhas pernas. Sabia que o meu *corpo* olhava para os anões ao meu redor, porque eu me lembrava de estar no meu corpo os vendo. Só que de onde eu estava... – Ele balançou a cabeça em sinal negativo e engoliu em seco. – Do meu ponto de vista, ao olhar para o meu corpo, eu não consegui vê-los. Eu sabia que o meu corpo estava confuso e alucinado, só que a minha mente permanecia cristalina. Eu não estava alucinando; o meu corpo sim. Eu pensava com a clareza de sempre, mas o meu *corpo* parecia desnorteado.

Ele parou de novo.

– Essa é uma história e tanto – eu disse depois de um tempo. – Como você a enxerga?

Ele riu e balançou a cabeça.

– Por favor, me dê uma surra! Em um minuto eu estava lá no meu corpo, vendo anões, e no seguinte estou próximo do teto? Eu não faço ideia do que tenha acontecido.

Depois de mais um longo silêncio, eu indaguei:

– E depois?

– Eu acho que devo ter desmaiado de novo. – Stephen suspirou. – Acordei e me vi deitado no chão; ainda estava meio tonto, mas os anões tinham ido embora. Eu rastejei até a cozinha, cheguei ao telefone e liguei para o esquadrão de resgate.

Como *eu* poderia entender a afirmação de Stephen de que ele não estava alucinando, enquanto o seu cérebro estava? Aquilo parecia ser semelhante à distinção de Justin entre a confusão aterrorizante de sua viagem resultado do LSD e a clareza pacífica da sua EQM; além de ser parecido com a distinção de Peter entre a voz alucinada de Satanás e o que ele insistia ser a verdadeira voz de Deus ao cair do telhado.

Enquanto algumas experiências incomuns que envolvem visões e crenças nada convencionais podem ser consequências de doenças mentais, outras podem ser experiências autênticas, como nos casos daquilo que Peter, Justin e Stephen afirmaram? Se a resposta for sim, de que forma podemos diferenciá-las?

Afinal, qual é a diferença entre doença mental e uma EQM? Eu precisei buscar a resposta para isso no que acontece depois da própria experiência, além de levar em consideração o papel que ela desempenha na vida da pessoa. O psiquiatra Mitch Liester e eu comparamos dois grupos de indivíduos que haviam relatado ter ouvido vozes repetidas vezes:[6] o dos que sofrem de esquizofrenia e o pequeno número daqueles que vivenciaram EQMs e continuaram a ouvir vozes. Para ambos, fizemos uma série de perguntas sobre quão úteis ou prejudiciais essas vozes eram.

Encontramos diferenças marcantes entre os dois grupos estudados. A maioria das pessoas que vivenciaram EQMs achava que as vozes eram calmantes ou reconfortantes, faziam que se sentissem melhores consigo mesmas e exerciam um impacto positivo nos seus relacionamentos interpessoais. Já a maioria dos que sofriam de esquizofrenia acreditava que as vozes eram angustiantes ou até mesmo ameaçadoras, faziam se sentirem piores consigo mesmos e desempenhavam um impacto negativo nos seus relacionamentos. A maioria daqueles que tiveram EQMs queria continuar ouvindo as vozes, diferentemente de todos os que sofriam de esquizofrenia.

Ouvir vozes que ninguém mais é capaz de ouvir, portanto, fora uma experiência bastante positiva para as pessoas que passaram por EQMs, mas representava algo negativo para os que sofriam de esquizofrenia. A experiência de Peter de ouvir a voz de Deus enquanto ele estava caindo talvez tenha soado como uma das suas alucinações esquizofrênicas, contudo o ajudou a encontrar um senso de significado e propósito na vida. Essa distinção se revela clara e importante, como eu estava aprendendo.

Inúmeros clínicos escreveram sobre a distinção entre as experiências incomuns que são sintomas de doença mental e aquelas como EQMs, espiritualmente transformadoras.[7] Uma diferença é que as EQMs são desencadeadas por eventos extremos ou que ameacem a vida. Além disso, duram pouco e acontecem uma única vez; em geral, ocorrem com pessoas que levam vidas normais e produtivas. Já a doença mental pode acontecer sem qualquer gatilho óbvio e tende a durar longos períodos ou a acontecer repetidas vezes, além de acometer quem apresenta dificuldade psicológica significativa ou um funcionamento social marginal.

Outra diferença é o fato de que as EQMs e os episódios de doença mental variam muito de acordo com a forma como são lembrados mais tarde. As EQMs são vividamente lembradas por décadas depois do ocorrido, muitas vezes caracterizadas como “mais reais do que a própria realidade”. A sua memória não desaparece com o passar do tempo, entretanto mantém a sua vivacidade e riqueza de detalhes.[8] Em contraste, pessoas com doença mental percebem, depois de um episódio agudo, que as suas visões eram imaginárias. Já as memórias de um episódio de doença mental desaparecem com o passar do tempo, o que as torna menos vívidas e detalhadas até serem esquecidas por completo, da mesma forma como acontece com a maioria dos sonhos.

Além disso, indivíduos que tiveram EQMs muitas vezes reexaminam a sua experiência repetidas vezes, a fim de buscar e desenvolver alguma ideia sobre seu significado. E, com muita frequência, procuram outras pessoas que vivenciam a experiência de quase morte para compartilhá-las. Caso sejam perturbados por sua EQM, isso acontece só até que descubram como tecer a experiência e as suas lições. Já aqueles com doença mental evitam qualquer que seja a lembrança sobre seus pensamentos e percepções incomuns e não procuram entendê-los. Eles não querem compartilhar as suas experiências, que na maioria das vezes consideram perturbadoras.

Por fim, as EQMs normalmente conduzem a um senso maior de significado e propósito na vida, uma maior alegria nas coisas cotidianas, uma diminuição do medo da morte e um maior senso de interconexão entre todas as pessoas. Como resultado, os indivíduos que passam por EQMs por diversas vezes ficam menos absortos nas próprias necessidades e preocupações pessoais, além de se tornarem mais altruístas e compassivos. É comum obterem resultados positivos depois das suas EQMs. Em contrapartida, as pessoas com doença mental podem perder o sentido da vida e a alegria nas atividades corriqueiras, tendendo a se isolar; além disso, tornam-se mais absortas nas próprias necessidades e preocupações, menos envolvidas com os demais. As doenças mentais geralmente levam a resultados negativos, incluindo dificuldade em manter empregos e relacionamentos, complicações legais e lutas contra impulsos nocivos.

Claro que todas essas distinções entre as EQMs e as doenças mentais não passam de generalizações e sempre haverá exceções para todas elas. Com toda certeza algumas pessoas aprendem e evoluem com suas doenças mentais.[9] E outras podem lutar durante anos para tentar compreender e integrar as suas EQMs em sua vida. Essas, porém, não passam das exceções.

Logo, as evidências sugerem que as EQMs não estão associadas a doenças mentais. Eu senti um alívio por essa questão ter sido encerrada. Ao longo dos anos, ouvi de muitos, como Bill Hernlund, que foram encaminhados para receber ajuda psiquiátrica porque haviam compartilhado as suas EQMs com um médico que interpretou isso como um sinal de doença mental. E eu tenho compartilhado essas mesmas informações nas conferências profissionais e na supervisão clínica de estudantes de Medicina, residentes e capelães nos hospitais onde já trabalhei. Percebi essas informações começarem a influenciar a prática da saúde. Nos últimos anos, isso incentivou novas abordagens aos pacientes, porque os profissionais de saúde se tornaram mais sensíveis à frequência e à normalidade das EQMs.

No entanto, se as EQMs não são alucinações ou quaisquer outros fenômenos associados a doenças mentais, isso significa que sejam experiências reais? Eu precisava de evidências mais fortes para responder a essa pergunta.

8

AS EXPERIÊNCIAS DE QUASE MORTE SÃO REAIS?

As evidências parecem revelar que as experiências de quase morte são muito diferentes das alucinações. Só que isso por si só não significa necessariamente que os relatos de EQM sejam descrições precisas desses eventos. Nas últimas quatro décadas, de tempos em tempos, continuei a me perguntar se as narrativas de EQM não seriam memórias de experiências que haviam acontecido ou reflexos das esperanças e expectativas das pessoas que estão morrendo. Alguns dos meus colegas médicos descartam as experiências de quase morte como pura fantasia e, por esse motivo, consideram qualquer pesquisa sobre EQMs algo não científico. No entanto, o que torna uma investigação científica não é o tema estudado, e sim se ela se baseia em observações rigorosas, evidências e um raciocínio sólido.

Como escreveu o neurocientista Mark Leary: "A ciência não é definida pelos tópicos que se estuda, mas por sua abordagem para investigar esses mesmos tópicos".[1] O fato de que algumas pessoas não acreditam que um fenômeno seja real não torna a pesquisa sobre esse fenômeno pseudocientífica. A ciência pode ser usada para abordar uma ampla gama de questões, até mesmo aquelas sobre fenômenos que no fim das contas não existem. E, de fato, uma função importante da ciência é demonstrar de forma empírica quais efeitos são reais e quais não são.

Existem diversos exemplos ao longo da história a respeito de coisas refutadas como irreais e, por consequência, indignas de ser objeto de estudo científico, mas que mais tarde se mostraram bastante reais. A maioria dos cientistas pensava que os relatos sobre meteoritos eram histórias fantasiosas que não valiam a pena ser investigadas até o século 19, ainda que houvesse relatos remontando a tempos antigos em que rochas caíam do céu.[2] Além disso, cientistas e médicos ridicularizavam a ideia de germes até o século 19, mesmo os antigos gregos especulando sobre a propagação de doenças de pacientes infectados por "sementes de peste" invisíveis a olho nu.[3] E, ainda na década de 1980, a maioria dos cientistas médicos pensava que procurar bactérias que possivelmente causavam úlceras estomacais era perda de tempo, embora essa ideia hoje seja aceita e tenha dado a Barry Marshall e Robin Warren o Prêmio Nobel de Medicina em 2005.[4]

Alguns dos meus colegas argumentam que as EQMs não podem ser reais porque contradizem as nossas crenças atuais sobre como o cérebro funciona. Só que a ciência, pela própria natureza, é sempre um trabalho em evolução. Cada geração de cientistas olha para os modelos das gerações anteriores como mera diversão em sua ingenuidade. Então, por que devemos esperar que qualquer uma das nossas atuais visões científicas de como o cérebro funciona resista ao escrutínio das gerações futuras?

Refinar os nossos modelos quando novos fenômenos são descobertos é como a ciência progride.[5] Um século atrás, os avanços na tecnologia permitiram que os físicos explorassem novos fenômenos envolvendo partículas pequeníssimas e velocidades extremamente rápidas. As fórmulas que os físicos vinham usando por séculos, que funcionavam muito bem na descrição de movimentos físicos no nosso mundo cotidiano, não eram tão precisas diante desses novos fenômenos. Os físicos, a fim de manter a sua integridade científica, não podiam ignorar tais novos fenômenos que não obedeciam às leis clássicas do movimento de Newton. No entanto, isso não significava que tinham de descartar as fórmulas antigas como inúteis. Eles só precisavam reconhecer que as leis de Newton eram úteis *apenas sob determinadas condições*. Tinham de refinar as velhas fórmulas misturando cálculos matemáticos da teoria da relatividade e da mecânica quântica com a física clássica para chegar a um modelo da realidade que fosse mais completo.

Os cientistas nunca detêm respostas definitivas. O que nós temos são observações, com base nas quais criamos histórias que dão sentido às evidências. Ao contar tais histórias, precisamos mantê-las coerentes e consistentes com todas as observações empíricas. O resultado de toda essa narrativa repetida é que a ciência está sempre marchando na direção de um objetivo que jamais poderá alcançar: uma descrição completa da realidade. Como disse o neurocientista Thomas Schofield: "A ciência não tem nada a ver com a procura pela verdade, e sim com a busca por maneiras melhores de estar errado...[6] Uma teoria jamais tem a capacidade de ser perfeita: o melhor que pode ser feito é melhor do que a teoria anterior".

O astrofísico Neil deGrasse Tyson estabelece a distinção entre a verdade pessoal – que pode ser convincente para você enquanto indivíduo, mas que você não consegue necessariamente provar a mais ninguém – e a verdade objetiva. Tyson afirma que "A verdade objetiva é o tipo de verdade que a ciência descobre".[7] E é o tipo de verdade que é verdadeira, quer você acredite nela, quer não. Ela existe fora da sua cultura, religião e afiliação política.

Conforme observo de forma cada vez mais profunda as experiências de quase morte, a mim parece que os resultados da pesquisa sobre o tema atendem aos critérios de Tyson para o tipo de verdade objetiva que a ciência descobre. Pessoas vindas de diferentes culturas e religiões vivenciam EQMs, acreditem ou não nelas. Algumas das experiências que citei neste livro descrevem coisas que contradizem as suas crenças culturais e religiosas. Alguns daqueles que a vivenciaram eram ateus que não acreditavam em um poder superior ou em qualquer coisa que pudessem viver depois da morte; porém, não podem negar a experiência de estarem conscientes de alguma forma quando o próprio corpo foi declarado morto. A mim parece ser claro que o estudo das experiências de quase morte pode ser uma ciência rigorosa, empírica e observacional.

É claro que, ao lidar com as observações, nós precisamos levar em consideração os preconceitos – conscientes ou não – das pessoas que coletam os relatos de EQM. Como acontece em toda pesquisa, temos de monitorar de forma constante os nossos vieses e questionar como eles podem estar influenciando a nossa interpretação dos dados em si. E por diversas vezes eu ouço pesquisadores que favorecem uma interpretação particular a respeito dos fatos afirmarem que a ciência está do lado deles. No entanto, aprendi com o meu pai que a ciência não adota partido. Esse é um método imparcial para avaliar todos os dados disponíveis. A questão não é se a ciência está ou não do seu lado, mas se você está do lado da ciência.

Então, como podemos testar cientificamente se as EQMs são reais ou não? De maneira superficial, pode parecer ridículo questionar se a experiência de alguém "realmente" aconteceu. O filósofo Abraham Kaplan conta a história de um homem que viaja até uma terra distante e retorna alegando ter visto uma estranha e maravilhosa besta: um camelo.[8] Este animal é capaz, assim ele diz, de viajar por dias pelo deserto mais quente sem ingerir água! Os estudiosos da sua cidade natal ficam surpresos e ao mesmo tempo confusos. Eles lhe dizem:

– Não sabemos se esse animal pode mesmo existir ou não, mas faremos uma reunião para decidir se, com base no que sabemos sobre biologia, pode ser real ou não.

Ao que o viajante responde:

– Como assim *pode* ser real? Mas eu estou falado que é, porque eu vi!

Como o psicólogo Bob Van de Castle bem afirma, se você for atropelado por um caminhão, você *sabe* que foi atropelado por um caminhão, nenhum ceticismo de outras pessoas nunca o convencerá de que esse caminhão era imaginário.[9] Eu ainda não fui atropelado por um caminhão, mas há quase meio século fui atropelado pela insistência de Holly de que ela vira a mancha na minha gravata enquanto estava inconsciente em outro cômodo. Eu não sabia de que forma entender aquele evento, mas não podia fingir que nunca tinha acontecido e nem podia descartá-lo como uma mera percepção equivocada ou obra da minha imaginação. E todas as histórias incríveis a respeito de EQM que não haviam acontecido *comigo*, mas que ouvi de outras pessoas? Como eu poderia determinar se elas *realmente* tinham acontecido?

Como já observado, quanto às visões extracorpóreas, elas são difíceis de se verificar. E é bom lembrar que Jan Holden revisou 93 relatos de percepções extracorpóreas durante EQMs e descobriu que 92% foram verificados por fontes externas como precisos, enquanto 6% continham algum erro e apenas 1% estava errado. Obviamente, haverá algumas alegações de pessoas que vivenciaram experiências de quase morte que podem não ser descrições precisas do que acontecera, porém o fato de que algumas histórias de EQM podem ser errôneas, ou mesmo inventadas, não descarta todas as narrativas de EQM. Jalāl ad-Dīn Rūmī, místico sufi do século 13, escreveu que jamais existiria ouro falsificado a menos que também existisse ouro verdadeiro.[10] Dessa mesma forma, não haveria EQMs falsas a menos que houvesse as reais. A questão que fica é como diferenciá-las. Eu não sei de que forma testar a validade das histórias a respeito de reinos sobrenaturais, mas posso submeter a escrutínio os relatos sobre ver coisas no nosso mundo físico.

Uma maneira de fazer isso é perguntando quão confiáveis são as memórias daqueles que vivenciaram experiências de quase morte. Existem vários fatores que me fizeram suspeitar que as memórias de EQMs podem *não* ser confiáveis. Em primeiro lugar, muitas EQMs acontecem durante paradas cardíacas, que costumam causar amnésia dos eventos próximos ao momento em que o coração para de bater.[11] Em segundo lugar, às vezes as EQMs acontecem com pessoas que usaram drogas psicodélicas, algo que pode interferir na memória.[12] Em terceiro lugar, as EQMs geralmente ocorrem em situações traumáticas, que influenciam a precisão das memórias.[13] Em quarto lugar, incluem fortes emoções positivas, capazes de influenciar a memória.[14] E, por fim, por vezes as EQMs são relatadas muito tempo depois do ocorrido, o que com frequência reduz o detalhamento e a vivacidade das memórias.[15] Todos esses fatores trazem à tona questões sobre a confiabilidade das memórias das experiências de quase morte.

Alguns pesquisadores especularam que as histórias de EQM são enriquecidas com o passar do tempo e que as lembranças das EQMs se tornam mais felizes à medida que os anos passam.[16] Como eu venho estudando as EQMs por quatro décadas, pude abordar especificamente essa questão. A partir de 2002, comecei a monitorar pessoas que entrevistei no início dos anos 1980 e pedi que me descrevessem de novo as suas EQMs. O que eu descobri foi que os relatos *não* se tornaram mais felizes com o passar do tempo.[17] Na verdade, *não* houve diferenças entre o que esses indivíduos haviam me contado na década de 1980 e o que me narraram décadas depois. O que sugere o fato de que as memórias daqueles que experienciam a quase morte sobre as suas EQMs são confiáveis. Por extensão, isso também sugere que estudar experiências que ocorreram anos atrás é tão válido quanto estudar as EQMs recentes.

Outra questão importante sobre os relatos de EQM é se eles são influenciados pelas crenças das pessoas ou não. Nós sabemos que o condicionamento e as expectativas culturais influenciam a forma como aqueles que experienciaram a quase morte interpretam suas percepções. Lembra quando o caminhoneiro Dominic rotulou seu túnel de "tubo de fuga"? As pessoas vivenciam nas suas EQMs exatamente aquilo que esperam ou desejam que aconteça? Eu também pude testar essa ideia. Ian Stevenson, meu mentor na Universidade da Virgínia, vinha coletando o que hoje chamamos de EQMs anos *antes* de Raymond Moody sequer apresentar esse termo à academia. Ian os arquivara em várias categorias, como "experiências extracorpóreas", "visões no leito de morte" e "aparições", com base nas suas características mais proeminentes.

Eu selecionei 24 dos casos mais completos de Ian dos anos 1960 e início dos anos 1970 e em cada um deles avaliei a presença das quinze características comuns que Raymond descrevera.[18] Então, com a ajuda de Geena Athappilly, uma estudante de Medicina que estava trabalhando comigo, selecionei 24 relatos de EQM que eu mesmo tinha coletado recentemente, combinando cada um deles com um dos casos de Ian em relação a idade, etnia, gênero, religião do participante, a razão que o fez se aproximar da morte e quão próximo cada um deles esteve da morte em termos médicos. Com uma única exceção, cada uma das características da EQM que Raymond descrevera – como deixar o corpo, sentir paz, conhecer outras pessoas, um "ser de luz", ouvir música e ter uma revisão da vida – foi incluída com a mesma frequência nos relatos coletados antes. Raymond escrevera seu livro em 1975, no qual detalhava o que acontecia nas EQMs, da mesma forma como acontecia nas narrativas recentes. A única exceção foi a sensação de viajar por um túnel, narrada com mais frequência nos casos relatados. Entretanto, é preciso lembrar que deixei o túnel fora da minha Escala de EQM porque outros pesquisadores haviam sugerido que isso era algo que nós inventamos depois do fato ocorrido, a fim de explicar para nós mesmos de que forma passamos de uma situação para outra, sem consciência de como chegamos lá.

Geena e eu também avaliamos quantos relatos do compêndio de Ian e dos meus casos recentes incluíam os efeitos posteriores que Raymond descrevera depois das EQMs, coisas como mudanças de valores, diminuição do medo da morte, crença na continuação da vida depois da morte e dificuldade em contar para outras pessoas sobre a experiência. E, mais uma vez, todos esses efeitos posteriores foram mencionados com frequência tanto em narrativas coletadas *antes* de Raymond escrever seu livro em 1975 quanto em relatos recentes de EQM. Logo, os relatos de experiências de quase morte não mudaram ao longo de décadas e não parecem simplesmente refletir modelos familiares do que acontece na morte.

No entanto, esses relatos consistentes são memórias de eventos que aconteceram ou que foram apenas imaginados? Na verdade, a maioria das pessoas que passaram por experiências tem bastante certeza sobre o nível de realidade das suas EQMs, descrevendo-as como "mais reais do que a própria realidade" ou "mais reais do que qualquer outra coisa já vivida".[19] Jeffrey Long descobriu que 96% classificaram as suas EQMs como "definitivamente reais", enquanto nenhuma delas as considera "definitivamente irreais".[20] Os participantes da minha pesquisa ecoam essa convicção na realidade absoluta das EQMs. Entre todos aqueles que já vivenciaram a quase morte estudados por mim, 71% deles disseram que as suas memórias sobre suas EQMs são mais claras e vívidas do que as suas memórias sobre outros eventos, enquanto apenas três por cento afirmaram que elas eram menos claras ou vívidas.

Jayne Smith, que teve uma EQM aos 23 anos após uma reação ruim à anestesia durante o parto, me contou o seguinte:

– Eu nunca, jamais pensei que aquilo poderia ter sido um sonho. Eu sabia que tinha sido verdadeiro e real, mais real do que qualquer outra coisa que eu já havia vivido.

LeaAnn Carroll desenvolveu um enorme coágulo de sangue no seu pulmão aos 31 anos que fez seu coração parar.[21] E ela disse o seguinte sobre a sua EQM:

– A minha experiência de morte é mais real para mim do que a própria vida.

Nancy Evans Bush, que teve uma EQM aos 27 anos durante uma reação ruim ao óxido nitroso, relatou:

– Sim, foi mais real do que a realidade: era uma realidade absoluta.[22]

Susan Litton, que teve uma EQM aos 29 anos, contou:

– Não havia nenhum vestígio de dúvida. Tudo tinha a sensação de ser "mais real" do que qualquer coisa que poderia ser experimentada no mundo físico da forma como nós o conhecemos.

Chris Matt, que teve uma EQM quando capotou o carro aos 21 anos, afirmou:

– Eu não tenho dúvidas de que aquilo foi real. Foi muito mais real do que qualquer coisa que nós experimentamos aqui.

Yolaine Stout, que tentou suicídio aos 31 anos, disse:

– Isso foi mais real do que qualquer coisa na Terra. Em comparação a isso, a minha vida no meu corpo tinha sido um sonho.

Existem maneiras de distinguir se as memórias pertencem a eventos reais ou a fantasias. Eu e Lauren Moore, estagiária de psiquiatria, usamos o Questionário de Características de Memória (QCM), uma escala amplamente utilizada e desenvolvida para diferenciar memórias de eventos reais de memórias de fantasias ou sonhos.[23] O QCM analisa aspectos de memórias que são diferentes em eventos reais ou imaginários, como clareza e detalhamento, aspectos sensoriais, contexto, processamento de pensamentos e a intensidade dos sentimentos. Eu pedi às pessoas que já haviam estado próximas da morte que avaliassem as suas memórias sobre três experiências diferentes. A primeira era o contato próximo com a morte, a segunda se tratava do outro evento real que ocorrera na mesma época, e a terceira, um evento imaginado, também mais ou menos na mesma época.

Lauren e eu descobrimos que, para as pessoas que vivenciaram EQMs, as suas memórias da experiência eram como lembranças de eventos reais, e não como de eventos imaginários. Na verdade, as EQMs eram lembradas como eventos *mais reais* do que a própria realidade, assim como eventos reais eram lembrados como ocorridos mais reais do que os imaginados. As suas memórias da EQM tinham mais detalhes, clareza, contexto e sentimentos do que as de eventos reais. E isso é aquilo que os indivíduos vinham me contando por décadas: suas EQMs eram mais reais para eles do que as experiências cotidianas. Já para aqueles que estiveram próximos da morte, mas *não passaram* por uma EQM, suas memórias do evento *não* eram lembradas como mais reais do que outros eventos reais. Duas outras equipes de pesquisa, uma na Bélgica e outra na Itália, chegaram aos mesmos resultados.[24] Além disso, a equipe italiana mediu as ondas cerebrais enquanto os experimentadores se lembravam das suas EQMs. Eles descobriram que as ondas cerebrais daqueles que haviam experienciado a quase morte eram mais parecidas com aquelas associadas à lembrança de eventos reais do que as relacionadas a eventos imaginários.

Portanto, parece que a investigação científica sobre as memórias de EQMs confirma que elas são consistentes no decorrer do tempo, que não dependem de modelos familiares do que supostamente acontece na morte, assemelhando-se às memórias de eventos que de fato aconteceram. Contudo, se as EQMs são experiências reais, e não alucinações ou fantasias, então como nós as explicamos? Essa pergunta me levou a uma busca por aquilo que acontece com o cérebro durante um contato próximo com a morte.

9

A BIOLOGIA DO MORRER

Como os cientistas explicam as experiências de quase morte? Eu aprendi muito sobre o cérebro e a forma como suas diferentes partes funcionam, e com isso me perguntei se poderia haver áreas específicas dele ligadas a EQMs. Diversos pesquisadores tentaram localizar regiões cerebrais que seriam capazes de causar uma EQM quando estimuladas com uma sonda elétrica. Eles geralmente visam aos lobos temporais, nas laterais da cabeça, logo abaixo das têmporas. Alguns pesquisadores argumentaram que as EQMs estão associadas ao lobo temporal direito; já outros defenderam que isso se dá no esquerdo.[1,2]

Inúmeros cientistas já citaram o trabalho pioneiro do neurocirurgião Wilder Penfield como a prova de que a atividade elétrica anormal no lobo temporal é capaz de causar experiências extracorpóreas. Na década de 1950, Penfield trabalhou no Instituto Neurológico de Montreal da Universidade McGill com pacientes que tinham convulsões, que nada mais são do que descargas elétricas repentinas no cérebro, que não respondiam a medicamentos. Para muitos desses pacientes, o único tratamento disponível era a cirurgia de remoção de parte do cérebro que causava a convulsão. A técnica de Penfield para encontrar o ponto exato no cérebro onde as convulsões se originavam envolvia abrir o crânio dos pacientes e tocar diferentes partes do cérebro com uma leve corrente elétrica. O mais surpreendente é que isso não doía, porque não existem receptores de dor no cérebro. Por causa disso, Penfield conseguiu sondar o cérebro dos pacientes enquanto eles estavam acordados, para que pudessem relatar eles mesmos o que estavam experimentando.

Por meio dessa técnica, Penfield não só descobriu onde as convulsões se originavam, como foi capaz de identificar o que cada parte do cérebro fazia quando era estimulada. Ele foi a primeira pessoa a mapeá-lo, indicando quais áreas controlavam os movimentos dos dedos, dos lábios e assim por diante. Ele também identificou áreas distintas dele responsáveis por originar várias sensações quando estimuladas, como a de calor ou frio, de determinado cheiro, a audição de certa música, ou a visão de cenas do passado como se os pacientes estivessem assistindo a um filme.

Acredita-se amplamente que Penfield foi capaz de produzir experiências extracorpóreas e outros fenômenos do tipo EQM estimulando eletricamente diversos pontos nos lobos temporais de seus pacientes conscientes.[3] Na verdade, porém, apenas dois dos 1.132 pacientes que ele havia estimulado relataram algo considerado – mesmo que *vagamente* – uma experiência extracorpórea. Quando Penfield tocou uma área do lobo temporal direito de um paciente de 33 anos submetido a uma cirurgia sob anestesia local, o homem disse de repente:

– Esse gosto agridoce na minha língua. – Estava confuso e fazia movimentos de degustação e deglutição.

Penfield então *desligou* a corrente elétrica e o homem disse:

– Ah, meu Deus, estou deixando meu corpo![4]

Ele parecia estar apavorado e fez gestos pedindo ajuda. Penfield então estimulou de forma mais profunda o lobo temporal. O homem afirmou estar girando e sentiu como se estivesse em pé.

No segundo caso, quando Penfield tocou o lobo temporal de uma mulher com seu bastão elétrico, ela narrou:

– Estou com uma sensação estranha, é como se eu não estivesse aqui.

Enquanto ele continuava a estimulação elétrica, ela acrescentou:

– É como se eu estivesse metade aqui e metade em outro lugar.

Então, ele tocou outra área do lobo temporal e ela disse:

– Eu me sinto estranha – acrescentando que se sentia como se estivesse flutuando para longe.

Enquanto Penfield continuava a estimulação, ela perguntou:

– Eu estou aqui?

Em seguida, ele tocou uma terceira área no lobo temporal e ela comentou:

– Tenho a sensação de que estou indo embora de novo.

O que ela sentia era uma sensação de irrealidade, nada parecida com aquela de quem passara por EQMs e acreditava que tais experiências eram "mais reais do que a própria realidade".[5] Ela se sentia como se estivesse em outro lugar e ainda assim no seu ambiente. Nenhum desses pacientes que sentiram que poderiam estar deixando o corpo relataram ter visto a si mesmos de cima, como costuma acontecer durante as EQMs.

Apesar dessas anedotas sugestivas, só que pouco convincentes, do trabalho de Penfield, estudos posteriores com indivíduos que sofrem de convulsões descobriram que uma sensação de deixar o corpo pode ser relatada por pacientes que têm uma variedade de tipos de convulsão, afetando diferentes partes do cérebro.[6] Em resumo, parecia haver evidência escassa para provar que o lobo temporal estava envolvido em alguma sensação de deixar o corpo.

Outros neurocientistas argumentavam que as EQMs e experiências semelhantes a elas estão associadas a diferentes partes do cérebro, o que inclui o lobo frontal, o lobo parietal, o tálamo, o hipotálamo, a amígdala e o hipocampo.[7] O neurocientista Mario Beauregard e seus colegas da Universidade de Montreal mediram a atividade cerebral em pessoas que vivenciaram EQMs.[8] Eles examinaram o cérebro desses indivíduos enquanto tentavam reviver as suas EQMs durante a meditação. Beauregard descobriu que não havia qualquer parte do cérebro que pudesse estar associada às memórias de EQM. Em vez disso, várias partes diferentes ficavam ativas quando as EQMs eram lembradas.

Tais descobertas conflitantes de EQMs associadas a diferentes partes do cérebro, ou a diferentes partes trabalhando em conjunto, nos deixaram sem uma resposta definitiva. Da mesma forma como outros pesquisadores sugeriram que as pessoas com convulsões às vezes experimentam a sensação de deixarem o próprio corpo, decidi examinar mais de perto os fenômenos extracorpóreos nessa população específica. A minha esperança era entender se as descargas elétricas em áreas específicas do cérebro estariam mais associadas a sensações de EQM do que em outras. Fiquei mais próximo de Nathan Fountain, o neurologista que dirigia a clínica de epilepsia no hospital onde eu trabalhava, a fim de obter sua permissão para entrevistar os pacientes da sua clínica sobre suas experiências durante os ataques epilépticos. Ele se sentou à mesa do seu escritório, que transbordava de prontuários e outros tantos papéis, enquanto eu explicava o que tinha em mente. Ainda que ele estivesse ouvindo com atenção e sendo cordial, tive a sensação de que a minha proposta não o animara.

– Não acho que você vai conseguir encontrar o que está procurando – disse ele, balançando a cabeça em sinal negativo. – As convulsões atrapalham o funcionamento normal do cérebro; por consequência, a consciência dos pacientes fica prejudicada e eles não conseguem dizer nada. Se estão tendo uma convulsão generalizada, ficam inconscientes o tempo todo, então não podem estar tendo uma "experiência" de nenhum tipo. Na verdade, muitos deles nem sabem que tiveram uma convulsão. – Ele deu de ombros com um sorriso e acrescentou: – E se eles estiverem tendo convulsões do lobo temporal, mesmo que tenham tido algum tipo de experiência, não conseguiriam contar a você o que aconteceu. Assim como o hipocampo fica em convulsão e incapaz de funcionar normalmente, eles não seriam capazes de formular uma memória sobre o ocorrido.

– Ei li relatos de pessoas que têm a sensação de sair do corpo quando o lobo temporal é estimulado – argumentei. – Dois dos pacientes de Wilder Penfield relataram algo parecido quando ele estimulou seus lobos temporais com uma corrente elétrica.

– Mas os pacientes de Penfield estavam acordados – protestou Nathan. – E ele usou uma corrente muito suave. Uma convulsão é diferente. A maioria das pessoas fica inconsciente durante as convulsões e não se lembra de ter convulsionado depois que acaba. Elas não vão poder dizer nada para você.

– Você pode até estar certo. – Eu me dei por vencido. – Mas estaria disposto a me deixar falar sobre isso com alguns dos seus pacientes da clínica?

Ele hesitou, em seguida perguntou:

– Como eu explicaria para eles que quero que conversem com um psiquiatra?

– Basta dizer que você sabe que ter convulsões descontroladas pode ser estressante e que um dos seus colegas está fazendo um estudo sobre o que as pessoas sentem durante uma convulsão e como lidam com isso.

Eu podia vê-lo pesando a ideia na sua mente.

– Talvez alguns deles gostem da oportunidade de conversar com alguém sobre como é ter convulsões.

Achei que sua resistência estava enfraquecendo, então continuei:

– Por que nós não entrevistamos dois ou três pacientes juntos, assim você pode ouvir por si mesmo o que eles dizem e como se sentem ao conversarem comigo?

– Está bem. Se você vier à clínica na próxima segunda-feira à tarde, sentaremos juntos enquanto entrevista alguns pacientes. Vou agendar menos pacientes, para que possamos passar mais tempo com cada um deles e discutir as crises em detalhes. Então, veremos para onde isso tudo vai a partir daí.

Os primeiros pacientes que entrevistamos não tinham nenhuma memória dos seus ataques, assim como Nathan esperava. Eles desmaiavam e acordavam algum tempo depois, sentindo-se confusos ou exaustos. A terceira paciente, Marie, era uma jovem secretária que vinha tendo convulsões mal controladas desde que tivera meningite na faculdade, e não estava nem um pouco relutante em conversar comigo. Perguntei para ela sobre a última coisa de que geralmente se lembrava antes do início das convulsões.

– Eca – começou ela. – Eu costumo sentir um cheiro forte, como o de meias sujas depois de ir à academia. Isso dura só alguns segundos, mas sei que significa que estou tendo uma convulsão.

– E qual é a coisa seguinte que você lembra quando a convulsão termina? – perguntei.

– Eu fico grogue por um tempo, depois que acaba. Costumo ficar deitada no chão ou onde quer que seja, tentando lembrar onde estou e o que estava fazendo antes. Não sei quanto tempo isso dura, mas costumo acordar bem devagar e depois ainda fico cansada por um bom tempo.

– E entre esses dois momentos – continuei –, depois do cheiro das meias e antes de você acordar grogue, o que lembra desse período?

– Você quer dizer durante a convulsão em si?

– Sim.

Ela balançou a cabeça em sinal negativo.

– Eu geralmente estou desmaiada, tudo fica branco. – Olhou incerta para mim, depois para Nathan e então de volta para mim. – Mas teve uma vez em que pensei ter me lembrado de uma coisa.

– Uma vez? – repeti.

– Sim – continuou ela hesitante. – Parecia que eu estava vendo o meu corpo tremer no chão. – Ela olhou de volta para o neurologista e continuou: – Claro, sei que não é impossível, mas, depois que acabou, tive essa lembrança de olhar para o meu corpo, ver os meus braços e pernas tremerem. – Ela parou, como se estivesse com vergonha de continuar.

– E isso aconteceu só uma vez? – eu quis saber.

– Sim, isso foi anos atrás, antes de eu me casar. Eu estava sozinha no meu apartamento, lendo uma revista, quando aconteceu. Foi confuso, mas pensei que devia ser coisa da minha imaginação.

Olhei para Nathan, que estava sorrindo. Isso era típico dele, reagir a um evento inesperado com diversão em vez de surpresa.

– E como essa experiência afetou você?

Ela deu de ombros.

– Não afetou, na verdade. Eu nunca esqueci, mas isso não me afetou de forma nenhuma. – Ela fez uma pausa, olhou primeiro para Nathan e depois para mim, até que por fim acrescentou: – Ninguém nunca me perguntou como eu me sinto durante uma convulsão. Fico feliz em poder falar sobre isso.

– Existe mais alguma coisa que você consiga lembrar sobre essa experiência, ou qualquer outro detalhe que queira nos contar ou perguntar para nós?

– Não, foi só isso. Foi só uma coisa estranha que eu nunca esqueci.

Depois de agradecê-la por falar conosco e encerrar a entrevista, eu me virei para Nathan.

– Tudo bem – disse ele –, não precisamos entrevistar mais ninguém. Vamos fazer o estudo.

Como acontece com a maioria dos médicos, o que ele viu e ouviu foi mais persuasivo do que aquilo que haviam lhe ensinado que *deveria* ver e ouvir.

A minha colega de pesquisa Lori Derr e eu entrevistamos uma centena de pacientes na clínica de epilepsia sobre as suas experiências durante os ataques.[9] Nós começamos perguntando o que eles conseguiam lembrar imediatamente antes e depois do ataque epiléptico; depois, durante o próprio ataque em si. Logo após a resposta dada por eles, com suas lembranças da convulsão ou a ausência delas, perguntávamos sobre todos os itens da Escala de EQM, na hipótese de alguns deles terem vivenciado características da EQM, mas que até então não haviam considerado dignas de menção. Por exemplo, perguntávamos: "Durante as suas convulsões, você já sentiu a sua percepção do tempo mudar?". Muitos deles não tinham lembranças de nenhuma experiência durante as convulsões. Só que um pouco mais da metade dos pacientes se lembrava de *alguma* sensação passageira, como um cheiro ou um som estranho. E, como Nathan foi rápido em apontar, tais memórias podem ter sido de sensações que haviam tido pouco tempo *antes* do início da convulsão.

Dos cem pacientes, sete disseram que haviam perdido a noção do tempo, um deles relatou uma sensação de paz e outro de ter visto uma luz brilhante. Entre os cem pacientes, sete informaram ter tido uma experiência que foi, pelo menos vagamente, como a de deixar o corpo durante uma convulsão. Quase todos relataram apenas uma única experiência desse tipo durante décadas de convulsões; além disso, eles não conseguiam se lembrar de quando havia sido ("cerca de quinze ou vinte anos atrás, acho"), impossibilitando a identificação de detalhes médicos específicos que pudessem ter sido associados à experiência em si. Além disso, quase todos nos contaram que sabiam que essas experiências não eram reais.

Por exemplo, Maryann, uma mulher de trinta anos que relatou "duas ou três experiências fora do corpo" durante as convulsões, acrescentou:

– Eu sei que isso não pode ser real. É improvável demais. Na verdade, eu não vi meu corpo ou qualquer outra coisa. Pode ser a minha imaginação.

E Mark, um homem de 42 anos, me disse:

– Eu não me lembro de nenhum detalhe, é como um sonho. É óbvio que eu não acho que esse tipo de coisa possa acontecer de verdade.

Esses pacientes ofereciam apenas descrições vagas de perda de consciência de seu corpo. Com uma exceção: eles não relataram ter visto o próprio corpo de fora.

Em contraste com esses pacientes que sofriam de convulsões, as pessoas que relatam EQMs quase sempre insistem que as suas experiências foram reais. Elas negam veementemente a possibilidade de que suas memórias possam ser resultado da sua imaginação ou mesmo de um sonho. Muitas vezes olham para baixo em seu corpo inconsciente e se lembram de toda a experiência com detalhes nítidos.

Apenas uma das nossas cem pacientes relatou ter deixado o corpo com frequência durante as convulsões. No entanto, embora descrevesse ser capaz de ver o seu corpo com clareza de uma posição acima dele, seu relato sobre tais experiências era muito diferente do que a maioria das pessoas costuma narrar durante suas EQMs. Kirsten era uma estudante de graduação em Psicologia de 28 anos que vinha tendo convulsões desde o nascimento por causa de uma malformação cerebral inata próxima do topo da cabeça. A anormalidade estava na linha média entre os lobos parietais direito e esquerdo, fazendo que tivesse convulsões algumas vezes por mês. Durante as suas convulsões, ela parecia estar inconsciente por um curto período de tempo, em geral menos de um minuto. Para outras pessoas, ela parecia ter um olhar vazio, sem responder ao que estava acontecendo ao redor. Se estivesse andando, continuaria andando em linha reta como se não soubesse para onde estava indo. Entretanto, para Kirsten, parecia que ela sabia o que estava acontecendo durante seus ataques. Pedi-lhe que descrevesse como eles eram.

– Se eu estou lendo – começou ela –, as letras na página se tornam personagens que não fazem sentido algum. Se estou conversando com um amigo, o que sai da boca dele não soa mais como palavras. Eu posso até pensar em coisas que quero dizer na hora, mas não consigo emitir sons, exceto palavras sem sentido. – Ela encolheu os ombros e balançou a cabeça.

– E depois? – perguntei.

– E depois disso eu já estou a vários metros acima do meu corpo, olhando para baixo.

Isso me pegou de surpresa. Eu já havia entrevistado dezenas de pacientes com convulsões e ainda não tinha ouvido um único relato claro sobre deixar o corpo. Kirsten, porém, descreveu isso como uma parte rotineira de cada uma de suas convulsões.

– Conte mais sobre isso – pedi. – Como você se sente?

– É assustador! – respondeu ela.

– Assustador? – repeti.

E mais uma vez eu estava surpreso, porque a maioria das pessoas que passam pela experiência afirma sentir alívio ou uma sensação de liberdade ao deixar o corpo durante as EQMs. No entanto, como eu descobri mais tarde, a resposta de Kirsten não era incomum. Outros pesquisadores relataram que os pacientes que haviam descrito uma sensação de deixar o corpo durante as convulsões geralmente descrevem como de um intenso horror ou medo.[10]

– Sim – continuou ela –, tenho medo de que algo aconteça com o meu corpo enquanto eu não estou nele.

– Como o quê?

– Eu não sei. – Ela balançou a cabeça em sinal negativo. – Só tenho medo de que alguma coisa aconteça se eu não estiver lá para protegê-lo.

– Mas já aconteceu alguma coisa? Você já se machucou enquanto estava fora do seu corpo?

– Não cheguei a me machucar. Faz algumas semanas que eu estava empurrando um carrinho de compras pelo corredor de um supermercado quando tive uma convulsão. Enquanto eu estava fora do meu corpo, ele jogou o carrinho em um expositor e derrubou uma torre de latas.

– E o que aconteceu?

– Bem, isso me trouxe de volta ao meu corpo. Eu peguei as latas e as empilhei de volta no lugar. As pessoas olhavam para mim até que por fim alguém foi me ajudar.

– Então, o que trouxe você de volta ao seu corpo? Foi a batida na prateleira ou o som das latas caindo?

– Assim que senti o carrinho bater na prateleira, eu voltei para o meu corpo. É o que costuma acontecer.

– Isso é o que geralmente traz você de volta de uma convulsão?

Kirsten assentiu.

– Qualquer coisa que toque ou abale meu corpo me traz de volta. Se estou conversando com uma das minhas amigas e de repente paro no meio da frase, ela costuma chamar meu nome e dar um tapinha no meu braço para me trazer de volta. – Ela sorriu e acrescentou: – Claro que nenhum dos meus namorados jamais notou quando tive uma convulsão.

Sua descrição de estar sendo puxada de volta para o seu corpo ao ser tocada me gerou um alerta. Eu me lembrei da EQM descrita por Sir Alexander Ogston, o cirurgião escocês hospitalizado com febre tifoide, que também foi puxado de volta para dentro do corpo quando foi sacudido:

– Eu estava consciente de que o meu eu mental costumava deixar o corpo com frequência... Uma consciência de massa fria, que só então eu me lembrei de ser o meu corpo, estava sendo agitada enquanto jazia próximo da porta. Parecia vagar como antes... Algo então perturbou aquele corpo mais uma vez, e fui atraído de volta para ele, para onde retornei com uma repulsa maior.[11]

– E o que acontece caso ninguém ou nada toque o seu corpo quando você estiver fora? – perguntei para Kristen.

– Ah, eu nunca fico muito tempo fora. Não consigo fazer nada para voltar ao meu corpo, mas em alguns segundos, às vezes um minuto ou mais, a convulsão segue seu curso e eu volto. – Ela fez uma pausa e acrescentou: – E depois já estou bem. É como se nada tivesse acontecido.

– Você já experimentou outra coisa quando está fora do seu corpo?

– Como o quê? – Ela franziu a testa.

– Como... Você já viu ou ouviu alguma coisa?

– Não. – Ela balançou a cabeça em sinal negativo. – Eu só tento me concentrar no meu corpo no caso de alguma acontecer com ele. – Ela me lançou um meio-sorriso. – Como bater em uma prateleira de latas.

– E o que mais você *sente* quando está fora do seu corpo? Você disse que pode ser assustador, mas já teve sensações agradáveis ou sentiu que estava indo para algum outro lugar?

– Sensações agradáveis? Você está brincando, né? – Os olhos dela se arregalaram. – É apavorante, eu não gosto disso, nunca gostei. Eu mal posso esperar para voltar ao meu corpo e agir normalmente de novo.

A atitude de autoproteção de Kirsten era muito diferente da vista na maioria dos que experienciavam EQMs, durante as quais estes se diziam despreocupados com seu corpo físico. Eu me lembrei da descrição de Jill Bolte Taylor de se sentir fora do corpo quando teve um derrame:

– Eu me sentia como um gênio recém-libertado da sua lâmpada.[12] A energia do meu espírito parecia fluir tal qual uma enorme baleia deslizando por um mar de euforia silenciosa. Mais refinado do que o melhor dos prazeres que somos capazes de experimentar sendo seres físicos, essa ausência de limite físico era de uma felicidade gloriosa.

Ao voltar a minha atenção para Kirsten, balancei a cabeça e lhe perguntei lentamente:

– Kirsten, você é uma estudante de Psicologia. Você sabe muito sobre as pessoas e o nosso cérebro. De que forma entende o que lhe acontece quando você deixa o seu corpo?

Em parte, minha intenção era saber como ela compreendia aquela experiência, mas também esperava que me ajudasse a entender também.

– É só uma coisa que acontece quando eu tenho convulsão. – Kirsten apenas deu de ombros e balançou a cabeça. – Eu nunca tentei descobrir *como* isso acontece. Na hora eu só quero que pare de acontecer.

Eu pressionei um pouco mais:

– E o que é que sai do seu corpo durante as convulsões?

– Eu!

Claramente ela não queria pensar sobre o assunto e estava ficando impaciente comigo.

– Você acha que sai mesmo do seu corpo ou é só um truque do seu cérebro quando está tendo uma convulsão? – insisti. – O que eu quero dizer é: se você tivesse uma convulsão agora e subisse acima de nós, seria capaz de ver a parte calva atrás da minha cabeça?

– Mas é claro! – disse rindo. – Nós já terminamos aqui? Não quero me atrasar para a minha aula.

Fiquei impressionado diante da aparente falta de curiosidade de Kirsten sobre suas experiências extracorpóreas. A sensação de deixar o corpo para trás trazia à tona todos os tipos de pergunta em mim, mas não parecia incomodá-la nem um pouco.

A infância de Kirsten foi muito diferente da minha. Eu cresci me identificando com o meu corpo de forma intensa. Quando meu corpo sentia a adrenalina de uma corrida, o cansaço depois de um longo dia, fome entre as refeições, ou aquele formigamento após um banho quente, parecia que eu era o meu corpo. Kirsten, porém, experimentava repetidamente a sensação de deixar o corpo para trás desde que era uma criança; aquilo, portanto, parecia um estado natural para ela. Ser capaz de se separar de seu corpo físico não lhe era um mistério, mas uma parte corriqueira da sua experiência de vida. E essa era uma atitude muito diferente daquela que eu escutara dos que vivenciaram a quase morte, pois ficavam surpresos ao se verem fora do corpo pela primeira vez durante suas EQMs.

As descobertas de Beauregard sobre a atividade cerebral em pessoas que relembram as suas EQMs nos fizeram descobrir que eventos convulsivos que soavam vagamente como EQMs ou mesmo experiências extracorpóreas não estavam associados a nenhum lobo cerebral específico, nem do lado direito nem do esquerdo. Kirsten, a única paciente no nosso estudo capaz de se lembrar do que parecia ser uma clara experiência extracorpórea, tinha um defeito na linha média do cérebro. E, embora alegasse que deixava seu corpo e via tudo com precisão de outra posição, ela não relatou outras características de uma experiência de quase morte, nada que soasse ou parecesse agradável ou mesmo edificante.

Apesar da crença generalizada entre alguns cientistas de que atividades elétricas incomuns no lobo temporal – tais quais aquelas causadas por ataques ou estimulação epiléptica – podem provocar experiências como EQMs ou experiências extracorpóreas, não acreditamos que isso seja verdade. Outros pesquisadores relataram que estimular o lobo temporal de um paciente com uma corrente elétrica pode produzir uma sensação de distorção do corpo, até mesmo uma sensação de deixar o próprio corpo.[13] No entanto, existem incontáveis diferenças significativas entre essas sensações induzidas por meio de estimulação elétrica e as experiências extracorpóreas associadas às EQMs.[14] Talvez o mais crucial disso tudo seja o fato de que os pacientes cujo cérebro está sendo estimulado descrevem tais sensações como eventos irreais semelhantes a sonhos, não como algo que *de fato* está acontecendo, enquanto as pessoas relatam suas EQMs como eventos inegavelmente reais. É um pouco como, de um lado, assistir a um filme de guerra e, de outro, lutar em uma batalha: em ambos os casos, pode-se relatar ter visto imagens parecidas e tido emoções semelhantes, mas lutar em uma batalha é vivenciado como algo obviamente real; já assistir a um filme é vivenciado como uma mera imitação do real.

Uma vez tendo abandonado a ideia de que as EQMs estavam associadas a uma parte específica do cérebro, eu considerei a possibilidade de que elas pudessem estar relacionadas à atividade elétrica do cérebro *como um todo*. É possível que no momento da morte ou quando se está próximo dela ainda haja atividade elétrica suficiente no cérebro capaz de produzir uma experiência vívida e elaborada? A literatura médica não encorajava tamanha ideia. Décadas de experiência clínica e pesquisa estabeleceram que a atividade cerebral diminui dentro de seis a sete segundos depois da parada cardíaca.[15] E passados dez a vinte segundos, o eletroencefalograma (EEG) mostra linhas planas, indicando a ausência de atividade no córtex cerebral, parte responsável por pensamentos, percepções, memória e linguagem. A análise dos EEGs de pessoas depois da retirada do suporte de vida revela que a atividade elétrica do cérebro nesses casos realmente acaba antes mesmo de os batimentos cardíacos pararem e antes que a pressão sanguínea termine; depois que o coração para, não existe atividade EEG bem definida.[16] Isso parecia responder à minha pergunta sobre se as EQMs podem estar relacionadas à atividade elétrica ocorrida no cérebro.

Eu também me questionei se as EQMs poderiam ser fantasias elaboradas ou até mesmo sonhos que criamos durante uma crise para nos distrairmos da dor ou do terror do contato próximo com a morte. O neurologista Kevin Nelson colocou essa ideia à prova em termos fisiológicos, sugerindo que o tipo de atividade cerebral associada aos sonhos, comumente chamada de atividade cerebral de movimento rápido dos olhos [REM na sigla em inglês], pode se misturar aos nossos pensamentos quando estamos acordados durante uma crise de quase morte, produzindo assim pensamentos e imagens oníricos.[17] Nelson conduziu um estudo segundo o qual existia uma alta taxa de sintomas de intrusão REM naqueles que haviam experienciado a quase morte. Entretanto, descobriu-se que a taxa encontrada nesse estudo não era maior do que a identificada nos mesmos sintomas de intrusão REM em uma amostra aleatória do público em geral que não passou por EQMs.[18] Outro problema com essa explicação é o fato de que muitas EQMs ocorrem em indivíduos sob anestesia geral, o que suprime a atividade cerebral REM.[19] Além disso, as medições da atividade cerebral REM naqueles que vivenciaram EQMs mostram que, na verdade, ela é *menor* do que em outras pessoas.[20] Até que, por fim, uma equipe de pesquisa italiana descobriu que quem se lembrava das suas EQMs não tinha padrões de ondas cerebrais típicos de lembranças de fantasias ou sonhos, porém exibia padrões de ondas cerebrais típicos de lembranças de eventos reais.[21] Dessa forma, parecia que as experiências de quase morte definitivamente não eram como qualquer sonho que se tem.

Mas e as mudanças químicas que acontecem no cérebro? Elas poderiam estar envolvidas nas EQMs?

Em termos de química cerebral, eu me perguntava se a diminuição do oxigênio no cérebro poderia ser um fator causador de EQMs.[22] As pessoas relatam experiências parecidas, não importando de que forma chegaram próximo da morte, portanto fazia sentido analisar os eventos corporais que acontecem em todas as situações de quase morte. E independentemente de como chegamos perto da morte, um dos eventos finais é o fato de que nossos batimentos cardíacos e a nossa respiração param, interrompendo o fluxo de oxigênio ao cérebro. Entretanto, a literatura médica estabeleceu que a diminuição do oxigênio é uma experiência bastante desagradável, em especial para quem relata distorções da percepção e alucinações.[23] O medo, a agitação e a combatividade, típicos dos indivíduos com diminuição do oxigênio, são muito diferentes das reações vistas em EQMs, que geralmente são pacíficas, revelando-se experiências positivas.[24] No entanto, a evidência mais conclusiva para mim surgiu de pesquisas que mediam os níveis de oxigênio em pacientes durante crises médicas. Esse estudo revelou de forma consistente que as EQMs estão associadas a níveis *elevados* de oxigênio ou a níveis iguais aos daqueles que não vivenciaram uma experiência de quase morte.[25,26] Nenhum trabalho jamais mostrou níveis reduzidos de oxigênio durante as EQMs.

O meu pensamento seguinte foi o de que as EQMs poderiam estar relacionadas aos medicamentos administrados nas pessoas que passam por crises médicas. Com toda certeza, a maioria dos pacientes nessa situação recebe uma variedade de medicamentos, porém, e mais uma vez, a literatura médica não ofereceu nenhum suporte para essa ideia. Na verdade, a pesquisa indicou que os pacientes que recebem medicamentos relatam *menos* EQMs do que aqueles que não recebem nenhum remédio.[27] Uma razão pela qual achei esse modelo intrigante é o fato de que as EQMs são bem parecidas com algumas experiências incomuns associadas ao uso de drogas psicodélicas. Os pesquisadores encontraram algumas descrições comuns em relatos de EQMs e de viagens alucinógenas, na maioria das vezes as associadas ao anestésico cetamina e ao DMT (dimetiltriptamina), substância química encontrada na natureza e que tem a capacidade de produzir euforia e visões.[28,29]

Recentemente, eu fiz parte de uma equipe de pesquisa multinacional que analisou o uso e a estrutura da linguagem em 625 relatos de EQMs e os comparou a quase quinze mil relatos de experiências incomuns vindos de pessoas que haviam tomado qualquer uma das 165 drogas diferentes.[30] Nós descobrimos que os estados da droga mais semelhantes às EQMs foram aqueles associadas à cetamina. Contudo, tivemos o cuidado de observar quais outros tipos de efeito comum da cetamina *não* aparecem nas EQMs, o que sugere que as experiências de quase morte não são um efeito de drogas. Nessa mesma linha, Karl Jansen, o neurocientista que de maneira mais feroz promoveu o modelo da cetamina para as EQMs, depois de doze anos de pesquisa concluiu que entendia a cetamina como "só mais uma porta" para as EQMs, não como aquela que realmente as originavava.[31]

Se as EQMs não estão associadas a medicamentos administrados nas pessoas, elas podem estar relacionadas a substâncias químicas *produzidas* por indivíduos em momentos de crise médica? Nós sabemos que nosso cérebro produz ou libera uma série de substâncias químicas para ajudar o corpo a lidar com o estresse. As substâncias químicas que eu imaginei talvez estarem mais associadas às EQMs eram as endorfinas, os "hormônios do bem-estar" que produzem "a embriaguez do corredor" em participantes de maratonas e que são conhecidos por reduzirem a dor e o estresse.[32] Outros cientistas sugeriram que as EQMs podem ter relação com serotonina, adrenalina, vasopressina e glutamato, todas estas substâncias químicas que transmitem sinais entre as células nervosas.[33] Todavia, apesar das razões teóricas para se pensar que as substâncias químicas do cérebro podem estar envolvidas nas EQMs, nesse quesito não houve nenhuma pesquisa investigando tal possibilidade. E eu não espero que nenhum estudo desse tipo seja feito em um futuro próximo. Explosões dessas substâncias químicas no cérebro tendem a ser muito breves e localizadas; portanto, para encontrá-las, precisaríamos olhar na hora certa e no lugar certo do cérebro. E, como descobri, nós nem sabemos em que áreas do cérebro procurar.

Nenhum desses modelos baseados no cérebro, que à primeira vista pareciam bons candidatos para se explicar as EQMs, revelou-se adequado. Explorar tais explicações plausíveis me lembrou a antiga parábola indiana sobre os cegos e o elefante, que remonta pelo menos ao

Udana budista há cerca de 2.500 anos.[34] Nessa história, um grupo de cegos que nunca tinham visto um elefante tenta apreender sua essência tocando esse animal. Alguém agarra a tromba e diz que o elefante é como uma mangueira de água. Outro segura uma das presas e afirma que um elefante é como uma lança. Um terceiro apalpa uma das pernas e diz que um elefante é como uma pilastra. Outro toca uma das orelhas e para ele um elefante é como um leque. Cada um apresenta uma analogia diferente, porém razoável, de como é um elefante com base na própria percepção subjetiva limitada. No entanto, nenhum deles entende o elefante em sua inteireza.

De certa forma, os nossos modelos inadequados para explicar as EQMs também são analogias razoáveis com base em percepções subjetivas limitadas de uma ou outra característica das EQMs em si. Por exemplo: as emoções felizes sentidas durante as EQMs são um pouco como os sentimentos bons produzidos pelas endorfinas; já as visões nas EQMs, de certa forma, são como as alucinações decorrentes da cetamina; e a revisão da vida nas experiências de quase morte poderia ser comparada às memórias fragmentárias que podem vir a ser provocadas por meio da estimulação do lobo temporal. Contudo, e embora cada um desses modelos seja capaz de oferecer uma analogia um tanto grosseira para uma característica limitada das EQMs, nenhum deles descreve de maneira adequada a experiência como um todo.

No entanto, como médico, eu sabia que não seria capaz de entender o mistério das EQMs a menos que aprendesse mais sobre o que acontecia no cérebro das pessoas no instante em que elas estavam tendo experiências de quase morte – o que me provou ser um desafio. A maioria das EQMs acontece longe de qualquer assistência médica, em locais onde não existe qualquer chance de monitoramento médico, muito menos de imagens cerebrais. Mesmo aquelas EQMs que ocorrem sob uma rigorosa supervisão médica geralmente se dão em situações críticas, quando a equipe do hospital está pensando apenas em ressuscitar o coração do paciente, e não em escanear seu cérebro. Vez ou outra, porém, conseguimos ter um raro vislumbre do cérebro durante uma experiência de quase morte.

10

O CÉREBRO DURANTE A MORTE

O neurocirurgião de 54 anos acordou repentinamente às 4h30 com uma forte dor de cabeça e nas costas. Bastaram quatro horas para ele estar inconsciente e a sua família não conseguir mais acordá-lo. A sua esposa ligou para o serviço de emergência médica quando ele começou a ter convulsões e o homem então foi levado às pressas para o pronto-socorro do hospital local. Seu exame neurológico, que incluiu uma varredura cerebral, mostrou danos generalizados no córtex cerebral, área do cérebro associada ao pensamento, à percepção, à formação de memórias e à compreensão da linguagem. Também revelou danos no tronco cerebral, local que regula a respiração, a deglutição, os batimentos cardíacos, a pressão sanguínea e o controle de nos manter acordados ou dormindo. Os médicos do pronto-socorro o sentenciaram como estando à beira da morte, com poucas chances de sobrevivência. Ele passou os dias seguintes sob coma profundo, com antibióticos, medicamentos para prevenir novas convulsões e um respirador mecânico a fim de ajudá-lo a respirar. No terceiro dia, uma varredura cerebral repetida mostrou pus preenchendo boa parte da área dentro do seu crânio. Ele não respondia ao chamado das pessoas, nem mesmo quando o beliscavam ou o furavam com agulhas.

Ele acabou tendo uma rara infecção bacteriana aguda no cérebro, associada a uma taxa de mortalidade de noventa por cento. Contudo, no sexto dia do coma, surpreendeu a todos ao abrir os olhos. Estava acordado, porém confuso. Sentia dificuldade para controlar braços e pernas, não entendia onde estava e nem reconhecia a sua família. Ele não tinha memória da sua vida antes do coma, não conseguia formular palavras, mas acordou com lembranças vívidas de uma experiência elaborada em algum tipo de ambiente muito diferente.

Para a surpresa dos seus médicos, as suas memórias e a capacidade de falar começaram a voltar; em poucos dias, foi capaz de descrever o que se lembrava da sua experiência no coma. Relatou ter sido elevado por uma luz branca clara que girava lentamente, sendo associada a uma melodia, em um ambiente rico e ultrarreal, repleto de luz e cores além do espectro normal, no qual parecia estar consciente, porém desprovido de um corpo. Descreveu haver flores, cachoeiras, seres dançando de alegria, cantos angelicais, orbes dourados voando pelo céu e uma jovem que era uma espécie de guia, ainda que nunca falasse por meio de palavras. Ele então se elevou daquele reino para um que era "mais elevado", de uma escuridão infinita transbordando com o poder curativo de uma divindade que ama tudo, para quem o termo "Deus" parecia uma palavra insignificante demais.

O neurocirurgião também relatou ter visto pessoas específicas que não lhe eram familiares orando em torno da sua cama de hospital, o que seria proibido a um paciente internado na Unidade de Terapia Intensiva. A sua família e a equipe hospitalar confirmaram que esses indivíduos que ele mencionava realmente estiveram presentes, num dia em que a sua pontuação em uma escala padrão de coma mostrava grave comprometimento cerebral. Ele também narrou para a família características físicas detalhadas da mulher que o acompanhou naquele ambiente "ultrarreal". Quatro meses depois, o paciente – que havia sido adotado ao nascer – conheceu sua família biológica, que lhe mostrou a fotografia de uma irmã que ele nunca conhecera, mas que morrera dez anos antes. Ele ficou surpreso ao reconhecê-la como a sua guia durante sua EQM.

Alguns que têm este livro em mãos podem reconhecer esta história como sendo a experiência do neurocirurgião Eben Alexander, que se tornou um dos mais conhecidos entre aqueles que já vivenciaram experiências de quase morte.[1] Seguindo o conselho do seu filho, ele se absteve de ler qualquer coisa que abordasse EQMs, a fim de evitar influenciar as próprias memórias, até que tivesse escrito tudo o que conseguia lembrar sobre a própria experiência, processo que levou dois anos até ser terminado.

No segundo aniversário da sua EQM, Eben dirigiu até a Universidade da Virgínia, acompanhado do filho, que na época era um estudante universitário com especialização em Neurociência. Tendo escrito um relato impressionante de vinte mil palavras sobre sua EQM, agora queria começar a explorar o que isso significava. Tudo o que conhecera como neurocirurgião acadêmico lhe dizia que ele não poderia ter tido qualquer tipo de experiência durante o coma, muito menos uma experiência vívida e "ultrarreal". Ainda assim, porém, ele tivera.

Quando se aproximou de mim, Eben não estava tão aflito com esse quebra-cabeça como eu esperava que estivesse; na verdade, ele estava energizado, ansioso para tentar entendê-lo. Dirigira uma hora e meia até a Universidade da Virgínia para falar comigo sobre como começar a explorar o campo da pesquisa de quase morte. Perguntei ao seu filho o que ele, sendo estudante de Neurociência, achava da experiência do pai. O jovem apenas balançou a cabeça. Depois de uma pausa, disse:

– Eu não sei, mas este não é o pai com quem eu cresci.

Alguns escritores populares afirmaram que Eben nunca esteve realmente em perigo de morrer, que seu aparente coma era apenas uma sedação devido aos medicamentos que havia recebido. Tendo sido treinado para ser cético, não estava disposto a aceitar o relato de Eben sobre a sua condição médica, nem as especulações desdenhosas dos seus críticos. Por esse motivo, eu obtive o prontuário completo da sua passagem pelo hospital. Além de eu mesmo revisar esse registro, pedi que dois outros médicos, Surbhi Khanna e Lauren Moore, também o fizessem. Eram mais de seiscentas páginas. Depois de completar as nossas avaliações independentes, nós três nos reuniríamos para tentar resolver quaisquer diferenças que viessem à tona nas nossas conclusões. Quando voltamos para comparar nossas anotações, porém, descobrimos que não havia diferenças a serem resolvidas, pois o prontuário era bastante claro e não deixava dúvidas.

As tomografias computadorizadas de Eben mostravam sua cavidade cerebral inchada com pus e as anotações de seus médicos documentavam a expectativa de que ele nunca acordaria; ou, caso acordasse, de que jamais seria capaz de falar ou agir por conta própria outra vez. Nós três concluímos que ele esteve extremamente próximo da morte, com um cérebro tão incapacitado quanto poderia estar sob tamanha circunstância; e, enquanto isso acontecia, ele testemunhou coisas que uma pessoa em coma não deveria ser capaz de perceber.[2] Todos os dados revelavam que seu coma não estava relacionado aos medicamentos que recebera. O prontuário médico constatou que ele estava entrando em coma de uma forma muito rápida quando chegou ao hospital, quando ainda não havia recebido qualquer medicação. Seis dias depois, saiu do coma antes que os medicamentos fossem interrompidos.

De acordo com a nossa compreensão atual de como o cérebro funciona, não deveria ter sido possível Eben ter tido qualquer experiência durante o seu coma profundo, muito menos a experiência mais vívida e memorável da sua vida. No entanto, mesmo assim ele o fez. Além disso, não era a única pessoa a ter tido uma experiência vívida e profundamente memorável durante uma crise médica como a que tivera.

De que forma, então, podemos entender essas experiências que parecem contradizer o que sabemos sobre a função cerebral? Antes, precisamos dar um passo atrás e falar sobre a diferença entre *mente* e *cérebro*. Neste momento, você está lendo esta página e pensando naquilo que está lendo; e talvez também esteja sentindo uma coceira na sola do pé. Tais sensações e esses pensamentos são exemplos do que nós queremos dizer com consciência: estar ciente de si mesmo e do mundo ao redor. A sua consciência é o quebra-cabeça mais complexo para os humanos, além de ser o fato mais simples e evidente que existe. Nada é mais óbvio e inegável do que o fato de você estar ciente daquilo que está fazendo e do que está acontecendo ao seu redor.

A sua mente é a soma total de todos os seus pensamentos conscientes, sentimentos, desejos, lembranças, esperanças e assim por diante. O seu cérebro, por sua vez, é aquela massa de matéria rosa-acinzentada dentro do crânio, composta de células nervosas, ou neurônios e células de sustentação, ou glia. Nós sabemos que a nossa mente e o nosso cérebro estão conectados, mas ainda não sabemos que conexão é essa, mesmo após milhares de anos de observações pessoais e centenas de anos de pesquisa.

Ao longo dos séculos, uma enorme variedade de modelos foi proposta para a relação entre mente e cérebro. Em termos mais simples, os mais comuns deduzem que a mente é um produto do cérebro ou que mente e cérebro são na verdade duas coisas separadas. Nenhum desses modelos é capaz de explicar a relação mente-corpo. Por um lado, se é o cérebro o responsável por produzir a mente, nós não temos ideia de como ele consegue fazer isso. Por outro lado, se a mente não é produzida pelo cérebro, então de onde ela vem? E como explicamos a estreita ligação entre mente e cérebro? Filósofos e cientistas vêm debatendo essa questão por séculos. A razão pela qual ainda discutimos sobre a questão mente-cérebro é que ainda não chegamos a uma resposta que pareça ser convincente, pelo menos não uma que o seja o tempo todo.

A maioria de nós deduz que o funcionamento da mente pode ser explicado pelo cérebro físico. Ou seja: "A mente é o que o cérebro faz".[3] Em outras palavras, a nossa consciência e percepção, o nosso pensamento, a nossa memória, as nossas emoções e intenções são produzidos por meio de mudanças elétricas e químicas no cérebro. Temos inúmeras evidências para acreditar nesse ponto de vista.

Primeiro, existe a associação cotidiana entre atividade cerebral e experiências mentais. Por exemplo, quando alcoolizado ou se levar uma pancada na cabeça, não é possível pensar com a clareza de sempre. E com certeza doenças cerebrais como derrames, convulsões e concussões podem afetar a nossa capacidade de pensar, sentir e lembrar. Existem também experimentos científicos evidenciando que funções mentais específicas estão associadas a uma atividade em determinadas áreas específicas do cérebro. Por exemplo, a visão está associada à atividade no lobo occipital, que fica na parte posterior do cérebro e recebe informações obtidas através dos olhos. E aprendemos que a remoção de certas áreas do cérebro interfere em determinadas experiências mentais; logo, se o seu lobo occipital fosse removido em uma cirurgia, você não seria capaz de ver, mesmo que seus olhos ainda estivessem funcionando normalmente. Também descobrimos que estimular determinadas partes do cérebro com corrente elétrica pode fazer você ter experiências mentais. Por consequência, a estimulação elétrica do seu lobo occipital pode ocasionar uma experiência de visão. Ao reunir todas essas evidências, parece razoável pensar que a mente (ou a consciência) seja criada pelo cérebro.

Só que essa não é a única forma de entender a conexão entre o cérebro e a mente. Nós precisamos ter cuidado para não confundir o que pode ser uma associação com causa e efeito. A cor da meia do meu pé esquerdo é a mesma da meia do meu pé direito. Se você sabe a cor de uma, é capaz de adivinhar a cor da outra. No entanto, a cor da minha meia esquerda não *faz* a minha meia direita ter determinada cor. Se por acaso eu colocar uma meia azul no pé esquerdo e uma marrom no direito, uma meia não é capaz de deixar a outra da mesma cor.

Da mesma forma, associações entre atividade cerebral e função mental não significam necessariamente que a atividade elétrica no cérebro causou o pensamento ou o sentimento. Talvez o pensamento tenha provocado a atividade elétrica no cérebro. Por exemplo, enquanto você lê as palavras desta página, as células nervosas dos seus olhos enviam sinais elétricos ao centro de visão do lobo occipital do seu cérebro e ao centro de linguagem do seu lobo temporal. Só que isso não significa que a atividade elétrica nas suas células nervosas esteja fazendo você ler as palavras desta página. Talvez a sua leitura cause a atividade elétrica nas suas células nervosas.

Wilder Penfield dedicou décadas de pesquisas pioneiras para mapear as funções das incontáveis áreas do cérebro, estimulando-as com correntes elétricas. Todavia, quando Penfield o fez com a parte cerebral responsável pelo movimento de braços e pernas de seus pacientes, estes não *pensaram* que estavam movendo seus membros. Em vez disso, relataram que sentiram como se Penfield estivesse forçando seus membros a se mexerem contra a sua vontade. *Penfield* resumiu isso no fim de sua carreira:

– Quando eu fazia um paciente consciente mexer a mão aplicando um eletrodo ao córtex motor de um dos hemisférios, na maioria das vezes perguntava para ele sobre isso. Invariavelmente, a resposta era: "Mas eu não fiz isso. Você fez". Quando o fazia emitir algum som, dizia: "Eu não fiz esse som. Você o arrancou de mim…". Não há lugar no córtex cerebral em que a estimulação elétrica faça o paciente acreditar ou decidir.[4]

Os pacientes de Penfield podiam distinguir entre a) a própria mente querendo que seus membros se mexessem e b) seu cérebro os movimentar porque Penfield estava aplicando uma corrente elétrica nele. Estavam convencidos de que cérebro e mente eram coisas diferentes.

Afirmar que "a mente é o que o cérebro faz" não é o mesmo que dizer que "digestão é o que o estômago faz". Nós sabemos como o estômago digere os alimentos, desde seus músculos de revestimento agitando e triturando a comida em pequenos pedaços até o ácido e outras substâncias químicas estomacais quebrando aquele conteúdo, separando os nutrientes que nosso corpo pode aproveitar.

Só que, quando se trata do cérebro, sabemos muito menos. Podemos dizer, por exemplo, que coordenar o movimento do corpo está entre as funções do cérebro, que o faz enviando impulsos elétricos aos músculos através das células nervosas motoras ao longo da medula espinhal – área em que esses impulsos estimulam as células musculares a se contrair e mover os nossos braços e pernas. No entanto, não fazemos ideia de como o cérebro físico é capaz de produzir pensamentos, sentimentos, memórias e uma percepção consciente do mundo ao nosso redor. Cientistas e filósofos concordam com o fato de que, como disse o professor de Filosofia Alva Noë:

– Depois de décadas de esforço conjunto por parte de neurocientistas, psicólogos e filósofos, somente uma proposição sobre a forma como o cérebro nos torna conscientes, origina sensações, sentimentos, subjetividade se revela incontestada: não fazemos a menor ideia.[5]

O físico Nick Herbert colocou o problema da seguinte maneira:

– O maior mistério da ciência é a natureza da consciência. Não é uma questão de termos teorias ruins ou imperfeitas sobre a consciência humana; nós não temos essas teorias. Tudo o que sabemos a respeito da consciência é que ela tem alguma coisa a ver com a cabeça, e não com o pé.[6]

Nós não entendemos como pode haver atividade mental – entre pensamentos, sentimentos e memórias – enquanto o cérebro está danificado ou completamente desligado, usando de exemplo a habilidade de Al Sullivan de ver o seu cirurgião agitando os braços, e a de Bill Hernlund de ver seus colegas arrastarem seu corpo para longe.

No entanto, nós também carecemos de explicações básicas para elucidar pensamentos, sentimentos e lembranças cotidianas que surgem enquanto o nosso cérebro está em pleno funcionamento. O segredo da neurociência é que não fazemos ideia de como um evento físico como uma corrente elétrica ou uma alteração química em determinada célula nervosa é capaz de produzir consciência.

Afirmar que "a mente é o que o cérebro faz" é como dizer "fazer música é o que um instrumento musical faz". Os instrumentos musicais *produzem* sons, mas não sozinhos. É preciso que algo fora do instrumento – um músico – decida qual som tocar, conduzindo-o a produzir aquele determinado som. Para citar Alva Noë mais uma vez:

– Instrumentos não fazem música ou produzem sons. Eles permitem que as pessoas façam música ou gerem sons... A ideia de que a consciência é um fenômeno cerebral, assim como a digestão é um fenômeno estomacal, é tão fantástica quanto a ideia de uma orquestra que toca sozinha.[7]

Uma interpretação alternativa é a de que a mente não é *produzida* pelo cérebro, mas *trabalha em conjunto* com ele. William James, o pai da Psicologia americana, escreveu há mais de cem anos que a mente como uma função do cérebro pode ser interpretada de duas formas muito diferentes.[8] Por um lado, pode significar que o cérebro *produz* o pensamento, da mesma forma que uma chaleira produz vapor ou uma cachoeira produz energia. Se fosse esse o caso com o cérebro e o pensamento, portanto, assim que o cérebro morre, ele não é mais capaz de produzir pensamento; por consequência, todo pensamento para. Por outro lado, escreveu James, a mente também pode ser uma função do cérebro da mesma maneira que as teclas de um órgão fazem música, abrindo os diversos tubos para deixar o vento escapar de várias maneiras. O instrumento não produz o vento ou a música, ele remove o obstáculo que retém o vento.

A associação entre a mente e o cérebro é um fato. Já a interpretação de que o cérebro *cria* a mente não é um fato científico. Não passa de uma teoria desenvolvida para explicar a associação. E, para a vida cotidiana, esse é um modelo viável; afinal, é conveniente agir como se nosso cérebro *criasse* a nossa mente. No entanto, existem descobertas científicas adicionais que sugerem que há mais nessa história, porém o que acontece é que a conexão entre mente e cérebro se vê interrompida em circunstâncias excepcionais, como experiências de quase morte.

Quando o coração para de bater, a respiração também para; logo, o sangue que transporta oxigênio e combustível não flui mais para o cérebro. Em dez a vinte segundos, não existe mais qualquer atividade elétrica detectável no cérebro. E é assim que a pessoa passa a ser considerada clinicamente morta. Indivíduos que sobrevivem a essa crise não têm pensamentos e percepções claras durante o período em que o coração deles parou. Depois de serem revividos, não detêm lembranças de quando estavam inconscientes. No entanto, dez a vinte por cento dessas pessoas se lembram de EQMs vívidas e detalhadas que ocorreram enquanto o coração estava parado, e algumas relatam com precisão eventos que ocorreram durante esse período.

Se a mente fosse de fato produzida por meio de mudanças elétricas e químicas no cérebro, então as experiências de quase morte que acontecem quando o cérebro não está funcionando deveriam ser impossíveis. E, se a mente depende mesmo por completo do cérebro, como você poderia ter uma EQM? Como teria sentimentos vívidos e até intensificados, pensamento e formação de memória se o seu coração parou e a sua atividade cerebral praticamente desapareceu?

EQMs durante paradas cardíacas e anestesias profundas, quando o cérebro já não é mais capaz de processar experiências e formar memórias, são ocorrências que me levaram a buscar alternativa para a ideia de que "a mente é o que o cérebro faz". Se o cérebro é a fonte de todos os nossos pensamentos e sentimentos, *de que forma explicamos* o que está acontecendo com as EQMs?

11

A MENTE NÃO É O CÉREBRO

As experiências de quase morte trazem à tona questões difíceis – que já não são mais convincentes – sobre a nossa compreensão de mente e cérebro. No entanto, ouvir atentamente o que os indivíduos que vivenciam a quase morte relatam a respeito de seus pensamentos durante as EQMs pode oferecer algumas pistas de como o cérebro e a mente interagem.

Steve Luiting passou por uma EQM aos oito anos quando quase se afogou. Em um lindo dia ensolarado, enquanto brincava na beira de um lago, desenvolveu uma queimadura solar gravíssima. Decidiu, então, nadar até uma jangada que boiava no meio do lago, de onde seu amigo pulava, jogando-se na água como uma bola de canhão. Steve nunca havia feito isso e quis imitá-lo, mas não percebeu que a queimadura ficara mais sensível. Ao mergulhar, encolhido como uma bola, entrou em pânico e acabou batendo na água com as costas queimadas de sol. O choque e a dor lancinante o deixaram sem fôlego, e ele afundou, incapaz de se mexer. Steve descreveu a sensação da sua mente se expandindo além dos limites do seu pequeno cérebro de oito anos:

– Enquanto eu afundava, tentei me mexer, mas não consegui. Eu estava em pânico. Conforme a água esfriava, perto do fundo, a dor diminuía. Comecei a inalar pequenas quantidades de água, pensando que talvez fosse possível obter ar desse jeito. Então, quando uma parte de mim percebeu que estava prestes a morrer, passei a gritar para mim mesmo que fizesse alguma coisa, qualquer coisa. E foi aí que uma mudança sutil aconteceu. Parecia que meu ponto de vista se alterava, como se estivesse trocando de lugar dentro de uma sala. Em um segundo eu era a pessoa apavorada; no outro, a calma que "observava" a apavorada. Eu era as duas pessoas e ainda assim não era. O eu "real" era o calmo, mas me identifico como o outro até hoje. Minha mente se expandiu para a capacidade de um adulto e, depois, além. Eu suponho que a ausência de limitação do cérebro de uma criança permitiu que a minha verdadeira natureza se expressasse. Isso me fez pensar que a *nossa compreensão do cérebro é, na verdade, invertida. O cérebro filtra tudo e não ajuda o nosso pensamento; na verdade, ele o atrapalha, o retarda, o concentra.* Talvez, por ser tão bom em filtrar e focar, nós não nos lembramos da nossa existência anterior ou mesmo de eventos futuros.

Steve descreveu o cérebro como aquele que "filtra" e "foca" pensamentos, e a mente como a que se expande sem a limitação do cérebro. E ele não estava sozinho nessa interpretação nas EQMs. Michele Brown-Ramirez teve uma experiência de quase morte quando quebrou o crânio em um trampolim aos dezessete anos. Ela, que sempre adorou observar a equipe de mergulho do colégio, sua graciosidade em pleno ar, por fim se juntou ao grupo e desenvolveu um talento especial para o "mergulho interno". Este, de costas para a piscina, dedos dos pés na borda da prancha, depois pulando, é realizado em formato de canivete. Certa vez, durante seu primeiro ano, ela bateu a parte de trás da cabeça ao cair. Ao atingir a água, ouviu todos ao lado da piscina gritarem horrorizados. Ela não sabe por quanto tempo ficou debaixo d'água, mas pareceu muito. Por fim, escutou o treinador perguntar a alguém: "Acha que devo entrar para pegá-la?". Assim como Steve, Michele descreveu a sensação de se sentir livre das limitações do cérebro:

– Àquela altura, pensar era algo diferente. Lembro que não conseguiria respirar mesmo que quisesse. Eu "vi estrelas" em todos os lugares e notei o tempo passar mais rápido e mais devagar, simultaneamente, até que aquele momento se tornou atemporal. Senti um estranho puxão longe do meu corpo e então entendi que estava morrendo. A atração era muito forte. Presenças me cercavam, pessoas que me conheciam e se conheciam, em especial as minhas duas avós. Nesse período atemporal, tive liberdade e paz. Foi um sentimento tão maravilhoso, como se pudesse "voar" em direção a uma grande Luz que era Deus; um futuro em que eu era amada e as coisas faziam um sentido tão profundo. Era um reino de amor, paz, calma e aceitação; assim como não tinha espaço, era todo espaço. Era tão legal e solidário, contrário às pessoas aqui neste mundo. Depois que a minha cabeça bateu no trampolim e eu caí na água, meu pensamento se espalhou por tudo. Era como se ali fosse uma máquina de *pinball* em tilte; ainda havia uma parte de mim que se sentia livre das restrições dos pensamentos comuns. *Eu me senti livre do meu cérebro!* E esses meus "pensamentos" eram livres, simples e claros. Era notável estar passando por um disparo excessivo do cérebro de forma aleatória, para baixo ou o que quer que fosse. Ainda assim, era capaz de ter pensamentos claros e sentir essa atração, como se eu não estivesse mais sendo forçada a este mundo e aos limites dele.

Essas duas EQMs, além de muitas outras semelhantes, sugerem que a *mente* – a parte que experimenta a consciência – não é igual ao *cérebro* – a massa de matéria rosa-acinzentada dentro do crânio. Esses indivíduos que experienciaram a quase morte afirmam que nas suas EQMs a mente deles estava livre dos limites usuais da consciência presentes quando o cérebro está funcionando normalmente.

Anita Moorjani, que passou por uma EQM quando seu corpo desligou após desenvolver tumores de linfoma, explicou como o cérebro limita a nossa consciência sobre o mundo ao nosso redor com a seguinte analogia:

– Imagine um armazém enorme e escuro.[1] Você mora ali com apenas uma pequena lanterna para ajudá-lo a enxergar. Tudo o que sabe sobre o que está contido nesse enorme espaço é aquilo que viu com o feixe de luz criado por essa lanterna. Sempre que quiser procurar alguma coisa, pode ou não a encontrar, porém isso não significa que ela não exista. Está ali; você simplesmente não brilhou sua luz sobre ela. E mesmo quando o fizer, o objeto que vê pode ser difícil de distinguir. Você até pode ter uma ideia bastante clara do que é, mas por diversas vezes fica se questionando. Você só pode ver sobre aquilo que a sua luz focar, e apenas identificar o que já conhece. A vida física é assim. Nós só estamos cientes daquilo em que focamos os nossos sentidos e apenas entendemos o que já é familiar. Imagine agora que um dia alguém aperte um botão. Ali, pela primeira vez, em uma explosão repentina de brilho, som e cor, você enxerga todo o armazém, mas ele não é nada parecido com o que imaginava. Você vê cores que não reconhece, do tipo que nunca tinha visto antes. A vastidão, complexidade, profundidade e amplitude de tudo que está acontecendo ao seu redor são quase avassaladoras. Você não é capaz de ver o caminho todo até o fim do espaço e sabe que existe mais do que aquilo que pode absorver dessa torrente que está atormentando os seus sentidos e as suas emoções. Entretanto, você tem uma forte sensação de que faz parte de... uma tapeçaria grande e ainda em desenvolvimento, que vai além da visão e do som. Entende que aquilo que costumava pensar ser a realidade era, na verdade, uma mera partícula dentro da vasta maravilha que o cerca. Consegue perceber como todas as inúmeras partes estão inter-relacionadas, como tudo ali se encaixa. Há tanto nesse armazém que sequer sonhou que existe; tanto esplendor e glória de cores. E mesmo os objetos dos quais estava ciente antes têm um contexto inteiramente novo, de modo que também parecem novos e super-reais. Mesmo quando desliga o interruptor, nada é capaz de tirar a sua compreensão e clareza, a maravilha e a beleza ou mesmo a fabulosa vivacidade da experiência em si. Nada anula o seu conhecimento de tudo aquilo que existe no armazém. Agora você está muito mais ciente do que há ali, de que forma acessar tanta coisa e do que é possível com a sua pequena lanterna. A sensação é de estar admirando tudo o que já experimentou naqueles momentos de lucidez ofuscante. A vida assumiu um significado diferente e as suas novas experiências são criadas com base nessa consciência.

A ideia de que a nossa mente é independente do nosso cérebro parece ir de encontro com a nossa experiência cotidiana. Afinal, o cérebro não faz o nosso pensamento? Ou seja, a mente não é "o que o cérebro faz"? No entanto, os relatos sobre essas experiências de quase morte de pessoas como Steve, Michele e Anita me fizeram considerar a ideia de que a nossa experiência cotidiana não é a história completa e que a nossa mente às vezes pode agir de forma independente do nosso cérebro. Diante de evidências desafiadoras como essas revelações, eu precisava explorar se um modelo alternativo da relação cérebro-mente era possível.

E, de fato, é isso que uma quantidade cada vez maior de cientistas está fazendo. Mais de uma década atrás, eu participei de um simpósio nas Nações Unidas sobre modelos alternativos para a mente e o cérebro.[2] Desde então, uma pesquisa com 250 estudantes universitários escoceses de oito áreas diferentes (86% deles de várias ciências) descobriu que dois terços acreditavam que a mente e o cérebro são duas coisas separadas uma da outra. Pesquisa semelhante com quase dois mil profissionais médicos belgas revelou que a maioria acreditava que a mente e o cérebro são duas coisas separadas.[3] E uma pesquisa recente com mais de seiscentos psiquiatras brasileiros concluiu que a maioria acreditava que a mente era independente do cérebro.[4] Um número crescente de cientistas por todo o mundo está chegando à conclusão de que o modelo antigo, aquele de que a mente é dependente do cérebro, é inadequado.

O conceito de que o cérebro cria a mente é um guia bom para a vida cotidiana. Quando nosso cérebro é danificado por um golpe forte, por uma infecção viral ou por beber demais, nós também não pensamos. No entanto, esse modelo mente-cérebro cai por terra quando chegamos a algumas condições extremas, em particular no instante em que o cérebro para de funcionar, mas a mente continua ativa. Basil Eldadah, supervisor médico do Instituto Nacional do Envelhecimento, escreveu que os paradigmas dominantes involuntariamente criam barreiras que impedem a inovação. Ainda que as teorias predominantes tendam a explicar melhor as médias, elas podem falhar nos extremos. E caso uma teoria não consiga explicar os extremos, então esses extremos não passam de um artefato ou a teoria precisa ser revista.[5]

Pensar em nossos modelos como ferramentas para lidar com o mundo pode ajudar. Precisamos de ferramentas diferentes para tarefas diferentes. Um martelo é uma excelente ferramenta para bater um prego em um pedaço de madeira, mas não para girar uma porca em um parafuso. Embora eu ache os martelos bastante úteis para bater pregos, não insistiria que eles são a única ferramenta que vale a pena usar para qualquer tarefa. Da mesma forma, a ideia de que o nosso cérebro produz os nossos pensamentos e sentimentos é uma ferramenta útil para a vida cotidiana, mas não para entender as EQMs – quando pensamentos e sentidos se tornam mais vívidos do que nunca, mesmo o cérebro sendo privado de oxigênio e combustível.

E qual é a melhor forma de pensar, de um lado, sobre a relação entre a atividade química e elétrica no cérebro e, de outro, os pensamentos e sentimentos na mente? Uma resposta para isso é o fato de que o cérebro é um dispositivo para a mente agir de forma mais eficaz no corpo físico, a fim de focar os nossos pensamentos no mundo físico. Como disse o filósofo francês Henri Bergson, "o cérebro mantém a consciência fixa no mundo onde vivemos; é o órgão de atenção à vida".[6]

Ou seja, o cérebro é capaz de receber pensamentos da mente, selecionar aqueles que são importantes para a sobrevivência e convertê-los em sinais elétricos e químicos que o corpo então é capaz de entender.

Na mente há muitos pensamentos que nada têm a ver com a sobrevivência no mundo físico. Pense nas descrições incomuns feitas pelas pessoas após EQMs, desde encontrar guias e entes queridos falecidos até visitar lugares de outro mundo. Pensamentos e sentimentos como esses não nos ajudam a sobreviver no mundo físico e podem, de fato, atrapalhar nossa capacidade de processar ideias. Assim, o cérebro funciona como um filtro para bloquear as informações de que o corpo não precisa para sobreviver e seleciona, dos pensamentos e memórias armazenados na mente, apenas aquilo de que o corpo fará uso.

É bastante parecido com o modo como um receptor de rádio seleciona, entre uma variedade de transmissões, apenas o sinal que você deseja ouvir e filtra todas as demais estações. Se não fizesse isso, os nossos ouvidos ficariam sobrecarregados tentando ouvir centenas de estações ao mesmo tempo (e não seríamos capazes de ouvir nenhuma delas com clareza). Quando o cérebro está prejudicado – por exemplo, após a cabeça sofrer uma pancada, ou por causa de uma anestesia ou intoxicação –, a sua capacidade de filtrar os pensamentos e sentimentos diminui. Isso explica por que alguns indivíduos que experienciam a quase morte afirmam que, uma vez que retornaram ao seu corpo físico depois de uma EQM, a mente deles foi amarrada novamente ao cérebro; assim, eles não conseguiam mais entender as coisas da mesma forma quando estavam livres das restrições do cérebro humano.

Lynn passou por uma EQM quando, aos 21 anos, foi atingida de frente por uma motorista alcoolizada enquanto andava de bicicleta. Ela me contou que assim que acordou, de volta ao seu corpo físico, não conseguia mais entender as coisas que eram óbvias durante a sua EQM:

– Eu estava voltando de uma reunião e indo para casa quando bati de frente com uma garota que tinha furado o sinal vermelho. Por sorte, dirigindo atrás de mim vinha uma enfermeira que tinha me visto na reunião e sabia quem eu era por causa do meu capacete. Ela apareceu um pouco depois da colisão e salvou minha vida. Um esquadrão de resgate chegou mais tarde e a ajudou, mas ela iniciou a ressuscitação cardiopulmonar em mim antes deles. Eu não me lembro de nada sobre o meu acidente, nem do tempo que durou. É por isso que acho estranhas as lembranças que tenho quando passo por aquele lugar. A primeira coisa de que eu me recordo é de estar tudo escuro. Eu me lembro de ter visto uma luz e, embora ainda tivesse muito a acontecer adiante, me movi mais rápido do que quando atravessei aquela escuridão. Acho que foi aí que o tempo acabou, porque eu realmente queria chegar até a luz e não consegui com muita rapidez; a distância era o tempo. A escuridão era gigantesca e a luz... Me lembro de saber que na Terra ninguém seria capaz de compreender isso. Não era assustador me mover pelo escuro. Eu estava só observando. E aquela luz era como uma cor transparente, um amor intenso. Quando você está nela, sente-se envolvido da mesma forma que a água o faz quando pula em uma piscina. Era como o sol atravessando um pedaço de vidro. Passava por todos os pontos do meu corpo e por todos os outros lugares. Era quente e reconfortante. Era como o calor, confortável; um silêncio pacífico; um amor que envolvia tudo e por dentro. Não havia paredes, limites ou qualquer coisa sólida, apenas luz e seres. Essa luz também era como um ímã. Não é possível se separar dela. E você quer estar com ela mais do que qualquer coisa que já quis na vida. Lá, todos se amavam pelo que éramos, não por quem éramos. Nós somos limitados, mas eles não. Não sei como explicar a forma como conversamos. Nós não conversamos do jeito como fazemos aqui. Nós só sabíamos. Não havia tempo para o evento seguinte. Não tenho certeza de como explicar isso. É como se você estivesse presente por completo, sem memória de passado, sem futuro. Eu não tinha um corpo, só visão. Depois disso, simplesmente voei para trás muito rápido no escuro. Por fim, eu me lembro, era como se eu tivesse som, mas não cérebro. A próxima coisa da qual eu me recordo é de apenas deitar lá. Eu podia ouvir o bipe do monitor cardíaco e a minha irmã gritando no meu ouvido: "Lynn, é Caroline, a sua irmã! Você sofreu um acidente!". Eu não conseguia responder, nem me mexer. Cerca de uma semana e meia depois do meu acidente, eu ainda não reconhecia ninguém e não conseguia abrir os olhos. Mais tarde, mesmo depois de abrir os olhos, eu ainda não sabia quem eram as pessoas ou quem eu mesma era. Até que cerca de um mês depois o meu cérebro começou a funcionar um pouco. Lembro-me de abrir os olhos e conseguir pensar: "Merda! Tudo o que eu tenho agora é um cérebro humano". Estava reclamando de ser uma pessoa de novo. Sei que minha mãe e a minha irmã pensaram que eu estava maluca. Ao voltar, também me lembro de saber que, *enquanto estivesse na Terra, eu jamais poderia compreender, pois só tenho um cérebro humano*. Aqui nós apenas conseguimos pensar em uma única coisa de cada vez, e lá você realmente sabe tudo. Você não consegue comparar com as coisas da Terra. Falar sobre isso ou tentar desenhar já o diminui por completo. Seria como tentar conversar com uma criança sobre DNA ou algum tipo de tecnologia médica espacial. Uma criança não conseguiria entender a ideia. Ela só seria capaz de saber sobre as coisas no seu nível, assim como nós. Somos como bebês e, ao contrário de muita gente, não sabemos de nada. Jamais poderei sentir o que senti lá, não enquanto eu estiver aqui, porque estou de volta a este corpo humano de novo. É muito além, superior, maior do que qualquer coisa que um cérebro humano é capaz de compreender, e mais maravilhoso também. Mas eu acho que é como uma festa: você não pode ir até ser convidado. Eu me sinto como uma formiga em uma fazenda de formigas.

A ideia de que o cérebro processa ou filtra os nossos pensamentos em vez de criá-los não é nova. Ela foi descrita no decorrer dos séculos por meio de várias metáforas.[7] O médico grego Hipócrates escreveu sobre esse modelo há mais de dois mil anos: "O cérebro é o órgão mais poderoso do corpo humano, porque quando ele está saudável para nós é um intérprete dos fenômenos, que lhe dá inteligência. Para a consciência, o cérebro é o mensageiro. Logo, eu afirmo que o cérebro é o intérprete da consciência".[8]

O filósofo inglês Aldous Huxley descreveu esse modelo usando a metáfora da tecnologia do século passado. Segundo ele, a função do cérebro e do sistema nervoso é nos proteger de sermos sobrecarregados e confusos por essa massa de conhecimento amplamente inútil e irrelevante, excluindo a maior parte daquilo que de outra forma deveríamos perceber ou lembrar a qualquer momento, e deixando apenas o que é muito pequeno e uma seleção especial que será útil na prática. Como somos animais, o nosso foco é sobreviver a todo custo. Para tornar a sobrevivência biológica possível, o conceito *Mind at Large* precisa ser canalizado por meio da válvula redutora do cérebro e do sistema nervoso.[9] O que sai do outro lado é um mísero filete do tipo de consciência que nos ajudará a permanecer vivos na superfície deste planeta específico.

Se eu ligasse para o seu celular, você ouviria a minha voz saindo do seu telefone, mas não pensaria que o aparelho estava *criando* a minha voz por conta própria. Você saberia que a minha voz está saindo de mim e que as ondas de rádio a levam para o seu telefone, que então recria o som da minha voz para que você consiga ouvir. Se o seu celular estivesse danificado ou sem bateria, não seria mais possível ouvir a minha voz. Eu ainda conseguiria falar, mas você não conseguiria me ouvir. O seu cérebro pode funcionar como um telefone celular. Ele recebe os pensamentos e sentimentos, convertendo-os em sinais elétricos e químicos que o corpo é capaz de entender e usar.

A ideia de que o cérebro é um filtro, limitando as informações recebidas apenas àquilo que é importante para a nossa sobrevivência física, não deveria ser surpreendente. Todos os nossos sentidos filtram aquilo que não tem importância. Os nossos olhos não só transmitem luz para nós, como filtram as luzes ultravioleta e infravermelha, de modo que enxergamos apenas a pequena porção de luz ao nosso alcance visível. Lembre o leitor do caso de Jayne Smith, que em sua EQM durante uma reação ruim à anestesia afirmou ter visto cores que jamais vira antes. Da mesma forma, os nossos ouvidos não só recebem vibrações sonoras, como filtram a maioria das frequências sonoras importantes para cães e gatos, mas não para nós. Logo, é consistente com aquilo que sabemos a respeito da nossa neurobiologia. Se os nossos pensamentos e sentimentos vierem de fora do corpo, o cérebro agirá em prol de filtrar aqueles que não são essenciais para a nossa sobrevivência física, assim como outras partes do nosso sistema nervoso filtram informações externas não essenciais.

A sugestão de que a mente seria capaz de funcionar de forma independente do cérebro físico parece contraintuitiva, mas não está longe do alcance da ciência. Hoje, os neurocientistas estão trabalhando em possíveis mecanismos biológicos por meio dos quais o cérebro poderia atuar como um filtro, concentrando-se principalmente no córtex pré-frontal, responsável por controlar a atenção seletiva, bem como na atividade elétrica sincronizada em diferentes partes do cérebro.[10]

Eu me perguntei se havia evidências para o modelo de filtro do cérebro além daquela que eu estava encontrando na minha pesquisa sobre EQMs. O que descobri é que há pouca. Uma experiência inexplicável semelhante a isso é chamada "lucidez terminal" ou "lucidez paradoxal", na qual alguém que teve uma doença cerebral irreversível por anos, como a doença de Alzheimer, fica incapaz de falar ou reconhecer a família, e de repente se torna mentalmente lúcido de novo.[11] Pessoas com lucidez terminal recuperam a capacidade de reconhecer a família, de manter conversas significativas e de expressar emoções apropriadas sem qualquer motivo neurológico aparente.

Essa recuperação surpreendente e inexplicável costuma acontecer horas antes do falecimento, sugerindo que o cérebro em deterioração perdeu a capacidade de filtrar a mente, que fica livre por um breve momento a fim de se expressar antes que a pessoa morra. A lucidez terminal é muito rara, mas o fato de ela acontecer é um enigma para os neurocientistas. Alguns anos atrás, eu participei de um *workshop* no Instituto Nacional do Envelhecimento para avaliar o que sabemos sobre a lucidez terminal e identificar as áreas maduras para estudos complementares.[12] Como resultado desse *workshop*, o instituto divulgou dois anúncios de oportunidades de financiamento para promover pesquisas a respeito desse tópico de pensamento lúcido súbito e inexplicável na doença de Alzheimer avançada.

Além disso, estudos recentes de neuroimagem em pessoas sob a influência de drogas psicodélicas evidenciaram que experiências místicas elaboradas, associadas a essas drogas, são acompanhadas por uma *diminuição* da atividade cerebral.[13] Isso é exatamente o oposto do que esperávamos. As explicações neurocientíficas tradicionais das viagens causadas por esse tipo de entorpecente sempre deduziram que drogas psicodélicas como LSD e psilocibina aumentam a atividade cerebral, desencadeando alucinações. No entanto, ao que parece elas diminuem a atividade cerebral, em particular no córtex pré-frontal, reduzindo também – e de forma acentuada – o tipo de atividade elétrica sincronizada no cérebro, tipicamente vista no pensamento complexo. Essa diminuição na atividade cerebral pode abreviar a capacidade do cérebro de filtrar a mente e, assim, permitir o acesso a experiências místicas. Isso se mostra consistente com as tradições espirituais de todo o mundo que usam sufocamento, retenção da respiração, fome e privação sensorial prolongada para induzir experiências místicas.

Esses estudos sugerem que experiências profundas podem estar associadas à diminuição da atividade cerebral e da conectividade entre diferentes áreas do cérebro. As EQMs podem ser o melhor exemplo de experiências elaboradas associadas não só à atividade cerebral reduzida, como àquela que é ausente. Todas essas evidências são consistentes com a ideia de que o cérebro é um filtro dos nossos pensamentos e sentimentos; que o alcance dos nossos pensamentos e sentimentos se expande conforme a atividade de filtragem do cérebro diminui. Como disse o médico Larry Dossey: "Estamos conscientes não *por causa* do cérebro, mas *apesar* dele".[14]

Se a nossa mente é capaz de funcionar de forma independente do nosso cérebro, isso poderia nos permitir entender as características mais intrigantes das EQMs? Talvez nos ajudasse a entender como Al Sullivan "viu" o seu cirurgião batendo os braços, como Bill Hernlund "viu" os seus colegas arrastarem seu corpo para longe e como Tom Sawyer foi capaz de revisar toda a sua vida aos mínimos detalhes?

E se a nossa mente pode funcionar mesmo quando o nosso cérebro está desligado, como sugerem essas evidências, seria possível que continuasse a funcionar depois que o nosso cérebro parasse de forma permanente, isto é, depois de morrermos? Essa questão parecia estar além do domínio tradicional da ciência; ainda assim, cientistas de todo o mundo estão cada vez mais dispostos a ampliar os limites desse domínio tradicional nas últimas décadas. Saber se a nossa mente pode sobreviver à morte era uma questão que também desafiava a minha visão pessoal de como o mundo funciona. Nada na minha formação ou no meu treinamento me preparou para levar essa possibilidade a sério. No entanto, como descobri, existem maneiras de levar princípios e métodos científicos para a questão: será que a nossa consciência é capaz de continuar além da morte?

12

A CONSCIÊNCIA PERMANECE?

Quase sem exceção, as pessoas que tiveram experiências de quase morte mantêm uma crença sólida de que alguma parte delas viverá mesmo depois de falecer. Não importa o que pensem que acontecerá após o corpo morrer, não acreditam que a morte física será o fim. E embora as ideias sobre o que exatamente pode acontecer após a morte se diferenciem de um indivíduo para outro, há alguns padrões recorrentes nas descrições de uma existência pós-morte. Por exemplo, três quartos dos participantes da minha pesquisa disseram que a vida após a morte é *um estado de felicidade repleto de paz e tranquilidade*, sem qualquer dor ou sofrimento. Eles também descreveram a vida após a morte como *fora do tempo* e disseram que o tempo terreno, como o conhecemos, não existiria mais naquele reino. Dois terços afirmaram que continuamos a existir de alguma maneira identificável com os nossos pensamentos, sentimentos e traços de personalidade, mas que permanecemos crescendo espiritualmente.

Mais da metade daqueles que vivenciaram EQMs afirmaram que após a morte nós revisamos a nossa vida e julgamos a nós mesmos; de alguma forma, precisamos enfrentar as consequências do que fizemos na vida. Eles também disseram que aquilo que acontece conosco na vida após a morte depende, pelo menos em parte, de como vivíamos antes de morrer, e que também colheremos benefícios pelas nossas boas ações e atitudes.

Quase metade das pessoas que experienciaram a quase morte relatou que na vida após a morte ainda poderemos observar os entes queridos que continuam vivos, sendo capazes de nos comunicar e interagir com eles. Além disso, disseram que ainda temos sensações físicas na vida após a morte, comparáveis a ver e ouvir, bem como emoções.

Para dois terços dos participantes, na vida após a morte encontramos entes queridos que morreram antes de nós – e, de fato, eles viram um ente querido falecido em sua EQM, ou sentiram a presença dele. Experiências como essas são convincentes para os próprios indivíduos que vivenciaram a quase morte, mas seriam elas capazes de oferecer evidências suficientes para convencer o restante de nós de que a morte não é o fim? Tais relatos de encontros com entes queridos falecidos podem ser verificados, ou são meros desejos, reflexos das nossas expectativas e esperanças daquilo que pode acontecer quando nos aproximamos da morte? Claro que é possível alguns desses relatos provirem da imaginação desses indivíduos que experienciaram a quase morte e da sua esperança de se reunir com seus entes queridos. Ao mesmo tempo, porém, há outras EQMs que não podem ser descartadas como mera expectativa. Às vezes, quem experienciou a quase morte encontra pessoas falecidas recentemente *que não eram dadas como mortas.*[1]

Jack Bybee foi hospitalizado com pneumonia grave aos 26 anos em sua terra natal, a África do Sul. Ele descreveu para mim um encontro que teve com a sua enfermeira durante sua EQM:

– Eu fiquei muito doente e permaneci de três a quatro semanas em uma tenda de oxigênio sob um estado epiléptico, depois tive pneumonia dupla. Era amigo de uma enfermeira das fazendas de Western Cape (ou melhor, flertávamos quando podíamos) que me disse que era seu vigésimo primeiro aniversário naquele fim de semana e que seus pais estavam vindo do interior para comemorar. Ela afofou os meus travesseiros, como sempre fazia. Segurei a mão dela para lhe desejar um feliz aniversário e ela foi embora. Na minha EQM, encontrei a enfermeira Anita do outro lado. "O que você está fazendo aqui, Anita?", perguntei. "Ora, Jack, eu vim afofar os seus travesseiros, claro, e saber se você está bem. Mas, Jack, você precisa voltar, tem que voltar. Fale para os meus pais que eu sinto muito por ter destruído o MGB vermelho. Diga a eles que eu os amo". Depois disso Anita foi embora, passando por um vale muito verde e por uma cerca, do outro lado do qual me disse que havia um jardim. "Mas você não consegue vê-lo, pois precisa retornar, enquanto eu continuo no portão", ela avisou. Quando me recuperei, contei a uma enfermeira o que Anita me dissera. Essa menina começou a chorar e saiu correndo da enfermaria. Mais tarde, eu soube que Anita e essa enfermeira eram grandes amigas. Anita foi surpreendida por seus pais, que a amavam muito e a presentearam com um carro esportivo vermelho da marca MGB. Tamanha era a sua empolgação, que Anita correu pela rodovia Waal Drive, pelas encostas da Table Mountain, até a "Suicide Corner", até bater em um poste de concreto. Mas eu estava "morto" quando tudo isso aconteceu. Como poderia conhecer tais fatos? Eu sabia sobre eles como se tivessem me contado. E foi, mas por Anita, durante a minha experiência.

Quando Jack me contou essa história cerca de quinze anos atrás, enfatizando o seu espanto ao se encontrar com a enfermeira que ele achava que ainda estava viva, imediatamente reconheci que havia algo importante ali e que eu não apreciara antes. Eu *tinha ouvido* muitos relatos de pessoas que encontravam entes queridos falecidos nas suas EQMs, começando com Henry, mais de trinta anos atrás, quando me narrou ter visto seus pais depois de se matar. Claro, Henry sabia que seus pais haviam morrido e, além do mais, desejava muito vê-los de novo, o que, como jovem psiquiatra, me fez suspeitar que era uma alucinação. Só que

Jack não tinha como saber que a sua enfermeira morrera, portanto não existia desejo algum de vê-la durante seu fim de semana de folga com os pais. Aquele fora um encontro aparente com uma pessoa falecida que não poderia ser descartado como mera ilusão. E Jack não foi o único indivíduo a experienciar a quase morte a me contar uma história como essa.

Mais tarde, Rose, de cem anos, descreveu para mim uma EQM semelhante de quando ela havia sido hospitalizada com pneumonia durante a Primeira Guerra Mundial:

– Durante a guerra, eu fiquei muito doente no hospital. Até que, certa manhã, a enfermeira entrou no quarto e me encontrou sem sinal de vida. Ela chamou os médicos, que também acharam que eu estava morta, e assim permaneci durante pelo menos vinte minutos, como depois me contaram. Enquanto isso, eu me encontrava em um país lindo, verde e ondulado. Havia lindas árvores altas por todo o lugar, cujas folhas pareciam emitir uma espécie de brilho suave. Então, vi um jovem oficial acompanhado de alguns soldados se aproximando. Ele era o meu primo favorito, Alban. Eu não sabia que estava "morto", nunca o tinha visto de uniforme; mas o que eu via foi confirmado por uma fotografia dele alguns anos depois. Nós conversamos alegremente por alguns minutos, até que ele e os poucos homens foram embora. Então, uma presença do meu lado me explicou que todos aqueles soldados tinham permissão para saudar e ajudar aqueles que haviam se deparado com a morte nos campos de batalha. A minha próxima lembrança vívida depois disso foi a de olhar para baixo, da altura do teto, para uma cama na qual jazia um corpo extremamente magro e fraco. Havia médicos e enfermeiras de jaleco branco ao redor. Em alguns momentos eu estava olhando para eles, com uma sensação de desapontamento muito intenso. Eu tinha voltado de algo tão adorável e satisfatório.

Alguns anos depois, Barbara Langer me contou sobre uma EQM semelhante que havia tido após um acidente de carro quando tinha 23 anos:[2]

–Eu estava me recuperando de uma hepatite na residência de um jovem casal que conhecera pouco tempo antes, David e Christine. A mulher logo se tornou minha amiga íntima e passou a cuidar de mim. Até que, após algumas semanas, o acidente aconteceu. Nasty, o gato branco de Christine, ficou doente e nós o estávamos levando a uma consulta no veterinário em uma tarde ensolarada de terça-feira. Ela dirigia o Volkswagen de David rumo à cidade e nós duas conversávamos sobre um show que aconteceria em breve. Nasty, que eu segurava no colo, de repente pulou para o braço de Christine e subiu em seu pescoço. Ela tentou empurrá-lo e eu estendi a mão, na tentativa de tirá-lo de cima dela. Essa é a última coisa de que me lembro sobre aquela nossa viagem planejada para ver o veterinário. Mais tarde, soube que havíamos batido na traseira de um ônibus escolar e fomos arremessadas pelo vidro dianteiro. Fiquei inconsciente por quase uma semana. Senti que atravessava um universo escuro e vasto a uma intensa velocidade. Eu me sentia pequena, calma e distante, mas interessada na minha viagem, ao mesmo tempo que tinha ciência da velocidade sob a qual viajava. Pareceu durar muito tempo. Felizmente, me vi sozinha em um prado muito verde, era um vale cercado por colinas verdes arredondadas. Havia flores e um riacho. Lembro que as cores eram lindas e intensas; a atmosfera, etérea. O sentimento de paz e amor que tudo permeia me fazia sentir que aquilo era edificante. Depois me encontrei seguindo um caminho em outro lugar elevado e efêmero. Christine estava ao meu lado, vestindo a mesma calça jeans que usara naquele dia, e descíamos uma ao lado da outra. Ela parecia serena e muito bonita. Não faço ideia de como eu estava, mas sabia que nós duas nos encontrávamos cercadas e cheias de amor. Estávamos em uma trilha de terra estreita. Em pouco tempo, o caminho se dividiu, indo em duas direções diferentes. Sabíamos que aquele era o lugar onde teríamos que nos separar. Estávamos calmas e nos comunicamos sem usar palavras. Telepaticamente,

Christine me pediu que me certificasse de dizer a David que ela o amaria para sempre. Ela então foi pelo caminho da direita e eu segui pela esquerda. Não tínhamos ideia de onde eles nos levariam. Não houve nenhuma decisão consciente da nossa parte quanto ao que deveríamos fazer, mas o trajeto que cada uma de nós precisava percorrer estava claro. Nós nos separamos com o entendimento comum de que estaríamos juntas de novo, só que mais tarde. Depois disso, entretanto, cada uma de nós precisaria enfrentar a parte difícil da jornada que se colocava à nossa frente sem a companhia uma da outra. O meu caminho me levou de volta ao meu corpo físico e eu recuperei a consciência no hospital. Ainda havia lascas de vidro do para-brisa do carro na minha mão e um corte na testa. Não reconheci o meu rosto em um espelho que foi colocado diante de mim, e um amigo me explicou que eu acabara de fazer um *lifting* facial. Eu estava vendo tudo duplicado em razão da tripla concussão que os médicos disseram que eu sofrera, mas não havia perdido as minhas lentes de contato e a minha hepatite desaparecera. Outro amigo me mostrou uma reportagem no jornal sobre o acidente e foi quando eu soube da morte de Christine. Ela supostamente morreu no local do acidente; fui levada para um hospital próximo e não esperavam que eu sobrevivesse. Reunindo as várias peças da minha experiência, percebi que tinha morrido e voltado, mas a minha amiga não, só que ela estava em um lugar muito melhor. Eu gostaria de ter ficado lá com ela porque não havia nada na minha vida que me fizesse sentir que investir no mundo físico valesse a pena.

Quando Jack, Rose e Barbara me descreveram suas EQMs, eu reconheci que eram experiências importantes de ser investigadas. Encontrar entes queridos falecidos não é algo incomum nas EQMs. De todos os participantes da minha pesquisa que vivenciaram a quase morte, quase metade deles relata ter conhecido alguém que havia morrido. Eu já não chego mais automaticamente à conclusão de que relatos como esses sejam alucinações. Entretanto, também não considero a maioria deles como evidência científica de nada, porque não posso descartar a influência das esperanças e expectativas dos participantes de encontrar seus entes queridos. No entanto, quando se trata de reuniões com pessoas que não eram conhecidas por terem morrido, como Jack, Rose e Barbara, sei que não podem ser descartadas como expectativas de um reencontro.

E continuei procurando outras explicações possíveis. Essas visões poderiam ter sido inventadas depois do ocorrido? Ou seja, aqueles que vivenciaram a quase morte podem encontrar algum ser nas suas EQMs e, apenas depois de saber que um familiar acabou de morrer, identificá-lo como aquele ente querido recém-falecido? Isso pode acontecer em algumas EQMs, no entanto, em outros casos – como o de Jack – o indivíduo contou a outras pessoas sobre a visão, nomeando a pessoa falecida antes mesmo de saber sobre a sua morte.

Essas visões poderiam ser "palpites de sorte"? Ou seja, aqueles que experienciaram a quase morte podem imaginar encontrar alguém durante as suas EQMs que ainda esteja vivo, mas que provavelmente já morreu? Se essa era a explicação, também havia as experiências nas quais os participantes "adivinhavam errado" e identificavam pessoas nas suas EQMs como mortas que na verdade continuavam vivas? O que acontece é que *existem* algumas EQMs em que aqueles que a testemunharam relatam ter se encontrado com quem ainda está vivo. No nosso compêndio, que agora incluía mais de mil EQMs, sete por cento envolvia ver alguém no reino da EQM que ainda estivesse vivo.[3] No entanto, em cada um desses casos raros, o indivíduo descreveu essa pessoa como ainda viva e implorando a quem vivenciava a quase morte para voltar. *Nenhuma* das EQMs no nosso compêndio envolvia alguém pensando que uma pessoa ainda viva havia morrido.

Não são comuns EQMs nas quais o indivíduo encontra um ente querido que não sabia que havia morrido, e fica surpreso com isso, mas elas ocorrem. E casos desse tipo não são uma novidade. Eles também foram registrados ao longo dos tempos.

O historiador e naturalista romano Plínio, o Velho, escreveu no século 1 sobre um nobre chamado Corfidius, declarado morto por um médico quando parou de respirar.[4] Seu testamento foi aberto e seu irmão mais novo, nomeado seu executor e herdeiro, contratou um agente funerário para providenciar o funeral. Corfidius, no entanto, surpreendeu o agente funerário ao se sentar na mesa de embalsamamento e bater palmas, um sinal típico para convocar os servos. O recém-chegado do mundo dos mortos anunciou que acabara de retornar da casa do irmão mais novo e que o funeral preparado para si mesmo passaria a ser usado para o caçula. Afirmou também que o irmão mais novo lhe pedira que cuidasse de sua filha e lhe mostrou em que parte do quintal enterrara secretamente um pouco de ouro. Enquanto Corfidius relatava a história ao atônito agente funerário, o servo do seu irmão caçula irrompeu munido da notícia de que seu mestre morrera de forma inesperada. O ouro enterrado de fato foi encontrado onde Corfidius disse que o irmão indicara.

Vários casos detalhados e bem documentados desse tipo foram publicados no século 19. A física Eleanor Sidgwick escreveu sobre uma inglesa que procurava um instrutor de canto para as sobrinhas que a visitavam.[5] Ela contratou Julia, filha de um comerciante local, que se formara como cantora profissional. As sobrinhas foram embora e Julia disse ao pai que nunca tivera uma semana tão feliz. Pouco tempo depois, Julia se casou e se mudou. Muitos anos após isso, a mulher que contratara Julia estava morrendo e discutia alguns assuntos quando de repente parou e perguntou: "Está ouvindo essas vozes cantando?". Ninguém mais na sala ouvia nada, então ela concluiu que deviam ser anjos lhe dando as boas-vindas ao céu. E acrescentou: "Mas é estranho, tem uma voz entre eles que eu tenho certeza de que conheço e não consigo lembrar de quem é". Até que de repente apontou para cima e disse: "Ora, lá está ela no canto da sala. É a Julia". Ninguém estava tendo aquela visão. A mulher morreu no dia seguinte, no dia 13 de fevereiro de 1874. Um dia depois, a morte de Julia foi anunciada no *London Times*. Quando seu pai foi entrevistado mais tarde, relatou: "No dia em que ela morreu, começou a cantar pela manhã. Cantou sem parar até morrer".

Mais recentemente, o Dr. K. M. Dale relatou o caso de Eddie, de nove anos, cuja febre cedeu depois de quase 36 horas de uma angustiante vigília por parte dos seus pais e da equipe do hospital.[6] Às três da manhã, com um tom de urgência, Eddie disse aos seus pais que tinha estado no céu, onde viu o seu falecido avô, a tia Rosa e o tio Lorenzo. Seu pai ficou envergonhado porque o médico estava ouvindo a história contada por Eddie e a descartou como um delírio febril. Então, a criança acrescentou que também vira a sua irmã de dezenove anos, Teresa, que lhe disse que ele precisava voltar. Seu pai então ficou chateado e pediu ao Dr. Dale que sedasse Eddie. Ele falara com Teresa duas noites antes. Ela cursava faculdade em outro estado, a mil quilômetros de distância dali. Mais tarde, naquela mesma manhã, quando seus pais ligaram para a faculdade, souberam que Teresa havia morrido em um acidente de carro pouco depois da meia-noite e que estavam tentando contatá-los em sua casa desde então.

Tais visões não passam de fantasias ou podemos encontrar entes queridos falecidos nas nossas EQMs? Eu não tenho nenhuma crença religiosa em uma vida após a morte para me dar algum suporte, no entanto achei essas visões de pessoas falecidas e que no momento do fenômeno ainda estavam vivas muito difíceis, se não impossíveis, de explicar. Aqueles que vivenciaram a quase morte relatam que esses indivíduos falecidos não só apareceram para eles, como interagiram, dando-lhes informações. Quem ou o que estava dando tais informações para os indivíduos que passavam pela EQM? A interpretação deles em todos os casos foi a de que a pessoa falecida ainda estava de alguma forma consciente e capaz de fazer interações. Entretanto, isso exigiria que a consciência, a capacidade de pensar e sentir, permanecesse depois que o corpo físico já tivesse morrido. Eu senti dificuldade de entender como isso poderia se dar. Se a nossa consciência não acaba quando o nosso corpo morre, para onde ela vai?

13

CÉU OU INFERNO?

Para onde vai a consciência depois que o corpo morre? Essa e outras perguntas parecem forçar os limites da pesquisa científica a ir além do ponto de ruptura. Se analisarmos o que as testemunhas da quase morte nos contam sobre para onde vão quando deixam o corpo, muitas oferecem descrições elaboradas a respeito do tipo de condição em que se encontram. Para a maioria delas, as suas EQMs as levam a um mundo de bem-aventurança.

Entre todos os participantes da minha pesquisa, quase noventa por cento deles relataram sentimentos de paz; quase três quartos narraram sentimentos de alegria ou bem-aventurança; dois terços descreveram uma sensação celestial de unidade cósmica ou de ser "o todo em um só"; e três quartos afirmaram ter tido um encontro com "um ser amoroso de luz". Eu fiquei surpreso quando comecei a estudar as pessoas que passaram por EQMs e descobri que, na maioria das vezes, elas não ficam apavoradas e nem entram em pânico ao enfrentar a morte. Na verdade, costuma acontecer o oposto. A maioria dos que compartilham suas EQMs fala sobre sentimentos extremamente positivos, que variam de uma calmaria incrível até a alegria e o êxtase.

Então, era isso que os indivíduos ao longo dos tempos quiseram dizer ao tentar representar o "céu" com palavras? Com frequência, EQMs são descritas como tendo de cenário algum reino tão diferente do nosso mundo físico que é impossível explicar; por isso, é frequente o uso de metáforas culturais ou pessoais para descrever aquilo que parece não se encaixar nos rótulos familiares. E um dos mais populares é "céu".

Muitos indivíduos que vivenciaram as EQMs identificam esse outro mundo bem-aventurado onde se encontram como o "céu". Judy Friel, criada em uma família presbiteriana, sentiu-se acima da sua cama de hospital durante uma crise médica aos 24 anos. E ela me descreveu para onde foi da seguinte maneira:

– Eu flutuei direto para o céu. Sabia que aquele era o céu por causa do que a Bíblia diz e pelos ensinamentos da igreja. Eu gostava de lá. Eu e todos os outros estávamos em paz, felizes e sem dor. Fui recebida por um anjo, que me convidou a entrar e conhecer o lugar. Vi pessoas trabalhando, cantando e rindo. Jovens e velhos estavam juntos. A música se mantinha linda e em harmonia na voz deles, mesmo de quem não sabia cantar. Eu reconheci algumas daquelas pessoas, pois as enxergava da mesma forma como as via na Terra, com a mesma idade e as mesmas roupas. Ao mesmo tempo, todos eram iguais e trajavam vestes do branco mais puro que eu já vira; na verdade, eram ainda mais brancas. Vi ruas e fileiras de mansões. Tudo brilhava como ouro fino. Eu me vi parada em uma longa fila, a qual, depois de um tempo, percebi que levava ao trono de Deus. Teria que prestar contas da minha vida. O trono era rodeado por uma luz branca reluzente.

Dottie Bush também descreveu a visita a um lugar que identificou como o paraíso. Isso se deu quando ela teve uma hemorragia durante o parto, aos 25 anos:[1]

– Eu tinha entrado em choque. A última coisa de que me lembro é do anestesista gritando para o médico se apressar, pois a minha pressão arterial havia caído. Em seguida, me vi em um lugar lindo. Sei que era o paraíso, porque estava tão cheio de paz, era tão bonito, com música e flores tão adoráveis. Eram lindas, infinitas vezes mais belas do que as que vemos aqui na Terra. Com *aquele* tipo de música, e rodeada de amor e paz, eu não queria voltar. Então, alguém começou a falar comigo. Eu não vi Seu rosto, mas senti que era Jesus. Ele disse: "Dottie, estou deixando você na Terra com um propósito". E passou a me fazer conhecer *todas as coisas*. Ele me contou por que morreu na cruz, mas eu só me lembro de que foi *um pouco diferente* do que ensinam na igreja. Enquanto Jesus falava comigo, eu pensava: "Por que Ele me escolheu para revelar todas essas coisas?". Então concluí que, já que Ele assim o fez, e agora que eu tinha essa experiência convincente, poderia ajudar os outros a entenderem também. Ao terminar aquela conversa, parecia que eu flutuava em direção a um local sujo e feio, tamanho era o contraste entre céu e Terra. Eu não queria voltar, embora Ele dissesse que eu deveria. Então, me senti de volta ao meu corpo na mesa de cirurgia. Foi quando ouvi meu médico indicar as medidas de ressuscitação necessárias por causa de apneia e hipóxia.

Judy e Dottie entendiam o lugar para onde foram como o paraíso. A maioria de quem vivenciou uma EQM, no entanto, não consegue identificá-lo e descreve o "outro mundo" sem o rotular. Três quartos dos participantes da minha pesquisa disseram que se tratava da entrada em algum reino ou dimensão desconhecidos. Embora grande parte afirmasse que esse outro lugar não poderia ser explicado em palavras, fazia uso de uma variedade de metáforas, incluindo termos religiosos como céu ou inferno, ou até mesmo relacionados à natureza, como vale, prado ou "espaço sideral". Cynthia Ploski, que fora criada como protestante, porém se considerava espiritualista sem nenhuma afiliação religiosa, teve um ataque cardíaco aos 72 anos. Em suas palavras, tratava-se de um reino feliz em termos naturais:

– Não percebi o momento exato em que o meu coração parou. A sensação de morte sumira, e eu me vi parada na beira de uma bela floresta. Não havia ninguém ali, só uma luz suave e dourada e árvores primaveris nos entornos; logo acima de mim, brisas farfalhavam nas folhas verdes. Era como uma visão, mas muito real e vívida, *inconfundivelmente real*. Parecia que eu estava lá, mas não sei qual forma o meu corpo tinha. Eu não flutuava, me sentia sólida e normal. E era capaz de ter pensamento cognitivo, porque notei onde eu estava: era o "outro lado". Ao mesmo tempo, sabia que não queria ficar ali. Logo à minha frente, uma espécie de clareira ou caminho levava para o fundo da floresta, onde era possível enxergar mais luz. Parecia convidativo entrar ali, porém imaginei: "Se não sair daqui, não conseguirei voltar à vida. É melhor ir embora!". E, com esse pensamento em mente, voltei para a sala de emergência.

Da mesma forma, Harriet, que teve uma EQM aos 74 anos durante um ataque cardíaco, descreveu-a como uma experiência feliz:

– Eu parecia flutuar em um espaço mais ou menos confinado, só que lá não havia paredes como as conhecemos. Estava entrando e saindo de uma substância ondulante, macia; tudo era roxo-escuro e aveludado. Aquilo era lindo, sensual, voluptuoso, como cair em uma grande massa feita de penas e cetim macio. Cercada por essa substância, eu flutuava para cima e para baixo, lenta e tranquilamente. À medida que me aproximava do fundo, percebia uma intensa claridade no fim desse espaço, um pouco à direita. Esse brilho era quente, suave e muito acolhedor. Flutuei até ele algumas vezes, mas nunca fiz esforço algum para alcançá-lo. Eu não parecia ter um corpo ou uma mente; ser uma pessoa, nem mesmo uma coisa. Estava em paz, contente, sem me importar com nada. Não é um sentimento que você seja capaz de explicar com palavras. Sem mente, sem corpo, sem limites, só contentamento, como uma ameba que entrou no oceano por engano.

Ao contrário de Judy e Barbara, Cynthia e Harriet não rotularam o mundo para o qual foram, mas, sim, o descreveram como "uma bela floresta" e "uma substância ondulante, macia; [em que] tudo era roxo-escuro e aveludado".

No entanto, nem todas as EQMs são relatadas como bem-aventuradas ou agradáveis. Quando comecei a investigar experiências de quase morte no fim da década de 1970, as narrativas que ouvi eram esmagadoramente pacíficas e felizes. Já nos anos seguintes, descobri que, embora a maioria das pessoas falasse sobre sentimentos agradáveis que tiveram em suas EQMs, algumas afirmavam que não foram nada prazerosos. No início da década de 1990, Nancy Evans Bush e eu coletamos relatos de EQMs angustiantes o suficiente para publicar o primeiro deles em uma revista médica.[2]

Entre a nossa amostra atual de experimentadores, 86% afirmaram que a sua EQM foi basicamente agradável, ao contrário de oito por cento, que contou ter sido desagradável; já para seis por cento, a sua experiência foi neutra. Ainda que apenas uma pequena minoria de indivíduos descrevesse as EQMs como assustadoras ou angustiantes, é possível que haja muito mais pessoas que se enquadrem nessa categoria, mas que não estejam dispostas a falar sobre isso. Justamente por esse motivo, não tenho certeza de que experiências assustadoras de quase morte sejam tão raras quanto parecem.

Com base nas centenas de relatos sobre EQMs que eu havia coletado e nas investigações de outros pesquisadores de quase morte, não existia razão óbvia para explicar por que há EQMs prazerosas e outras, assustadoras. Por exemplo, não é verdade que as pessoas que vivem uma vida "santa" sempre passem por experiências agradáveis e as "más" testemunhem momentos aterradores. Ao longo da história, místicos reverenciados como Santa Teresa de Ávila e São João da Cruz, do século 16, além de Madre Teresa de Calcutá, do século 20, descreveram a sua "noite escura da alma" como um primeiro estágio necessário no decorrer do caminho rumo à união com o Divino.[3,4,5] E eu já ouvi relatos de EQMs bem-aventuradas por parte de criminosos, o que inclui assassinos que cumprem penas de prisão perpétua.

Neste ponto da pesquisa, a escassa quantidade de evidências que temos de experiências de quase morte assustadoras ou angustiantes sugere que elas podem ocorrer nas mesmas condições que as bem-aventuradas – e não sabemos explicar por quê. Eu percebi que a relutância em enfrentar EQMs ruins provoca traumas emocionais duradouros, e que esse tipo de experiência de quase morte costuma ser interpretado como uma mensagem para que as pessoas que passaram por elas mudem de vida.[6]

Alguns dos que vivenciaram a quase morte relatam um reino que soa como as descrições tradicionais de inferno. Brenda teve uma dessas experiências aos 26 anos, quando tentou suicídio tomando uma overdose de pílulas para dormir:

– O médico do hospital se aproximou de mim e disse que eu estava morrendo. Os músculos do meu corpo começaram a se contrair incontrolavelmente. Eu não conseguia mais falar, mas sabia o que me acontecia. Mesmo o meu corpo desacelerando, tudo se passava muito rápido. Então senti o meu corpo escorregando, mas não diretamente para baixo, e sim de um jeito angular, como se estivesse em um escorregador. Estava frio, escuro, molhado. Quando cheguei ao fundo, parecia a entrada de uma caverna repleta de teias penduradas nas paredes. O interior dessa caverna era cinza e marrom. Eu ouvia gritos, lamentos, gemidos e ranger de dentes, os quais vinham de seres que pareciam humanos, tinham cabeça e corpo, mas eram feios e grotescos. Eu me lembro de ver cores como vermelha, verde e roxa, mas não me recordo se eram as cores desses seres. Eles eram assustadores, soavam como se estivessem atormentados, agonizando, mas ninguém falava comigo. Nunca entrei na caverna, fiquei só na entrada e disse a mim mesma:

"Eu não quero ficar aqui". Tentei me levantar, como se tentasse puxar a mim e ao meu espírito para fora daquele poço. Essa é a última coisa de que eu me lembro.

Brenda se recuperou da overdose, iniciou o tratamento para a depressão que a levara a tentar suicídio e começou a frequentar as reuniões dos Alcoólicos Anônimos. Apesar do caráter infernal da sua EQM, a nova crença de que a morte não é o fim lhe deu esperança e motivação suficientes para mudar de vida. Por fim, tornou-se conselheira de pessoas que lidam com depressão e abuso de substâncias.

Kat Dunkle descreveu a sua experiência infernal, tida aos 26 anos durante intensa hemorragia interna após um acidente de carro, da seguinte maneira:[7]

– O acidente provocou forte impacto nas minhas costas, o que fez a membrana que envolve o fígado explodir como um balão, causando uma enorme hemorragia interna. A perda considerável de sangue tornou impossível um esforço heroico por parte do cirurgião. De acordo com todas as considerações médicas, eu estava clinicamente morta. O anestesista desligou o equipamento e se levantou para sair, mas o jovem cirurgião não desistiu e me trouxe de volta à vida. Enquanto esses eventos aconteciam naquela sala de cirurgia estéril e fria, eu partia para uma jornada que me mudaria para sempre. Na mesa de operação, eu fora declarada morta. Senti dar o meu último suspiro, até que fui arremessada por um túnel. Então, o chão se abriu e caí na escuridão total. A dor da queimação em meu corpo era horrível e agonizante, e envolvia cada partícula minha. Ouvi pessoas gritarem e eu sabia que estava no inferno. Não haveria escapatória, eu iria cair e queimar; permaneceria assim para sempre. Clamei a Deus que me ajudasse, mas sabia que Ele não me ouvia. Ninguém tinha conhecimento de que eu me encontrava ali. Então, tudo parou, até que despenquei naquele horrível espaço preto. Como analogia, imagine estar em um elevador e de repente o chão se abrir. Lá não havia fogo, mas eu sabia que aquilo era o inferno e me desesperei, pois duraria a eternidade! Eu não acordava; nunca chegaria ao fundo e morreria; não seria resgatada por ninguém; gritaria com as outras almas perdidas em meio à escuridão, todos indefesos, rumo ao poço do inferno. Nem mesmo Deus entrava em um lugar como aquele. Não há como descrever o terror que me preenchia ao compreender que a culpada por aquela situação era eu, fruto da minha escolha em não acreditar em Deus. Senti uma separação, como se eu nunca tivesse existido (e não existe lugar mais solitário do que a separação de Deus). Eu senti a desesperança de estar perdida em meio ao tormento, separada de Deus por toda a eternidade.

A experiência de Kat, porém, não terminou aí. Como acontece com muitas EQMs que se revelam assustadoras, a dela se tornou pacífica. E, embora fosse ateia nos últimos 26 anos, clamou pela ajuda de Deus:

– Enquanto eu estava caindo, queimando naquele lugar horroroso, implorei que Deus me perdoasse e me libertasse daquele lugar. Então, a tortura parou. Ela simplesmente parou! O barulho alto, penetrante e uivante que ressoava nos meus ouvidos, além da terrível sensação de queimação e dilaceração, cessou. Ali eu soube, sem qualquer sombra de dúvida, que Deus existe. Trata-se de uma paz que jamais pode ser descrita, que transcende todo o entendimento. Não havia mais medo, dor, ansiedade ou emoções, tudo foi dominado por um sentimento de adoração a Deus. E, dessa forma, passei de completa descrente para alguém que não tem dúvidas.

Brenda e Kat claramente identificaram o seu "outro lugar" como o inferno, assim como Judy e Dottie o descreveram como paraíso. Contudo, diversos sobreviventes de EQMs assustadoras, assim como os de EQMs bem-aventuradas, não nomeiam o lugar aonde foram, mas o explicam sem atribuir um rótulo a ele.

Doris me descreveu uma EQM assustadora que vivenciou quando seu útero se rompeu durante o parto. Ela tinha 27 anos:

– De repente, percebi que algo muito estranho estava acontecendo. Era como se eu estivesse sendo puxada para cima e para longe. Perto do teto, de um canto da sala, observei o meu médico e a enfermeira trabalhando no meu corpo. Eu me senti assustada, e queria tanto estar no controle da situação, mas não conseguia fazer nada que não fosse assistir a tudo impotente. De repente, encontrei-me viajando por um túnel; de início lentamente, mas depois ganhando velocidade conforme eu avançava. Ao entrar nesse túnel com lentidão, ouvi o barulho de um motor, daqueles que operam máquinas pesadas. E, então, escutei vozes de cada lado da minha cabeça. Elas vinham de pessoas que eu já conhecia antes, porque eram vagamente familiares, mas, com medo, não me concentrei em tentar reconhecê-las. Conforme a velocidade aumentava, fui me aproximando de um ponto de luz no fim do túnel. O pensamento de que morrer significava aquilo me veio à cabeça. Naquele instante, decidi que não queria avançar mais. Tentei recuar, parar e me virar, mas não obtive sucesso. Eu não controlava nada, e o pontinho de luz crescia cada vez mais. Apavorada, estava determinada a não ficar ali, por Deus.

Assim como na experiência infernal de Kat, a de Doris tornou-se pacífica:

– Havia seres ao meu redor que reconheciam a minha presença e se divertiam bastante comigo; tive a "sensação" de que riam. Uma pessoa (se é que posso considerá-la assim) parecia estar no comando e se comunicou comigo da mesma forma como faria um pai firme, mas amoroso, insistindo que eu prestasse atenção nele. Lentamente, os meus pelos (antes eriçados) foram suavizados e eu me senti em paz, calma. Saber que não existia nada a temer me ajudou. Quando a minha gagueira cessou, eles me convenceram de que não haveria problema ficar ali por um tempo, e que eu poderia retornar à sala de parto quando chegasse a hora. Então, acompanhando essa experiência estranha, fiz perguntas e obtive respostas. Estas últimas, em vez de prolixas, me eram mostradas. Nos 22 anos que se passaram desde aquela experiência, só duas coisas permaneceram na minha memória: a certeza de que morrer pode ser desagradável e de que a morte em si não é algo que precisa ser temido.

Ao contrário de Brenda e Kat, Doris não tentou rotular esse "lugar" em que estivera.

Da mesma forma, Stewart teve uma EQM angustiante quando perdeu o controle do carro em uma noite de neve, deslizou para fora da estrada e caiu em um riacho. Ao bater a cabeça no para-brisa, ficou inconsciente. Ele descreveu como foi deixar o corpo e observar a água gelada encher o veículo em que estava:

– Eu vi a ambulância chegando e as pessoas tentando me ajudar a me tirar do carro. Naquele momento, eu já não estava mais no meu corpo. Eu o havia deixado. Provavelmente, me encontrava trinta metros acima de lá, e podia sentir o calor e a compaixão dos que me socorriam. Também senti a fonte de toda aquela bondade, e era algo muito, muito poderoso. Só que eu estava com medo daquilo e não me sentia confortável, então rejeitei o que acontecia ali. Sem querer aceitar, eu disse: "Não!". Foi quando deixei o planeta. Eu podia me sentir e ao mesmo tempo me ver indo embora, subindo pelo ar, depois para além do Sistema Solar, da galáxia e de tudo que fosse físico. Com o passar das horas veio a absoluta ausência de sensação: não havia dor, calor, frio, luz, sabor, odor. Eu sabia que estava deixando a Terra e todo o resto para trás, todo o mundo físico. De repente, aquilo se tornou insuportável, horrível: conforme eu me distanciava, a ausência de sentimento, sensação e senso de luz permanecia. Entrei em pânico. Lutei, orei e tudo mais que acreditasse que pudesse me ajudar a voltar. Eu me comuniquei com uma irmã minha já falecida e implorei sua ajuda.

Naquele instante, então, retornei ao meu corpo, que já havia sido transferido para a ambulância.

Mais uma vez, em nossa pesquisa, a maioria dos que vivenciavam a quase morte constatou que esse reino sobrenatural não poderia ser descrito em palavras, mesmo quando esses indivíduos eram pressionados a tentar empregar características a ele. Concentravam-se em eventos de EQM – como entrar na luz e interagir com outros seres; em seus sentimentos e pensamentos –, mas não prestavam atenção à aparência física dele, ou relatavam que nada poderia descrevê-lo.

No dia seguinte ao seu trigésimo quinto aniversário, sem qualquer aviso prévio, Róisín Fitzpatrick sofreu uma hemorragia cerebral que a deixou em situação de risco na Unidade de Terapia Intensiva.[8] Ela me descreveu a experiência de quase morte que teve na UTI:

– Tornei-me energia pura e percebi que "eu" ainda existia, mesmo não sendo mais uma pessoa (individualmente falando) no meu corpo físico. Em vez disso, eu me fundi para me tornar, assim, uma unidade atrelada a uma consciência maior e cheia de luz. Não havia começo ou fim, início ou término, nem vida ou morte, "lá fora" ou "aqui dentro". E não fazia diferença se eu estivesse ou não no meu corpo; não era sequer relevante, porque eu me tornara uma unidade com esse campo de energia incrivelmente potente e carregado. Cercada por um silêncio abafado, fui envolvida por raios ondulantes de uma luz opalescente e cristalina. Simultaneamente, existia um sentimento de amor e felicidade que se estendia até o infinito. A partir desse lugar tudo era possível porque só o amor, a alegria, a paz e o potencial criativo eram reais. A minha compreensão da realidade girava 180 graus quando aprendi que, no nosso nível mais profundo de consciência, somos seres de energia de puro amor e luz que residem no nosso corpo físico de forma temporária.

Margot Gray também descreveu um sentimento de felicidade quando, aos cinquenta anos, enquanto viajava pela Índia, foi acometida por uma doença desconhecida cujo sintoma era febre altíssima:[9]

– Uma sensação de exultação foi acompanhada de um sentimento de estar muito próxima da "fonte" da vida e do amor, que pareciam ser uma unidade. Eu me senti abraçada por uma felicidade cujo tamanho não é possível mensurar em palavras. O mais próximo que eu consigo chegar disso, em termos humanos, é recordar o êxtase de estar "apaixonada"; a emoção que se sente quando o primogênito é colocado nos seus braços pela primeira vez; a transcendência do espírito que às vezes pode vir à tona quando se está em um concerto de música clássica; a paz e a grandeza das montanhas, das florestas, dos lagos ou de outras belezas da natureza que nos levam às lágrimas de tanta alegria. Junte tudo isso e multiplique por mil, e você terá um vislumbre do "estado de ser" no qual se encontra quando a restrição à "verdadeira herança" é parcialmente removida.

Tanto Róisín quanto Margot narraram sentimentos e fenômenos que experimentaram durante suas EQMs, mas nenhuma delas descreveu nada que pudesse ser chamado de "lugar". Como metade dos participantes da minha pesquisa também não conseguia, e por haver pouca consistência nas descrições da outra metade – que se arriscava em explicá-lo –, nenhuma dessas imagens pode ser considerada "típica" das EQMs.

Para onde, então, vai a mente depois da morte? Para o céu? Para o inferno? A ciência é capaz de nos dizer o que as pessoas afirmam sobre o que acontece após a morte, e organizar os relatos de acordo com sua consistência entre diferentes indivíduos e culturas. Contudo, geralmente não é possível chegar a uma conclusão precisa de nada.

Eu uso o termo "geralmente" porque, em alguns casos, conseguimos investigar se o que dizem está ou não relacionado a algo observável nesta vida. Certos relatos podem ser descrições precisas de coisas que de fato aconteceram; outros, daquilo que apenas foi imaginado. No entanto, existem aqueles que se limitam a um meio-termo de interpretações errôneas de acontecimentos reais.

Jeff bateu com a moto durante uma corrida e ficou preso embaixo do veículo. Enquanto estava no chão, a gasolina vazou para o seu capacete e ele respirou fumaça tóxica antes de ser retirado dali. O rapaz foi levado para o pronto-socorro com escoriações e ossos quebrados, além de bastante desorientado por causa da fumaça, que o deixou assustado, confuso e combativo. Quando eu o entrevistei no dia seguinte, Jeff estava calmo, porém continuava um tanto grogue. Ele me contou que desmaiara logo depois do acidente, para em seguida acordar em um lugar malcheiroso no qual parecia estar sendo torturado por seres com olhos, mas sem quaisquer outras características faciais. Alguns o seguraram e o amarraram a uma mesa; outros inseriam agulhas no seu corpo. Seria essa uma EQM infernal? As suas memórias eram um tanto nebulosas, sem a clareza típica de EQM. E ainda que a única maneira de encontrar sentido naquelas lembranças vagas fosse imaginar que havia sido atormentado por demônios ou alienígenas, Jeff não afirmou saber o que ocorrera, assim como a maioria dos que passaram por uma EQM. Seria aquela uma mera alucinação tóxica em razão da fumaça da gasolina?

Depois de conversar com a equipe do pronto-socorro que cuidara dele no dia anterior, ficou óbvio para mim que aquele evento não fora uma EQM, nem uma alucinação. Tratava-se de uma percepção confusa de Jeff sobre o que tinha acontecido. A fumaça do gás o deixara tão combativo na sala de emergência que não foi possível examiná-lo, tirar seu sangue ou mesmo iniciar uma intravenosa a fim de medicá-lo. A equipe médica, que usava máscaras cirúrgicas cobrindo o rosto abaixo dos olhos, deu a ele um gás malcheiroso para inalar com o intuito de sedá-lo. Então, assim que Jeff parou de relutar, teve os pulsos e tornozelos amarrados para que pudessem inserir uma intravenosa e tirar seu sangue. Jeff não estava tendo uma EQM, mas também não sofria alucinações. Ele estava vendo, ouvindo e sentindo tudo o que a equipe fazia com ele, só que não conseguia entender devido ao seu estado de confusão.

Quando o pensamento de Jeff clareou um dia depois, pude lhe explicar o ocorrido e, então, ajudá-lo a entender aquela visão aterrorizante. Ele ficou aliviado ao saber que não estava sendo arrastado para o inferno e nem enlouquecendo, mas só temporariamente confuso pela fumaça tóxica que inalara. E eu me senti satisfeito, pois levar a sua história a sério o ajudou a aceitar a experiência assustadora que tivera.

Portanto, nem sempre podemos aceitar os relatos de um ambiente de vida após a morte pela forma como se revelam. Em vez disso, precisamos levar a sério os que se estabelecem de forma consistente em diferentes crenças culturais e expectativas pessoais. Os indivíduos que narram as experiências de quase morte precisam ser ouvidos. Precisam de espaço e tempo para processarem os traumas mental e físico que sofreram.

Nós vamos "para algum lugar"? Até mesmo essa pergunta pode ser enganosa, porque "algum lugar" implica a necessidade de haver um "lugar". A evidência sugere apenas que, depois que morremos, alguns de nós permanecem conscientes, pelo menos por um tempo. E, como esse "algum lugar" geralmente não se parece com o nosso ambiente físico habitual, costuma-se rotulá-lo como "mundo diferente", "reino celestial" ou "mundo espiritual". Entretanto, esse rótulo não implica um local físico diferente; seria a mesma lógica de quando falamos sobre o "mundo dos esportes", "o mundo do entretenimento" ou o "mundo político". Não estamos nos referindo a lugares físicos diferentes, mas a aspectos distintos do nosso mundo físico aos quais não prestamos atenção. E é possível que aquilo que os indivíduos que vivenciaram a quase morte chamam de "mundo espiritual" não seja de fato um local físico diferente, mas um aspecto que em nada tem a ver com o nosso mundo familiar que não costumamos ver?

14

MAS E QUANTO A DEUS?

Mais de dois terços dos indivíduos que estudei afirmaram que em sua EQM encontraram pelo menos outra pessoa; destes, dois terços revelaram que era alguém já *falecido* – experiência que oferece pelo menos o potencial para alguma informação que se mostre verificável. Segundo quase noventa por cento deles, porém, o encontro foi com algum tipo de ser divino ou com características de divindade, o que se mostrou um problema para mim, porque eu não consegui pensar em uma forma de testar a precisão de qualquer uma dessas narrativas. No entanto, senti que precisava persegui-las de qualquer maneira, porque muitas pessoas que já passaram por experiências de quase morte consideram esse encontro divino a característica mais significativa da sua EQM. Então, procurei alguns padrões consistentes nas histórias agrupadas.

Alguns desses indivíduos identificam o ser divino na sua EQM como o Deus da religião que seguem. Julia, criada na Igreja Batista, ainda que raramente frequentasse os cultos, me contou sobre o encontro com Jesus e Seu Pai quando teve um ataque cardíaco aos 53 anos:

– Primeiro eu vi Jesus. Ele tinha olhos azuis e estava sorrindo; estendeu a mão para mim. Mas o engraçado é que não falou, só que eu sabia o que Ele estava dizendo. Ele me contou que Seu Pai queria me ver.

Nós flutuamos pelo lugar mais lindo que já vi na vida. Era tão tranquilo. Nós fomos a uma coisa grande e branca com uma aparência de nuvem. Um homem com uma longa barba branca e cabelos brancos compridos estava sentado em uma enorme coisa quadrada e também branca. Ele me disse que eu não poderia ficar ali, que precisava voltar, pois era mais necessária aqui, porém logo poderia ir até lá e ficar com Ele.

Julia identificou esses seres como Jesus e Deus, de acordo com a sua educação religiosa, da mesma forma que cerca de um terço dos participantes ao relatar o encontro com um ser aparentemente divino durante as suas EQMs.

Outros identificam esse ser como divino, mas não sendo o Deus de sua tradição religiosa. Suzanne Ingram, que se considerava uma "católica renegada", foi levada às pressas para o pronto-socorro depois de um acidente de carro quando tinha 22 anos. Ela me contou sobre o encontro com um ser que identificara como o seu "Criador", que não necessariamente era o Deus católico:

– E foi aí que começou outra experiência. Eu me lembro muito bem de ter conhecido meu Criador. Pode chamar esse Criador como quiser: Deus, Buda, Krishna, Alá, não importa. Eu vou chamá-lo de Deus para simplificar, mas não estou me referindo a nenhuma religião ou um Deus em particular. Deus conversou comigo. Falou por um tempo, então me disse que eu poderia ficar lá e que a minha vida seria considerada um sucesso. Mas eu precisaria retornar à Terra em outra vida a fim de realizar o que ainda não concluíra nesta; ou eu poderia retornar e continuar minha vida atual. Acredito que ele disse que eu completaria a minha missão neste planeta e conseguiria passar para o mundo além da porta. Deus abriu uma fresta de uma porta, por onde me deixou espiar a luz que emanava. Naquele exato momento, escolhi voltar para a Terra e continuar minha vida. Nada me impediria de alcançar aquele lugar na morte, e eu sabia que não teria que voltar para a Terra em outra vida. Eu me lembro muito bem de estar bastante determinada a atingir o meu objetivo, embora ainda não esteja claro. Lembro-me de que Deus e eu estávamos sorrindo. Ele ficou muito satisfeito com a minha decisão, que, por si só, foi mais um passo dado rumo ao meu destino final.

Suzanne identificou o ser que conheceu como divino, porém, ao contrário de Julia, não chegou a rotulá-lo como o mesmo Deus apresentado em sua tradição cristã; de fato, usou a palavra "Deus" para facilitar a conversa sobre o ocorrido.

Rachel Walters Stefanini, criada como protestante, mais tarde se tornou uma "pagã eclética" que adorava a natureza em rituais privados feitos na sua casa. Ela descreveu o encontro com uma divindade budista e uma celta durante a sua EQM, dois seres de tradições espirituais completamente diferentes. Isso se deu quando estava inconsciente por consequência de uma perda extrema de sangue, efeito colateral de um câncer cervical hemorrágico aos 45 anos:

– Eu me vi no colo da maternal e gentil Kwan Yin. Eu a adorava em sua inteireza, sentia uma paz e segurança que jamais havia experimentado antes em toda a minha vida humana. Ela me segurou perto de si e acariciou o meu cabelo, falando palavras suaves e calmantes. Ainda não sou capaz de dizer o que Ela disse. Na minha mente, posso ver a Sua boca se mexendo, mas não consigo ouvir aquelas palavras. Tudo o que eu sei é que elas me trouxeram paz. Não senti qualquer vestígio de medo, só uma paz profunda e permanente. A Senhora estava à minha direita. Já à minha esquerda se sentava o antigo e sábio Lorde Celta Cernunnos. Eu fiquei encantada ao vê-Lo, porque Ele é tão antigo, mas ao mesmo tempo fiquei chocada; afinal, eu nunca O tinha invocado. Lord Cernunnos estava quieto e sentado com os olhos fechados, como se estivesse meditando. Eu me lembro de observar os enormes chifres saindo da Sua cabeça e de pensar quão forte devia ser para se sentar ali tão quieto, com todo aquele peso sobre Sua cabeça. Eu não faço ideia de quanto tempo fiquei ali na presença desses dois seres amorosos, mas me lembro do toque frio e sedoso das roupas da Senhora nos meus braços e nas minhas mãos. Acordei da cirurgia com o primeiro pensamento: "Você está bem, filha". Sabia que aquela voz era a de Kwan Yin e que ficaria bem.

A presença de duas divindades de tradições culturais diferentes é algo bastante surpreendente. Como a própria Rachel me explicou:

– Observe que essas duas divindades tecnicamente não deveriam estar lá juntas. Anciãos pagãos e fontes insistirão que um ser humano jamais deveria misturar deuses de diferentes sistemas e origens. Já outros pagãos com os quais compartilhei isso também estão chocados e não conseguem me oferecer qualquer explicação que vá além de: "Eles devem ter sido aquilo de que você precisava".

Essa combinação de divindades advindas de diferentes tradições – e a explicação "Eles devem ter sido aquilo de que você precisava" – sugere que as imagens de Kwan Yin e Cernunnos foram parcialmente criadas na imaginação de Rachel como a sua interpretação daquilo que estava experimentando. Na verdade, Rachel concordou que os seres divinos que encontrara podem ter aparecido como imagens retiradas da sua mente para que se tornassem familiares a ela.

– Eu não sou cristã – disse ela. – Logo, tenho certeza de que a minha EQM foi enquadrada de uma forma que me deixou confortável.

John Seidel quebrou a clavícula e sete costelas em um acidente grave de motocicleta quando tinha sessenta anos. Ele acordou na Unidade de Terapia Intensiva com dificuldade para respirar e um raio X revelou que toda a cavidade torácica estava repleta de sangue. Além disso, os dois pulmões haviam entrado em colapso. Ele descreveu para mim a EQM que teve durante uma cirurgia de emergência para drenar o tórax:

– A coisa que me lembro logo em seguida foi de ter sido guiado por um mundo branco. Eu fui levado até uma sala que não tinha teto, paredes ou mesmo quinas; parecia um espaço confinado. Na minha frente estava uma figura usando vestes brancas com mangas compridas e que pingavam. Ele tinha cabelos compridos e no rosto uma barba longa e espessa com mechas pretas e grisalhas. Ergueu a mão direita e apontou por cima do meu ombro esquerdo. Eu me senti muito aquecido, em paz e confortável com a minha situação e aquela realidade que se apresentava a mim. Vi as dobras do manto e da barba dele em detalhes. Quando acordei, disse para a minha esposa que Gandalf estava no comando. A figura que imaginei parecia Gandalf de *O senhor dos anéis*.

John cresceu em uma família que se mudava muito e frequentava qualquer igreja que tivesse fiéis e que seu pai conhecesse no novo emprego. Ele comparecia a muitos cultos religiosos de diferentes fés, só que na época da sua EQM fazia muitos anos que não ia a um, que não adorava nada ou sequer orava. Quando encontrou uma figura de autoridade benigna vestida de branco na sua EQM, o nome que criou para esse ser não foi de uma divindade, mas de um mago fictício da obra de fantasia escrita por J. R. R. Tolkien. Entre todos os participantes da minha pesquisa que descreveram o encontro com um ser divino ou uma divindade em suas EQMs, um terço identificou esse ser como uma entidade consistente com as próprias crenças religiosas, enquanto dois terços afirmaram não ser capazes de identificar o ser como divino.

Ainda que inúmeros indivíduos se decidam pelo uso do rótulo "Deus" ou outra divindade que lhes pareça familiar para identificar a presença divina, alguns reconhecem que os termos são inadequados. Eben Alexander descreveu uma divindade inteiramente amorosa, para quem "o vocábulo 'Deus' parecia uma palavra insignificante"; já Kim Clark Sharp, que passou por uma EQM quando desmaiou sem pulso na calçada aos dezessete anos, relatou que "mesmo a palavra 'Deus' parecia pequena demais para descrever a magnificência daquela presença". Inúmeros outros participantes explicaram a presença sem se esforçar para identificá-la.[1]

Tracy, uma agnóstica de 27 anos que teve uma EQM ao derrapar seu veículo no gelo e colidir com um caminhão de reboque, descreveu a sua sensação de estar em fusão com uma presença divina:

– Eu me senti cercada e envolvida por uma Onipresença de Luz indescritivelmente calorosa e amorosa. A serenidade e o amor incondicional que emanavam dela através de mim estavam além de uma descrição verbal. A transferência direta e desimpedida de pensamento, o que era mais como um conhecimento compartilhado, lavava cada célula do meu ser. Ela era eu e ao mesmo tempo Ela não era eu. Eu era Ela e não era. Eu estava Nela, vinha Dela, mas ainda assim simultaneamente o meu ser individual era único. Sabia que para essa Presença de Luz e Som eu era inestimável, como se fosse um átomo parte Dela. Uma gota do oceano é a essência do oceano, ainda que ela não seja o oceano em si; o oceano não é completo, exceto pela existência de cada gota das quais ele é composto. Foi dessa forma que eu me relacionei com a Luz e o Som nos quais estava imersa. Eu não via essa Presença de Luz e Som, mas eu a conhecia e a amava; dentro de mim e sobre mim, da mesma forma como Ela me conhecia e me amava. Não havia espaço, tempo, separação ou dualidade, pois cada célula do meu ser estava inundada com o conhecimento de como tudo aquilo que é, apenas é; de como tudo faz sentido de um modo divino, de como tudo está na Ordem Divina; de como amar uns aos outros significa amar a si mesmo e o Divino, de quem cada um de nós é um átomo. Da mesma forma como uma mão faz parte do corpo humano, ainda que o corpo não faça parte da mão; e embora o corpo não seja um corpo completo sem a mão. Naquele instante, e para sempre, soube que eu era um aspecto-átomo único parte desse ser maravilhoso. Em uma aceleração da consciência, eu me senti iluminada com a compreensão de como cada indivíduo é um aspecto da Fonte. As palavras não fazem jus à experiência, assim como não seriam capazes de descrever a aparência, ou mesmo a sensação, do amarelo-rosa-ouro vindo do nascer do sol desta manhã para alguém que jamais viu um nascer do sol.

Já Rudy, que passou por uma EQM aos 26 anos quando capotou com o carro e sofreu uma lesão cerebral maciça e múltiplas fraturas, também descreveu a fusão com uma presença divina:

– Eu me vi em meio a uma escuridão suave, aveludada, pura, infinita. Estava mais ciente dessa vasta escuridão infinita do que estou ciente daquilo que digo para você agora. Existe essa sensação de completude. Eu me sentia unida e completa, porém confusa em meio aos meus pensamentos. E então surgiu um pontinho de luz branca cintilante. Nós nos tornamos conscientes um do outro, uma sensação de unidade pacífica e amorosa. Não havia passado nenhuma noção de tempo desde que me conscientizara da escuridão, e nem mesmo durante toda a experiência em si. Com base nisso, a experiência se tornou ainda mais profunda e difícil de compartilhar. A única forma de compreender o *Amor* incondicional é vivenciá-lo. Assim que a Luz se fez presente, senti como se estivesse me fundindo. Era uma sensação de comunhão com o que acredito ser a Luz do Amor. Parecia que eu estava me movimentando, viajando, sendo atraída, impulsionada na direção dessa mesma Luz. Eu sei que viajei pela eternidade a uma velocidade incompreensível, mas simultaneamente eu ainda "era". À medida que me aproximei da Luz, ela se tornou mais brilhante, adotando um branco puro. A Luz do Amor tinha o tom de toda a riqueza de todas as qualidades que são boas, as quais aprendi na experiência a se tornarem cada vez mais profundas. Paz, tranquilidade, harmonia, unidade, bem-estar, amor incondicional e aceitação resumem tudo o que eu pensava que Deus era e muito mais. A Luz se tornou a minha inteireza, com um brilho de uma qualidade e riqueza que só poderei compreender em formas vazias de definições, de metáforas físicas, até o dia em que eu a experimente de novo. Uma beleza de tirar o fôlego que me vem à mente só de pensar nela. Eu fui para a Luz; eu me tornei uma unidade com a Luz.

Muitos indivíduos que participaram da minha pesquisa relataram perceber, durante as suas EQMs, que nós somos todos divinos. Anita Moorjani, cujo corpo ficou paralisado por tumores de linfoma, relatou que na sua EQM percebeu que todos nós fazemos parte do Divino:

– Na minha experiência, eu *me tornei* a Fonte, e havia uma clareza total. Por causa da natureza da minha experiência, no fundo sinto que somos todos a mesma unidade. Todos nós saímos da Unidade para a separação e depois retornamos ao Todo. Sinto que a minha EQM foi um vislumbre dessa Unidade. Eu poderia me referir a isso como *Deus*, *Fonte*, *Brahman*, ou *Tudo Que É*, no entanto acho que pessoas diferentes têm ideias distintas sobre o que isso significa. Não percebo o Divino como uma entidade separada de mim ou de qualquer outra pessoa. Para mim, é um estado de ser, e não um ser que se coloca à parte. Uma vez que descrevemos essa energia com sendo uma palavra distinta, como *Fonte*, *Deus*, *Krishna*, *Buda* ou qualquer outra coisa, talvez se torne realmente difícil para alguns de nós ver além do título. Esses termos significam coisas diferentes para pessoas diferentes; além disso, parecem impor uma forma ao que é infinito. E é frequente existirem determinadas expectativas associadas a esses rótulos. Muitas delas nos mantêm presos na dualidade, de modo que entendemos essa energia como uma entidade separada de nós. Contudo, a energia Universal, assim como o nosso estado puro de consciência, precisa permanecer ilimitada, sem forma, para que possa se tornar uma unidade conosco.

Anita talvez seja diferente da maioria dos participantes da pesquisa por causa do seu histórico cultural misto. Criada por pais hindus em Cingapura, em que as religiões dominantes são o budismo, o islamismo e o hinduísmo, cresceu em Hong Kong, onde há o predomínio do budismo, taoísmo e confucionismo. Ela também frequentou escolas católicas a fim de obter uma educação melhor; logo, foi exposta a uma ampla variedade de metáforas religiosas para explicar o divino. No outro extremo do *continuum*, alguns indivíduos que vivenciaram a quase morte foram criados sem qualquer treinamento religioso e chegaram às suas EQMs sendo ateus, tendo então as suas crenças desafiadas por aquilo que experimentaram.

Por exemplo, Janice Blouse, cujo coração parou aos 28 anos quando vomitou grandes quantidades de sangue em razão de múltiplas úlceras estomacais, me contou o seguinte:

– Eu sempre fui uma ateia confessa, só que depois da minha experiência sei que Deus existe. Ele estava esperando por mim no fim do túnel; de alguma forma, eu sei disso. Senti uma paz e uma tranquilidade jamais sentidas. Agora eu acho isso muito reconfortante, porque sei que o nosso espírito sobrevive ao nosso corpo e que morrer é uma experiência bastante agradável.

Já Marcia, hospitalizada por duas semanas quando tinha 39 anos por causa de sepse e sem qualquer expectativa de vida, descreveu uma viagem em algum outro reino que foi feita sem seu corpo:

– Eu me vi viajando em meio a uma luz luminosa. Não me sentia como uma pessoa, ainda que pudesse pensar de forma profunda. Eu me senti em paz e em casa. Eu me mexi em um movimento ascendente, angularmente. Na hora eu não pensei nisso, só que agora consigo descrever o meu movimento como se eu estivesse em um balão de ar quente, viajando em pleno ar sem fazer barulho. Podia ver as vestes brancas, pesadas e esvoaçantes de Jesus Cristo; sabia que aquele era o meu destino. Eu não acredito em Jesus Cristo, então me lembro de estar confusa. Acho que a minha confusão me impediu de continuar e isso interrompeu a sensação de paz completa. Eu não queria abrir mão daquele sentimento, mas voltei porque era confuso demais. Enquanto eu ainda me recuperava, pensei na minha experiência e senti a paz completa no meu corpo e na minha alma. Cresci com um pai católico e uma mãe metodista; fui treinada em ambas as religiões. E, quando ainda era bem jovem, decidi que não acreditava em Jesus Cristo ou na Santíssima Trindade. Desde a minha experiência de quase morte, cheguei a tentar ir a uma igreja metodista, mas chorei durante o culto inteiro. Não conseguia entender por que estava sendo conduzida a Cristo, pois não creio Nele. Não sei por que tive essa experiência, mas, como ainda sinto uma paz imensa, fico feliz que tenha acontecido.

Independentemente de pensarem nas suas crenças espirituais em termos de uma fé religiosa específica ou de um senso nada peculiar de conexão com o universo, a maioria dos participantes afirma estar ciente da presença de algo sagrado ou divino em sua vida. Entre os indivíduos ouvidos na minha pesquisa, mais de quatro em cada cinco descreveram ter uma crença mais forte em um poder superior e uma sensação interior da presença divina.

Tanya, que parou de respirar quando teve hemorragia depois de uma histerectomia aos 41 anos, descreveu para mim essa sensação contínua do divino:

– Essa experiência de quase morte nunca me deixou, além de ter me tornado ciente de que há vida após a morte, do mundo espiritual e do que eu acredito que todos estão de fato procurando. Ou seja, a resposta para "Existe mesmo um Deus?" foi revelada para mim quando eu estava à beira da morte. Agora sei que existe um Deus, e Ele lida com cada um de nós pessoalmente. Se tive que passar por isso para alcançar a fé que tenho hoje, agradeço a Ele. Jamais poderei ser a mesma pessoa que eu era antes dessa experiência.

Veronica, que vivenciou uma EQM quando a sua ferida cirúrgica infeccionou de forma bastante grave aos 48 anos, contou uma história parecida:

– Essa experiência mudou a minha vida. Isso me tornou mais consciente de que existe um Deus. Além disso, desde que recebi alta, a vida passou a ter um significado especial. Comecei a dar o devido valor às coisas. Além disso, Deus se tornou o meu melhor amigo. Eu me apoio Nele e busco Seus conselhos em tudo o que faço. Oro sempre e O agradeço por Sua bondade comigo. Agora, cada hora, minuto e segundo são valiosos. Eu dou o meu melhor para ajudar as pessoas. Sei que ressuscitei dos mortos e sou eternamente grata por isso.

E Darcy, hospitalizada com hepatite sérica aos 28 anos, descreveu como é seu relacionamento contínuo com o divino desde a sua EQM:

– Durante o coma no hospital, vivi uma jornada de movimento livre, sem esforço algum da minha parte. Eu não acreditei que flutuava; afinal, tive a sensação de que estava em pé. Atraída para uma iluminação intensa, ouvia uma música e tinha uma intensa sensação de paz e tranquilidade. Para mim, parecia que eu era dominada por um sentimento extremo de aceitação e amor. Não havia pensamento sobre coisas mundanas. Eu tinha dois filhos pequenos e um marido, mas era como se eles sequer existissem onde quer que eu estivesse. Então vi duas imagens: uma acho que pode ter sido Deus; a outra, Jesus. Entre eles eu me sentia tão amada e alegre. Eles conversaram e determinaram que eu deveria voltar pelo caminho que pegara para chegar até ali, pois existia um propósito para mim nesse outro lugar. Então fui para trás, ainda encarando o que se encontrava diante de mim. A minha vida mudou drasticamente. Eu vim de uma casa pagã, mas desde essa experiência de quase morte continuo tendo encontros pessoais e íntimos com o mundo espiritual. Da minha boca saem palavras sobre as quais não tenho controle, é como se outra pessoa estivesse falando através de mim. Eu já ouvi Deus falar alto comigo em mais de uma oportunidade; se não Ele, Jesus ou seja lá quem quer que eu tenha visto durante a minha EQM. Normalmente estou recebendo conselhos ou orientações.

Da mesma forma como ocorreu com Marcia, a EQM de Darcy incluía imagens de seres divinos familiares, Deus e Jesus, ainda que não fosse cristã na época. Mesmo hoje, ela faz suas orações e se refere ao seu conselheiro divino como Deus, Jesus ou quem quer que tenha sido.

Eu sou um cientista que se sente confortável ao lidar com as evidências deste mundo, mas tratar de doutrinas religiosas é algo que está fora da minha zona de conforto. E, uma vez tendo sido criado em uma família de cientistas sem qualquer senso do divino forte o bastante, me incomodava a quantidade esmagadora de participantes do meu estudo que descreviam o encontro com algum tipo de ser divino. Isso não só porque não fazia parte da minha formação pessoal, mas também por parecer algo que não podia ser verificado cientificamente. No entanto, os cientistas não podem escolher quais evidências valem a pena serem perseguidas com afinco e quais devem ser ignoradas. Se nós afirmamos sermos céticos, não podemos rejeitar as observações que contradizem a nossa visão de mundo e aceitar apenas as que concordam com os nossos pontos de vista, sem deixar de examinar os dados. Como Sigmund Freud nos alertou: "Se alguém se considera cético, é bom que tenha dúvidas ocasionais sobre o seu ceticismo".[2]

Assim como acontece com as descrições dos participantes quanto ao ambiente da vida após a morte, a ciência é capaz de revelar o que as EQMs dizem sobre Deus, bem como a consistência dos relatos. Entretanto, ela não consegue afirmar se aquilo que nos contam é preciso ou não. E assim como acontece com as descrições da vida após a morte, para mim, é difícil saber se as representações de Deus são um reflexo de projeções culturais. No entanto, o meu ceticismo arraigado me impede de interpretar tais descrições em sua forma literal. Não estou dizendo que esses seres aparentemente divinos sejam irreais, porém as pessoas que vivenciaram a quase morte e tentam falar sobre o seu encontro com o divino em suas EQMs usam uma quase infinidade de rótulos:

Deus, Buda, Brahman, Krishna, Alá, Fonte, Tudo O Que É, Kwan Yin ou Cernunnos. E muitos dos próprios participantes da pesquisa, como Suzanne, Rachel e Anita, reconhecem que esses rótulos não devem necessariamente ser interpretados em sua literalidade, posto que são uma tentativa de o cérebro dar algum sentido a algo que experimentaram e está além das palavras.

Alguns desses indivíduos reconhecem os seres divinos com os quais se deparam e não ficam nem um pouco surpresos quando os veem, como Julia. Já outros sabem quem eles são, mas se surpreendem no instante do encontro, como Rachel, Janice e Marcia. Há ainda quem não sinta necessidade de identificar ou rotular o ser divino que aparece na EQM, como Suzanne e Anita. O ponto crucial aqui parece não ser como os participantes identificam ou rotulam esses seres divinos, mas como se sentem na presença do divino. Independentemente de como rotulam ou da surpresa diante dessas divindades, eles sempre descrevem que sentem paz, gratidão, calmaria, tranquilidade, como se estivessem "em casa" – e, acima de tudo, amor.

A outra consistência em quase todos esses relatos de EQM é o fato de que a divindade com quem se encontram pode ser vista, ainda que se sintam parte dela, como algo muito maior do que eles mesmos. Isto é, ainda que agora possam pensar em si mesmos como divinos, eles reconhecem que são uma pequena parte de uma divindade muito maior. Diversos indivíduos que experienciaram a quase morte usam a analogia de uma onda no oceano para descrever essa condição.[3] A onda é uma pequena parte do vasto oceano, composta da mesma água, mas ao mesmo tempo mantém a sua integridade como uma onda distinta com as próprias características, pelo menos por um tempo. Como disse Tracy, que teve uma EQM quando derrapou seu veículo no gelo e bateu em um caminhão de reboque: "Uma gota do oceano é a essência do oceano, ainda que ela não seja o oceano em si; o oceano não é completo, exceto pela existência de cada gota das quais ele é composto".

Logo, pelo menos nesse quesito, eu precisei aceitar o fato de que as questões sobre a natureza e a identidade dos seres divinos encontrados nas experiências de quase morte não serão resolvidas pela ciência. No entanto, seja qual for o tipo de divindade que as pessoas encontram nas suas EQMs, ou como quer que a interpretem, esse parece ser um dos aspectos mais profundos da experiência de quase morte. E a reação dos participantes ao se depararem com um ser divino e seu impacto contínuo na vida me levaram a um questionamento maior, que poderia ser estudado cientificamente: o que os participantes da pesquisa fazem depois de passarem por uma EQM? Que diferença fazia na vida de uma pessoa se ela vivenciou uma EQM ou não? E eis que essa acabou sendo, pelo menos para um psiquiatra, a questão mais importante de todas.

15

ISSO MUDA TUDO

John Migliaccio praticava mergulho na costa de Nova Jersey durante um dia de ventania em julho, depois de voltar da faculdade. A água estava agitada e a visibilidade era tão ruim que ele não conseguia sequer ver um metro à sua frente debaixo d'água. Passada cerca de meia hora, começou a sentir dificuldade para respirar, um sinal de que seu cilindro de oxigênio se esvaziava. Ele estava a cerca de cem metros da costa, e as ondas fortes o faziam beber muita água salgada. A garganta começou a queimar e ele se sentiu tonto porque estava hiperventilando.

Foi então que as coisas ficaram um pouco nebulosas para John. O rapaz se lembra de sentir medo por estar exausto demais para continuar nadando; até que de repente se viu bem acima do oceano, olhando para um corpo negro na água:

– Uma paz e uma tranquilidade absolutas me invadiram. Não tinha nada com que precisasse me preocupar. As coisas seriam resolvidas. Eu me lembro de sentir como se tudo tivesse acabado, que podia descansar; não tinha mais que nadar. Era como estar em uma piscina boiando. Estava ciente de ser levado pela onda, e então não me lembro de nada depois disso. Minha última sensação física foi a de flutuar de volta com as ondas. E me senti em paz. Era como se estivesse me rendendo e aliviado, deixando tudo ir. Dois outros mergulhadores me arrastaram para fora da água, só que eu não estava respirando. Abriram a parte de cima da minha roupa de mergulho e não conseguiram escutar um batimento cardíaco sequer. Um deles fez respiração boca a boca em mim; o outro, de joelhos, realizou uma massagem cardíaca em mim. Antes disso, nunca pensara sobre a morte. Eu tinha apenas dezessete anos. O que eu sabia sobre a vida? Mas, após essa experiência, não senti o medo da morte (se aquilo significava a morte, se aquela fosse a minha experiência de morrer). Porque não era ruim, mas agradável, tranquila. Eu seria levado embora sem precisar fazer absolutamente nada. E havia uma escuridão confortável, serena. A minha vida não passou diante dos meus olhos, não fui para o céu nem para o inferno; nem mesmo para o limbo. Eu não fui para lugar nenhum. Chamo isso de estar em repouso. É como uma flor descendo muito lentamente um riacho durante a primavera, pelos prados. É a única maneira de explicar como foi aquilo. E estava ensolarado, claro, tranquilo. Pássaros cantavam. Até que eu disse: "Se for isso, não é tão ruim assim". Eu entendi a razão de ainda estar vivo e não tive mais medo de morrer. Meu avô morreu recentemente, mas não fiquei angustiado como os outros membros da minha família, pois acho que a consciência continua existindo depois da morte.

Minhas avaliações sobre o que as EQMs significam para a maneira como a mente se relaciona com o cérebro e o que acontece depois da morte têm como base décadas de pesquisa. No entanto, são só a minha opinião a respeito do que os resultados mostram. Embora eu ache que tenho indícios muito contundentes para apoiar as minhas avaliações, sei que algumas pessoas podem interpretá-las de forma diferente e que novas evidências revelariam que estou errado. Há, porém, algo sobre o qual tenho certeza: as EQMs têm o forte poder de mudar as atitudes, as crenças e os valores das pessoas que as vivenciaram. E é essa a informação mais importante que eu gostaria que você levasse consigo após terminar a leitura destas páginas.

Quando perguntei aos indivíduos que tiveram experiências de quase morte como estas os afetaram, a primeira resposta é quase sempre a mesma, como afirmou John: passaram a ter uma atitude diferente em relação ao morrer. A minha pesquisa, bem como a de outros, descobriu uma ansiedade consideravelmente menor em relação à morte por parte de pessoas como John se comparadas àqueles que chegaram perto da morte, mas que não vivenciaram uma EQM.[1] Quem passou pela experiência tende a sentir menos medo da morte e do morrer em si, pois encara isso como uma porta de entrada para outro tipo de vida. Entre todos os participantes da minha pesquisa, 86% afirmaram que tinham menos medo da morte desde que vivenciaram suas EQMs. Até mesmo pessoas como John, que não relataram ter visitado o céu ou mesmo visto Deus, endossam essa crença de que não há razão alguma para se temer a morte quando ela chegar.

Sarah também descreveu encontrar conforto na morte depois de sofrer uma hemorragia aos 23 anos durante o parto:

– Minha experiência ficará sempre presente comigo. Eu não estava *perto de morrer*, eu estava *morta*, clinicamente morta, com evidências médicas que provavam isso. Desde então, morrer sempre foi uma fonte de conforto para mim. Aprendi a transformar o meu estilo de vida ao aceitar a minha doença crônica, mas nunca, mesmo durante o meu pior momento, tive medo da morte. Sinto que isso aumentou em cem vezes o meu prazer de viver. Mais tarde, quando fui diagnosticada com câncer, durante e depois da cirurgia, nunca esqueci como era estar morta. A minha morte não me machucou; na verdade, ela melhorou muito a minha vida, pois sei que serei protegida e acolhida, que morrer é lindo e completamente tranquilo. O calor, a atração, o abraço acolhedor daqueles braços no túnel estão sempre comigo. Para mim, não houve qualquer transição.

Não me vi deixando o meu corpo e flutuando acima dele. Eu estava ali, no fim desse túnel. Morrer foi lindo, pacífico e gracioso. Eu estive morta, sei que isso foi verdadeiro. E não estou com medo.

Já George me disse que usa a EQM que teve aos 49 anos, quando seu coração parou, para confortar outras pessoas que estão morrendo:

– Eu só posso dizer que isso me deixou sem medo algum e com uma grande sensação de paz. Se aquilo é a morte, então eu teria que dizer: "Por que ter medo dela?". Não vi nenhuma figura sagrada do "outro lado", nem parentes estendendo a mão para mim, como outras pessoas já relataram. Mas eu não queria voltar. Ainda que não seja um homem religioso (sou do tipo que não acredita no céu ou no inferno), agora penso que de alguma forma fazemos uma transição para algum outro estado. Qualquer que seja esse estado de transição, era tão agradável que quase quero voltar para ele. Seja como for, morrer não me causa o mesmo medo de antes. A experiência mudou a minha vida de várias maneiras diferentes. Como diretor de serviços sociais em um hospital, senti que a experiência de quase morte me possibilitou lidar com o medo dos pacientes que não têm mais expectativa de vida. Por enquanto, estou disposto a aproveitar a vida enquanto ela ainda pode ser agradável. No entanto, acho que não atravesso uma semana sem que eu pense: "O que há além daquela luz brilhante?".

A psicóloga Marieta Pehlivanova e eu tentamos identificar quais características particulares dessas experiências estão associadas a mudanças de atitude em relação à morte.[2] Em uma amostra de mais de quatrocentas pessoas que vivenciaram EQMs, encontrar algum tipo de ser divino foi relacionado a um aumento da aceitação da morte e à diminuição do medo e da ansiedade de morrer. Ver entes queridos falecidos ou uma luz brilhante e ter sentimentos de alegria na EQM também correspondiam a uma aceitação da morte, bem como sentir-se uma unidade com o universo. Ao contrário de enxergar-se deixando o corpo – para a minha surpresa, pois esperava que uma experiência de estar livre do corpo reduzisse o medo da morte nas pessoas. Outros pesquisadores também haviam deduzido isso, mas não parecia ser o caso.[3]

Como psiquiatra, esse conforto com a ideia da morte depois de uma EQM me fez pensar sobre aqueles que tentam se matar e passam por uma EQM. A mim parecia que perder o medo de morrer poderia tornar os suicidas ainda mais propensos a acabar com a própria vida. Só que isso não aconteceu com Joel, rapaz que conheci no quarto de hospital um dia depois de sua tentativa de suicídio. Atormentado pela dor física que sentia, queria desesperadamente se livrar dela, mas tinha medo de ser condenado ao inferno. A sua dor ficou tão intolerável que ele teve uma overdose e, para a sua surpresa, vivenciou uma EQM pacífica. Quando me contou sobre isso no dia seguinte, perguntei a ele como essa experiência o fez se sentir.

– As minhas ideias sobre a morte agora são diferentes – disse, balançando a cabeça enquanto estava deitado na sua cama de hospital. – A morte era uma felicidade absoluta, não consigo nem começar a descrever o que aconteceu. Mas o que posso dizer a você é que morrer é definitivamente algo para o qual eu estou ansioso.

– Fale mais sobre isso – pedi.

– Eu costumava temer a morte e qual seria o meu destino por toda a eternidade se me matasse. – Ele fez uma pausa e continuou: – Mas tentei me matar e não era nada do que eu esperava. Disseram para mim que eu tinha cometido um erro, mas que mesmo assim era amado. Eu não fui para o inferno, fui para algum lugar… bem, não sei. Acho que você precisaria chamá-lo de celestial.

– Agora, então, você enxerga a morte como algo pelo que ansiar, e não temer – resumi.

– Pode apostar que sim. Eu não consigo contar tudo o que aconteceu, mas digo uma coisa: mal posso esperar para voltar.

– Mas, então, o que você pensa sobre suicídio agora?

– Ah, Deus, não! – Joel foi enfático. – Eu nunca tentaria fazer aquilo de novo. A minha overdose foi um erro e eu fui mandado de volta... para recomeçar.

– Então me ajude a entender isso – pedi cautelosamente. – Você está de volta ao seu corpo, com uma dor que os médicos parecem não conseguir controlar, uma dor tão forte que fez você querer morrer. O que o está impedindo de tentar acabar com tudo de novo?

– É verdade que não tenho mais medo da morte, mas também é verdade que eu não tenho mais medo da vida. Sim, ainda estou com muita dor, e não consigo ver uma solução para isso por enquanto. Só que também agora percebo que a minha dor e o meu sofrimento foram dados para mim por alguma razão. Agora vejo que existe um significado para tudo o que acontece e um propósito para todos os nossos problemas. – Ele parou e tomou um gole de água do copo ao lado da cama. – Fui enviado de volta por um motivo, tenho um trabalho a fazer aqui. A dor é algo com o que preciso aprender a lidar, não de que eu preciso fugir. – Ele fez uma pausa, como se avaliasse a minha reação e se deveria ou não dizer mais alguma coisa. Então, continuou: – Agora eu entendo que sou mais do que um mero compilado de moléculas. Tenho uma conexão profunda com tudo o que há no universo. Os problemas deste saco de pele não são tão importantes. Existem significado e propósito no fato de eu estar de volta aqui neste corpo. – Joel inclinou a cabeça e olhou para mim. – Você não está convencido, né? – perguntou.

– Eu sou psiquiatra, levo o suicídio muito a sério – respondi. – Você tentou se matar ontem à noite; sobreviveu, contra todas as probabilidades, e ainda está reagindo ao choque do que vivenciou e de se ver de volta aqui. – Fiz uma pausa e continuei: – O que você está dizendo é reconfortante, mas ainda está em uma situação bastante vulnerável. Vamos continuar conversando e ver como as coisas evoluem com o tempo.

Permanecemos em contato por mais alguns dias, até que ele recebeu alta do hospital e seguiu na psicoterapia com uma colega minha. A sua dor nunca passou, mas ele não fez outra tentativa de se matar.

A mudança de atitude de Joel não foi a única do tipo. O leitor se lembra de Henry, aquele que deu um tiro na cabeça por causa de uma dor insuportável e depois teve uma EQM na qual viu a mãe parecendo lhe dar as boas-vindas ao céu? Essa visão pareceu aliviar sua dor e, para a minha surpresa, isso não tornou o suicídio mais atraente para Henry. Como ele mesmo disse: "Eu já não penso mais nisso. Ainda sinto saudade da mamãe, mas estou feliz agora que sei onde ela está".

A minha pesquisa com pacientes que tentaram suicídio indicava que cerca de um quarto deles teve uma EQM durante a tentativa.[4] Aqueles que têm EQMs são menos propensos ao suicídio depois do evento do que os que tentam se matar e não passam por uma EQM.[5] O que parece paradoxal, já que as EQMs geralmente levam a atitudes mais positivas em relação à morte e diminuem o medo de morrer. Depois de passar décadas administrando serviços de emergência psiquiátrica e tentando ajudar as pessoas a lidarem com seus pensamentos suicidas, essa descoberta me surpreendeu. Entretanto, todos os estudos sobre o assunto, tanto os meus quanto os de outros pesquisadores, chegaram à mesma conclusão: as EQMs diminuem os pensamentos suicidas.

Assim que reconheci esse efeito, comecei a perguntar aos pacientes que tiveram EQM durante uma tentativa de suicídio não só se e como seus pensamentos sobre a morte haviam mudado, mas por que houve essa mudança. Eles me deram uma ampla variedade de explicações, porém encontrei alguns temas comuns dentro de seus relatos.[6] Na maioria das vezes, eles disseram que a experiência os fez sentir que são parte de algo maior do que eles mesmos. Sob essa perspectiva, suas perdas e problemas individuais parecem menos importantes a partir de então. Eles agora se valorizam por quem são, não por suas circunstâncias.

Tendem a sentir que a vida é mais significativa, preciosa e agradável do que era antes da tentativa de suicídio, sentindo-se mais vivos. Muitos deles vinculam seu valor pessoal elevado e uma vida mais significativa à crença de que a morte não é o fim, a essa sensação de estarem interconectados com outras pessoas.

Outra descoberta é a de que não só para os indivíduos que tentam o suicídio, como para a maioria daqueles que vivenciam EQMs, perder o medo da morte significa também: perder o medo da vida; abrir mão de precisar estar no controle o tempo todo; correr mais riscos e aproveitar tudo ao máximo. Ao longo dos anos, ouvi várias vezes que perder o medo da morte geralmente leva a uma apreciação mais rica da vida, apesar das circunstâncias externas.

Glen foi eletrocutado aos 36 anos quando a furadeira portátil que usava entrou em curto, enquanto ele estava em pé em uma escada de metal de catorze degraus. O rapaz também teve uma EQM que mudou sua visão da morte:

– Essa experiência aconteceu em 1973 e ainda está na minha memória como se vivenciada hoje de manhã. Eu não tenho medo de morrer, meu medo é não conseguir corrigir o que há de errado na minha vida. Espero a morte como a oportunidade de me libertar e ter uma vida nova. Esta vida é apenas uma sombra da próxima experiência de viver, mas é muito mais rica e divertida agora. Eu vejo uma espécie de humor no ar, ou sinto a risada subir pela minha garganta mesmo em situações graves ou preocupantes. Sei que devemos sofrer e enfrentar derrotas para conquistar a nossa liberdade. Quando aprendermos o suficiente, estaremos livres deste mundo. O que mais lembro e que para mim foram as sensações mais importantes que tive durante a minha EQM foram a paz e a liberdade de ter me soltado do corpo físico. Como um peso que é carregado por tanto tempo, a sua retirada foi uma promessa do meu futuro espiritual quando eu morrer de verdade, porque ninguém estará lá para me ajudar. E tudo bem. Não tenho mais medo da morte, só da dor, do processo de envelhecimento e de desgaste do corpo.

Katie teve uma EQM ao quase se afogar aos trinta anos, quando a sua canoa de convés fechado ficou presa em um redemoinho de água e girou, impossibilitando-a de sair. Ela descreveu tanto a perda do medo da morte quanto o aumento da alegria de viver:

– Quando engoli toda a água, cada músculo, fibra e pensamento no meu corpo relaxou. Tudo parecia tão bom. Estar assim *tão* relaxada, mas ainda tão *consciente*, parecia algo estranho, mas aceitei por inteiro. Eu queria aquilo. Aquela era a minha hora. Acredito que essa experiência me mudou. Penso nela como um aprendizado. Não é necessário ter medo da morte, pois ela pode realmente ser uma experiência linda. Isso me fez querer aproveitar as pequenas coisas ao meu redor, reservar um tempo todos os dias para parar, olhar, ouvir, como se fosse a primeira vez. Às vezes me pego dizendo: "Ah, olha só, a primeira tulipa da primavera nasceu". Depois, olho para ela, sinto-a, aproveitando-a por um tempo. Tenho enorme prazer em só olhar, apreciar e me maravilhar com quão maravilhosa e complexa é a vida. Tudo ganhou um aspecto muito mais amplo.

Peggy teve uma EQM aos 45 anos, quando seu coração parou durante uma histerectomia. Ela também descreveu a perda do medo da morte e seu compromisso de viver cada dia ao máximo:

– Durante uma histerectomia, meus batimentos cardíacos desaceleraram, até que por fim pararam. Eu também não tinha pulsação. O anestesista ouviu o alarme do monitor indicar que eu havia morrido e pensou que a máquina estivesse com defeito, mas depois constatou que eu estava mesmo morta. Ele gritou com o ginecologista para interromper a cirurgia e iniciou os procedimentos na tentativa de me ressuscitar. No segundo em que o meu coração parou, abri os olhos e me vi envolta por uma luz branca brilhante. Medo era a coisa mais distante que passava pela minha mente. Nunca senti tanta paz, alegria, contentamento, amor incondicional e completa aceitação! Nada nesta Terra se compara àquilo. A luz brilhava; era um pó de ouro que parecia amor. Senti-me protegida. Meu coração estava tão cheio de alegria que pensei que fosse explodir. Não queria deixar aquele lugar nunca. Ali não havia qualquer noção de tempo: dois segundos poderiam ser dois dias. Algo, porém, me levou a hesitar: a minha família talvez, ou apenas o fato de que eu tinha negócios inacabados. Eles me disseram que todo o incidente durou menos de um minuto. Nesse meio-tempo, tive um pequeno vislumbre do outro lado e do que me esperava lá. O amor é o presente mais bonito que alguém pode dar ou receber. Todos nós precisamos nutrir os nossos relacionamentos e expressar o nosso amor para quem é importante. Agora vejo como a vida é frágil e curta, então tento viver cada dia ao máximo. Estou ansiosa para morrer e não tenho medo da morte, pois vou poder ir para "casa", de onde eu vim. Sei que Deus está comigo sempre. Há enorme paz e alegria no meu coração, e sinto um novo entusiasmo pela vida.

Tais efeitos abrangentes e duradouros das EQMs têm sido para mim o que mais surpreende e, ao mesmo tempo, o aspecto mais consistente nessas experiências. Com o passar dos anos, conheci muitos indivíduos que não me pareciam radicalmente diferentes de ninguém após vivenciarem uma experiência de quase morte; ainda assim, insistiam que haviam passado por grandes transformações no que diz respeito às suas atitudes e crenças. Sendo psiquiatra, eu sabia muito bem como pode ser difícil ajudar as pessoas a adotarem mudanças singelas na vida, muitas vezes exigindo semanas, meses ou mesmo anos de trabalho intenso. No entanto, aqueles que vivenciaram a quase morte afirmaram que isso reformulou sua vida em questão de segundos. Quando comecei a estudar as EQMs, era um cético, para dizer o mínimo, quando se tratava da precisão desses relatórios, então dediquei muitos anos documentando uma série de efeitos posteriores das EQMs.

Em pouco tempo ficou óbvio que as pessoas, após verem uma realidade diferente nas suas EQMs, mudam para sempre: consideram o mundo da EQM como "mais real" do que o nosso mundo físico, e não conseguem nem querem deixar isso para trás. Entre os participantes da minha pesquisa, noventa por cento deles afirmaram que as suas atitudes e crenças não são mais as mesmas; para mais da metade, os efeitos delas aumentaram com o tempo; dois terços relataram se sentir melhor e mais bem-humorados; três quartos disseram estar mais calmos e propensos a ajudar os outros.

Depois de uma EQM, as pessoas às vezes fazem a seguinte analogia: é como caminhar em uma noite chuvosa e escura, até que um súbito relâmpago ilumina o céu, deixando a estrada, as árvores e todo o resto visíveis. No instante em que aquele breve relâmpago desaparece, o breu retorna, só que, mesmo não enxergando mais nada, pode-se lembrar do que foi revelado. A estrada e as árvores ainda existem.

Inúmeros pesquisadores encontraram mudanças consistentes na percepção dos pesquisados quanto a sua visão de si mesmos, no relacionamento com os outros e ao encarar a própria vida.[7] Os que vivenciaram a quase morte voltam dela com uma crença nova ou fortalecida na vida após a morte; sentem-se amados e valorizados por algum poder superior; sua autoestima é intensificada; adquirem um novo senso de propósito ou missão; entendem que todos fazemos parte de algo maior; acreditam que retornaram (por escolha própria ou não) para concluir algum trabalho inacabado. Essas pessoas parecem ter mais compaixão pelos demais, o que leva a um comportamento mais altruísta. Tendem a se ver como partes integrantes de um universo benevolente e intencional, tornando-se mais compreensivos e tolerantes.

As mudanças pessoais associadas às experiências de quase morte vão além daquilo que vemos naqueles que estiveram próximos da morte, mas que não passaram por EQMs.[8] Embora muitos indivíduos que quase morreram sintam maior apreço pela vida, os que experienciaram a quase morte frequentemente se tornam mais ansiosos e deprimidos, afastando-se das atividades sociais e apresentando sintomas de estresse pós-traumático.[9] Por diversas vezes, têm mais cautela e correm menos riscos. Em contrapartida, muitos demonstram maior entusiasmo pela vida e um apreço pela natureza e pela amizade, vivendo de maneira mais plena o momento presente.

Conversei com pessoas na casa dos noventa anos que tiveram essa experiência ainda quando crianças. Elas dizem com convicção que os efeitos posteriores são tão fortes hoje quanto foram várias décadas atrás. O psicólogo Ken Ring desenvolveu a primeira forma de medir objetivamente as mudanças na vida depois de uma EQM, denominando-a de Inventário de Mudanças de Vida.[10] Eu comecei a usar essa escala no início dos anos 1980; vinte anos depois, decidi reencontrar os mesmos indivíduos que entrevistei e pedi que completassem o Inventário de Mudanças de Vida mais uma vez, a fim de entender se as mudanças relatadas permaneceram tão fortes quanto antes. E o resultado foi bastante impressionante, pois para eles quase nada mudou: esses participantes continuaram encarando bem a morte, a espiritualidade e a vida; o senso de significado ou de propósito se manteve forte; sua atitude com relação a outras pessoas e consigo mesmos permanece mais positiva. Já a visão acerca de religião e questões sociais melhorou ligeiramente; ao contrário do que pensam sobre as coisas mundanas.

Essas observações não são novas. Em 1865, Sir Benjamin Brodie, cirurgião sênior da Rainha Vitória e presidente da Royal Society, escreveu a respeito de um marinheiro resgatado de um afogamento: no convés do navio, durante sua recuperação, ele proclamou que estivera no céu e se queixou de ter sido trazido de volta à vida. Esse homem era considerado um sujeito sem valor, mas seu caráter moral foi alterado e ele se tornou um dos marinheiros mais bem reconhecidos do navio.[11]

Foram centenas os relatos que ouvi sobre essas mudanças nas atitudes, nos valores e nas crenças, contudo fiquei mais comovido com uma carta que recebi depois de ter sido entrevistado pelo apresentador Greg Jackson no programa *The Last Word*, um *talk show* noturno transmitido em um canal de televisão em Detroit. Essa carta foi escrita por uma senhora idosa com pouca instrução e que se sentiu motivada a compartilhar comigo os efeitos da sua EQM:

Querido Dr. Greyson,

Eu gostei muito do programa de que você participou. Tentei ligar, mas a linha estava ocupada... O Senhor me abençoou em 1973... Era por volta de seis horas da manhã e o Senhor veio, me levou para o céu e me mostrou. Senhor, tenha piedade, aquele era o lugar mais tranquilo; eu não queria voltar, vi meu corpo deitado ali esperando por mim. Mas continuei pedindo que Ele me deixasse ficar lá, porém Ele disse que não, que eu precisava voltar. Você não vai conseguir encontrar nada na Terra, doutor, que explique uma experiência como aquela... Dr., eu estava tão chocada. Mas gostaria que Ele tivesse me deixado ficar. Nossa, que dia foi aquele! Eu não tinha medo de morrer. Acho que ninguém que passa pelo mesmo que eu quer voltar. Mas, Dr., eu disse para o meu pastor e para o meu marido. Acho que eles pensaram que eu estava louca. Só que eles podem pensar o que quiserem, eu não estava louca. Eu fui até lá sim. Não sei onde era... mas fui abençoada. O Senhor simplesmente me abençoou e deixou que eu visse aquilo. Eu agradeço todos os dias por isso. Ele estava me preparando para coisas que viriam depois na minha vida. O céu é lá, não é? A minha boca estava aberta de alegria. Isso faz você andar direito, falar direito, tratar todo mundo bem. Quando você chega lá, é uma coisa diferente. Você tem uma visão diferente da vida. As coisas materiais não contam mais. Cada corpo só parece ok para você. Você tem uma razão para cada uma das falhas do homem. Ele vai deixar você mais próximo Dele. Dr. Greyson, eu precisava escrever para você para dizer que é real, que não é coisa da imaginação. Não vou desistir disso, não é algo que eu queira perder. Não sei o que você pensa sobre isso, mas Deus sabe que é verdade que eu estava nas mãos Dele.

– Katherine

Como a carta de Katherine sugere, para muitas pessoas que passam pela experiência de quase morte, as mudanças nas atitudes depois de suas EQMs eram apenas a ponta do *iceberg*. Abaixo da superfície havia uma consciência bem mais profunda e íntima de significado e propósito para a vida, bem como uma sensação de conexão com algo maior. Achei esses efeitos colaterais extremamente convincentes, ainda que eu tenha relutado diante do que eles significavam.

16

MAS O QUE SIGNIFICA TUDO ISSO?

Christine, uma mulher de negócios bem-sucedida, teve uma EQM aos 37 anos quando seu coração parou por dez minutos devido a um ataque cardíaco. Fora criada em uma família cristã que frequentava a igreja "internamente", e seu casamento cumpria um papel pequeno em sua vida. Levava os filhos ao culto "quando era conveniente", até que se tornou uma viciada em trabalho, além de agressiva e hipertensa como resultado de anos de preocupação. Ela descreveu para mim como a sua experiência de quase morte mudou tudo isso:

– Comecei a sentir dores no peito e, uma hora depois, fui levada ao hospital. Lá, o médico explicou para o meu marido que eu estava tendo um ataque cardíaco. Durante a noite, meu coração parou sete vezes; a última ocorrência durou pelo menos dez minutos. Todas as palavras na nossa língua são tristes demais para descrever a experiência que eu tive; enquanto tento, a minha sensação é de buscar e agarrar termos que apenas não estão disponíveis. Fui atraída por um milhão ou mais de luzes, as mais lindas, brilhantes e cintilantes que já vira. Não existia qualquer sentimento assustador; tudo era natural. A minha vida, desde a infância, passou diante dos meus olhos, como se eu folheasse um livro rapidamente. Eu entendia todas as coisas: os porquês, o quando, o onde. Então, vi essa enorme luz, tal qual um holofote, com um Ser dentro dela. Era como se esse Ser fosse luz pura. Meus sentimentos na presença Dele, que era Deus, eram alegres, reconfortantes, pacíficos e amáveis. Eu chegara ao meu lugar de pertencimento; a plenitude e a felicidade eram indescritíveis. Queria ficar com Ele mais do que qualquer outra coisa. Era um contentamento total. Estava estendendo a mão para Ele, que estendia para mim. Pouco antes de pegar a minha mão, me disse: "Seus filhos precisam de você". De imediato eu quis aquilo que Ele queria; parecia que Ele queria que eu voltasse. Então, não peguei mais na mão Dele. Essa experiência mudou a minha vida. Tenho um profundo sentimento de amor incondicional e de compreensão do todo. Coisas que costumavam me deixar chateada ou brava não me incomodam mais. Eu não me preocupo mais com nada; ainda me importo, só não me preocupo. Agora, não faço mais o que as pessoas acham que eu devo fazer, mas o que acho que Deus quer que eu faça. O meu trabalho consiste em cuidar da minha família e deixar os outros saberem que há outra vida. Antes da minha EQM, eu era agressiva demais e almejava todos os bens materiais possíveis. Era orgulhosa, de um temperamento muito ativo; minhas atitudes eram tendenciosas; desejava controlar todos os eventos que pudesse. Eu nunca aceitava não como resposta; caso isso acontecesse, avançava rumo a uma batalha. Eu também era perfeccionista; logo, meus colegas não gostavam de trabalhar comigo. Serviço social era algo que não tinha lugar na minha vida. Eu não queria ser incomodada; não havia tempo para ninguém. Dinheiro e posição social eram importantes demais para mim. Eu bebia, fumava e aproveitava tudo. Ou pelo menos pensava que estava aproveitando tudo. Desde a minha EQM, a maior mudança na minha vida tem sido o meu amor incondicional e a minha compaixão por toda a humanidade. Sofro pelos desprivilegiados, doentes, famintos, desabrigados, idosos e necessitados; também por aqueles que são infelizes.

Sinto um profundo desejo e necessidade de ajudar. Dou pelo menos um décimo de toda a minha renda a órgãos de caridade. Os negócios já não me prendem mais; o dinheiro não é mais o meu mestre. Ele serve apenas para suprir as necessidades que temos e ajudar os outros. Meu temperamento e orgulho estão sob controle. Nada parece me incomodar. Tenho alguns problemas, mas navego por eles como em um barco sobre as ondas. Sinto paz, alegria e contentamento, mas aguardo com ansiedade a minha próxima vida. Cada novo dia é realmente novo.

Muitos daqueles que vivenciaram a quase morte, como Christine, relatam que a mudança mais significativa após um episódio como esse é o aumento no seu senso de espiritualidade. E o que eles querem dizer com o termo "espiritualidade" é o aspecto da vida pessoal que inclui algo além dos sentidos habituais e uma busca por inspiração, significado e propósito, por se conectar com algo que seja maior do que eles mesmos.[1,2] Para esses indivíduos, trata-se da convicção de que amar e cuidar dos outros tem primordial importância.

Por ter sido criado sem uma forte fé religiosa, sempre senti dificuldade em me relacionar com as falas de Christine e de muitos participantes da minha pesquisa, como "poder superior" e "o que Deus quer que eu faça". No entanto, os conceitos de conexão com algo maior, de encontrar significado e propósito em amar e cuidar dos outros pareciam os valores que a minha família incutira em mim enquanto eu crescia. As pessoas que afirmam que suas EQMs as deixaram mais espiritualizadas estão, na verdade, fazendo uso de termos diferentes para os mesmos valores e impulsos que eu tenho? Achava as suas histórias pessoais convincentes, mas eu queria alguma forma objetiva de mensurar sua espiritualidade para entendê-la de uma forma mais plena.

Eu queria poder comparar indivíduos que tiveram experiências de quase morte com aqueles que chegaram perto da morte, mas não passaram por uma EQM; isso porque quase morrer, por si só, é um evento gigantesco que pode mudar as pessoas. Usei questionários padronizados e bem-aceitos academicamente que mediam vários aspectos da espiritualidade, como satisfação com a vida, conexão com algo maior e senso de propósito. O que eu descobri: aqueles que tiveram EQMs ficaram significativamente mais satisfeitos com a própria vida e mais abertos a novas direções positivas, além de observarem mudanças positivas nos relacionamentos interpessoais. Para eles, seu crescimento espiritual era resultado das suas EQMs.[3,4] Além disso, muitas pessoas relataram se sentirem impelidas a se engajar na busca por um maior crescimento espiritual.

Elizabeth teve uma EQM aos 28 anos, quando uma das suas trompas de Falópio se rompeu, encerrando uma gravidez ectópica. Ela descreveu a sua busca subsequente por conhecimento espiritual:

– Eu tinha interrompido minha relação com a educação formal depois do Ensino Médio e não estava interessada em assuntos religiosos, filosóficos ou científicos. Só que, depois da minha EQM, embarquei em uma busca vitalícia por conhecimento exatamente nessas áreas; isso aconteceu anos antes de as experiências de outras pessoas influenciarem meu comportamento. Uma sede quase insaciável de conhecimento nessas áreas vem dominando a minha vida desde a EQM. Eu experimentei vários episódios de consciência cósmica "suaves"; tenho acesso a uma biblioteca espiritual por meio de sonhos, ajudantes e meditação praticada por 35 anos. Também há a forte sensação de que tudo no universo está conectado. Para mim, o mais importante é buscar e compartilhar conhecimento, receber e retribuir amor. O espiritual é o mais importante. O dogma e a doutrina das religiões organizadas são criados pelo homem e, justamente por essa razão, estão sujeitos a falhas (e, como a história bem tem mostrado, são ineficazes). Eu não sigo necessariamente os ensinamentos da igreja, mas, sim, a orientação do espírito interior. Essa sede de conhecimento é uma jornada diária com horas gastas pesquisando uma infinidade de assuntos. Aprendizado e conhecimento você pode levar consigo quando fizer a passagem. O segredo está na busca, que continua eternamente. Que cada um seja responsável pelas próprias ações e crenças, que progrida em direção à iluminação espiritual. Eis a receita da minha vida.

O psiquiatra Surbhi Khanna e eu descobrimos que as pessoas que vivenciaram EQMs descreveram uma maior sensação de bem-estar nas suas novas atitudes e esforços espirituais, ajudando-as a lidar com os desafios.[5] Elas também relataram mais experiências espirituais diárias – como sentimentos de reverência, gratidão, misericórdia, amor compassivo e paz interior – do que quem esteve próximos da morte, mas não vivenciou EQMs.[6] Os nossos estudos e de outros pesquisadores também revelaram que as pessoas que tiveram EQMs relatam um maior senso de propósito, mais empatia, consciência da interconexão, além de uma crença de que todas as religiões compartilham determinados valores que são centrais.[7] EQMs muitas vezes levam a uma diminuição paradoxal da devoção a qualquer tradição religiosa, apesar de uma maior consciência de orientação com um poder que é superior.

A espiritualidade pode estar ligada a tradições religiosas, porém muitos dos que vivenciaram a quase morte explicam a sua espiritualidade como um sentimento interior e independente de quaisquer práticas ou crenças religiosas. Com frequência, relatam sentir uma conexão pessoal tão forte com o divino que as observâncias religiosas parecem práticas desnecessárias.[8] Para muitos, há a adoção de uma forma de espiritualidade não denominacional desde que passaram por suas EQMs, na qual todas as tradições religiosas são valorizadas. Katherine Glenn vivenciou uma EQM em razão de infecções respiratórias que contraiu no hospital aos 27 anos, enquanto se recuperava de uma cirurgia. Ela me contou ter compreendido que o núcleo de todas as religiões é essencialmente o mesmo:

– A grandiosidade desse acontecimento teve um impacto tão grande na minha vida que me abriu janelas e portas que eu nem sabia que existiam. Revelou-se para mim o fato de que as religiões são como potes de geleia em uma prateleira, tendo como única diferença o rótulo colocado ali pelo ser humano. Tudo é gelatinoso, tudo é doce. Existem muitos caminhos montanha acima para chegar a Deus e realmente não importa qual deles você vai usar, porque lá no topo há amor, luz, paz, harmonia, gratidão, sabedoria, verdade e vitória para todos. Não existem religiões no céu, apenas essa "geleia" da qual falei.

Para mim, esse crescimento espiritual é mais impressionante nas pessoas que eram materialistas antes das suas EQMs. Ateu, Doug sempre zombava da ideia de um reino espiritual. Até que, aos 71 anos, vivenciou uma EQM quando teve hemorragia interna por causa de uma artéria rompida ligada ao estômago. Ele, então, reconheceu que as experiências espirituais existem:

– Por volta das duas da manhã, acordei com dores de estômago. Eu não conseguia vomitar ou mesmo evacuar e desmaiei. A minha esposa ouviu os meus gemidos e chamou uma ambulância. No hospital, depois de vários exames, concluíram que eu poderia ter rompido o baço e então fui encaminhado à sala de cirurgia. A essa altura, eu havia perdido uma quantidade considerável de sangue. O médico descobriu uma artéria rompida que ia para o meu estômago; naquele momento, eu já estava muito perto da morte. Durante a cirurgia, tive uma EQM na qual me vi bem perto de um muro, banhado em luz. Do outro lado desse muro não havia nada: só a completa escuridão. E então me deram escolhas. Não sei quem, mas, apesar do meu ceticismo sobre tudo o que era espiritual, acredito que realmente tive poder de escolha. E ainda acredito nisso. As minhas escolhas eram: eu poderia pegar o "Expresso Checkout" e morrer sem dor, ou viver e ter a probabilidade de enfrentar muito sofrimento, internações e morrer por fim. Do outro lado do muro não existia nada, apenas escuridão. Resolvi não pegar o "Expresso Checkout", pois não via nada do outro lado daquele muro (para onde eu teria ido). Também senti que valeria a pena descobrir se as perspectivas sombrias de sofrer para depois acabar morrendo seriam verdadeiras. Se fosse, eu poderia decidir morrer da próxima vez. A escolha teve seus fundamentos naquilo que eu acreditava sobre a morte. Pensava que a morte era o fim absoluto, mas agora creio que a parte espiritual da minha experiência foi o fato de que eu realmente tive uma escolha. Ninguém fez isso por mim. Não sou uma pessoa espiritual nem religiosa. Tenho graduação, nasci e fui criado como católico, mas parei de praticar isso já faz cinquenta ou sessenta anos. E não há outra religião que eu adotaria como minha. O que aprendi com tudo isso? Primeiro, agradecer por ter uma escolha; segundo, viver cada dia da melhor maneira possível. Eu acredito que me foi dada uma escolha. Agora, se isso é espiritual ou não... Eu não creio nessas coisas. Sim, claro que me questiono, mas aquilo tudo parece mesmo ter acontecido comigo.

Naomi, uma pediatra que sempre se considerou ateia, descreveu ter se tornado mais compassiva e menos competitiva depois de passar por uma EQM aos 34, quando teve uma hemorragia por causa de uma úlcera no estômago:

– Depois de isso ter ocorrido, eu me lembro da primavera com uma clareza surpreendente. Tudo no ambiente assumiu uma qualidade quase mágica, como se eu estivesse vendo aquilo pela primeira vez. Árvores e flores desabrochavam e assumiam novas dimensões que eu jamais apreciara antes. Quase me senti como se estivesse em um transe induzido quimicamente. Nunca mais vou deixar de dar valor ao fato de eu estar viva. Também senti que não teria medo ao enfrentar a morte de novo; afinal, estava claro que aquela não era uma experiência negativa. Usei essa visão para ajudar as famílias de muitas das crianças deficientes e doentes terminais das quais eu cuido, e com bons resultados. Desenvolvi um poderoso senso espiritual e agora creio com muita força em um poder superior, tudo isso no lugar em que antes havia nada, no qual eu era ateia. Nenhuma outra vivência até hoje causou um impacto tão profundo na minha vida. Estou me esforçando muito menos no meu trabalho. Também sinto que os bens materiais, ainda que agradáveis, não definem o espírito ou a essência de um indivíduo. A minha vida está mais equilibrada do que nunca. Estou muito mais aberta a meditação e outras técnicas médicas tidas como "alternativas". Procuro fazer alterações no meu estilo de vida e não usar medicamentos para controlar os meus problemas médicos. Sinto que desenvolvi mais compaixão pelos meus pacientes e me tornei uma médica melhor por isso. Ainda estou integrando muitos aspectos dessa experiência e acho bom poder contemplá-la de vez em quando, para me reorientar e ver as coisas inseridas em um quadro maior. Tenho minhas suspeitas de que isso sempre será uma fonte constante de crescimento para mim.

Tais alegações de crescimento espiritual depois de uma EQM são bastante comuns. Não importa como sejam expressas, tendem a se concentrar em uma sensação de conexão com algo maior do que nós mesmos. Vários estudos evidenciam que as pessoas que passaram pela experiência de quase morte têm mais compaixão e preocupação pelos outros, e que estão dispostas a fazer de tudo para ajudar.[9]

Isso é essencialmente o que conhecemos como a Regra de Ouro: "Faça aos outros aquilo que gostaria que fizessem a você". Toda grande religião tem alguma variante disso como uma das suas diretrizes básicas.[10] Ela aparece em algumas fontes: num antigo papiro egípcio datado de 500 a.C., nos escritos dos filósofos gregos Sexto e Isócrates; no livro de Levítico no Antigo Testamento; nos livros de Mateus e Gálatas no Novo Testamento; no Talmud da Babilônia; no Alcorão muçulmano; no Mahabharata hindu; no Padma Purana; no Udanavarga budista; no Sutrakritanga Jain; nos Analectos de Confúcio; e no T'ai-shang Kan-ying P'ien taoista.

As religiões que acreditam em Deus promovem a Regra de Ouro como um mandamento divino, enquanto as que não creem Nele a promovem como um guia razoável para viver uma vida que seja plena. Como afirmou o escritor Dinty Moore: "Se existe um Deus, devo viver a minha vida de acordo com os princípios da bondade, compaixão e consciência; e se Deus não existe, então devo viver minha vida de acordo com os princípios da bondade, compaixão e consciência, não importa. Como isso é maravilhosamente simples".[11]

Trabalhos recentes em neurociência sugerem que a natureza universal da Regra de Ouro é resultado de um mecanismo inconsciente do cérebro, que evoluiu ao longo de milênios para nos ajudar a sobreviver em grupo.[12] A universalidade desse preceito espiritual comum a quase todas as religiões é refletida repetidas vezes nos relatos de quem passa por EQMs. Essas pessoas geralmente descrevem a Regra de Ouro não como uma diretriz moral que devemos nos esforçar para seguir, mas uma descrição de como o mundo funciona; uma lei da natureza tão inevitável quanto a gravidade.[13] Esses indivíduos afirmam ter experienciado essa lei natural em primeira mão nas suas EQMs, da mesma forma como sentem em sua vida revista os efeitos das suas ações sobre os outros. Embora creiam que não foram punidas ou julgadas por seus erros, recebem de volta em sua inteireza, como parte de sua revisão da vida, tudo aquilo que já ofereceram.

Tom Sawyer, que teve uma EQM quando a caminhonete sob a qual trabalhava caiu e esmagou seu peito, descobriu que em sua revisão da vida experienciou todos os seus erros da perspectiva das suas vítimas. Ele narrou para mim como foi reviver a memória de esmurrar alguém:

– Eu me vi aos dezenove anos dirigindo a minha caminhonete pela avenida Clinton, quando um homem saiu de trás de uma van e quase colidiu com o meu veículo. Era verão, as janelas estavam abaixadas e eu me aproximei dele, dizendo-lhe de forma sarcástica: "Da próxima vez, você deveria usar a faixa de pedestres". O rapaz gritou alguns xingamentos e estendeu a mão pela janela, dando-me um tapa no rosto. Tirei a chave da ignição, saí da caminhonete e dei vários socos nele. O homem caiu de costas no chão, batendo a cabeça no asfalto. Eu quase o matei, mas na hora não me preocupei. Fiquei indignado. Os frentistas de um posto de gasolina do outro lado da rua vieram correndo. Eu disse: "Vocês viram ele me bater primeiro". E, muito metodicamente, voltei para a minha caminhonete e fui embora. Agora era chegada a hora de revisão da vida! Podia acompanhar a minha descarga de adrenalina, a sensação de formigamento nas mãos, o calor e o meu rosto ficando vermelho. Podia sentir a raiva com a qual aquele idiota violou a minha calma pela felicidade. Eu nunca o tinha visto antes e jamais o vi depois da briga. Mas, na minha revisão da vida, fiquei sabendo que ele estava embriagado e enlutado por sua esposa, que falecera. Na revisão da vida, eu vi o banquinho do bar onde aquele homem bebia, o caminho que fizera na rua por um quarteirão e meio antes de sair correndo de trás daquele veículo na direção da minha caminhonete. Vi a mão dele em direção ao meu rosto. Senti a indignação, a raiva, o constrangimento, a frustração, a dor física. Senti meus dentes atravessando meu lábio inferior. Em outras palavras, eu estava no corpo daquele homem, vendo através dos olhos dele. Experimentei tudo com base nessa inter-relação entre mim e aquele homem naquele dia. E você pode acreditar que eu estava nos olhos daquele homem?! Vivenciei a dor física, a degradação, o constrangimento, a humilhação e o desamparo por ter sido derrubado daquele jeito. Depois que saí da caminhonete, bati naquele homem 32 vezes, quebrando o seu nariz e desfigurando seu rosto. Eu o fiz bater a nuca na calçada. Eu vivenciei tudo isso, até mesmo o estado de inconsciência do homem. A minha revisão de vida incluía experimentar aquele evento do ponto de vista de alguém de fora. Tudo isso acontecia de forma simultânea, sem qualquer emoção ou retidão, ou mesmo apego ou julgamento. Gostaria de poder dizer como eu me senti e como é a revisão da vida, mas nunca vou conseguir explicar algo assim com precisão. Você fica arrasado com o tanto de merda que já levou para a vida de outras pessoas, ou se ilumina e eleva pelo amor e alegria que disseminou? Bem, adivinhe? Você será responsável por si mesmo, por julgar e reviver o que fez a tudo e a todos de formas bem abrangentes.

Algumas pessoas descartam essas lições espirituais das EQMs as considerando clichês, meros chavões religiosos já bem conhecidos.[14] Bem, sim, são mesmo. A razão pela qual as lições das EQMs podem parecer banais e até recicladas é o fato de que nós já as ouvimos antes. Seguidas vezes, os indivíduos me disseram que as suas EQMs não revelaram coisas que não sabiam; ao contrário, elas os lembraram daquilo que já conheciam, mas que muito tempo atrás haviam esquecido ou deixado de lado.

Kim Clark Sharp teve uma EQM quando desmaiou na calçada aos dezessete anos. Uma enfermeira que estava por perto procurou sua pulsação, mas, como não conseguiu encontrá-la, pediu a alguém que ligasse para o corpo de bombeiros. O resgate chegou rapidamente e um respirador portátil foi conectado a ela, pois parara de respirar. Deram início, então, à massagem cardíaca. Kim descreveu para mim a sua experiência depois que desmaiou:

– De repente, uma enorme explosão de luz irrompeu bem abaixo de mim e se estendeu até os limites mais distantes da minha visão. Aquela luz me oferecia conhecimento, ainda que eu não tenha ouvido palavras. Este era o discurso mais claro e fácil do que o expresso de forma desajeitada por meio da nossa linguagem. Estava aprendendo as respostas para as questões eternas da vida, as quais são tão antigas que nós rimos delas, considerando-as clichês. Senti como se eu estivesse me lembrando de coisas que já havia aprendido, mas que de alguma forma esquecera. Parecia incrível que eu não tivesse descoberto tudo aquilo antes.

Claro que o verdadeiro teste de crescimento espiritual não é aquilo que as pessoas sentem ou dizem, mas se isso se traduz para a vida cotidiana. Como disse o educador Frank Crane: "A Regra de Ouro não tem nenhuma utilidade para você, a menos que perceba que se trata de suas cartas para o jogo".[15]

Fran Sherwood passou por uma EQM durante uma cirurgia abdominal de emergência quando tinha 47 anos.[16] Ela descreveu a importância de focar na ação com base naquilo que aprendeu, não na experiência em si:

– Tudo isso teve e ainda tem um efeito tão profundo na minha vida que não sou mais a mesma. Entretanto, ainda sou eu, mas talvez agora seja uma pessoa mais livre. Todos os meus valores mudaram e continuam mudando, tornando-se mais claros. Muitas vezes, anseio por um envolvimento mais profundo com os meus semelhantes; além disso, estou buscando um contato mais próximo com Deus. Em minha rotina diária, tento melhorar o que posso, onde posso, espalhando a mensagem do Amor em todas as pequenas coisas. A experiência é válida e existe certa alegria e admiração ao contá-la. Só que chega o momento em que ela deixa de ser o ponto focal. Você realmente precisa olhar para isso como apenas um começo, um novo nascimento, caso queira, e é a partir desse ponto que você começa a crescer. Desta vez, o crescimento é uma nova realidade; ele aponta para você se envolver com os outros. O eu passa a diminuir. E, ainda que você tente se apegar ao que lhe é próximo e querido, é necessário desapegar. Afinal, se não o fizer, estará negando o propósito que tem agora. Esse crescimento é para o seu bem e a sua felicidade final. Além de falar sobre isso, deve agir, fazendo aquilo para o qual foi enviado de volta à vida. Pode até ter sido apresentada a cada um de nós de maneiras diferentes, mas a mesma mensagem é transmitida em alto e bom som. Todos sabemos o que é e, embora dita de mil formas: "Assim como eu os amei, vocês também devem amar uns aos outros". Esta é uma verdade irrevogável.

E, de fato, descobri que os efeitos posteriores mais impressionantes não foram as mudanças nas atitudes, mas aquelas drásticas nos estilos de vida que muitas vezes se seguiam às EQMs.

17

UMA NOVA VIDA

O estilhaço entrou pela lateral do colete à prova de balas de Steve Price no exato momento em que ele disparava seu rifle, até que um fragmento de morteiro perfurou o seu pulmão.[1] Quando os paramédicos finalmente chegaram até ele, retiraram da selva vietnamita o fuzileiro naval de 24 anos e o conduziram a um hospital militar nas Filipinas direto para cirurgia. Durante a operação, o rapaz deixou o corpo e teve uma experiência feliz de pura luz, calor e paz. O corpulento, tatuado e autodescrito "valentão do pátio da escola" ficou choroso quando me relatou o que aconteceu:

– De repente eu percebi que estava perto do teto, olhando para o meu corpo. Uma luz branca brilhante me envolveu e me acalentou. Ela me acolheu. Senti tanto calor e paz, fui banhado pelo sentimento mais pacífico e alegre que se possa imaginar. Eu me vi em um lugar igual ao Jardim do Éden. Eu não falava a palavra "Deus" já fazia muito tempo, mas agora posso afirmar que aquela luz era Deus. Era como a mãe mais amorosa abraçando seu filho, só que um milhão de vezes mais do que isso. Ali, do outro lado de um riacho borbulhante, estava o meu falecido avô, morto tanto tempo atrás. Resolvi ir até ele, mas então tudo acabou.

Após sua recuperação, tentou voltar ao campo de batalha, mas achou difícil:

– Eu liderei a minha unidade. Fiz tudo que deveria, mas não consegui atirar com a minha arma. Sempre quis ser fuzileiro naval, só que percebi que não poderia mais realizar meu trabalho. A EQM causou um efeito incrível na minha vida. Por mais que eu tentasse, não conseguia disparar meu rifle. Deixei os fuzileiros navais e hoje trabalho como técnico de laboratório. Entrei para a Guarda Nacional, porque ela ajuda as pessoas em vez de matá-las. Agora sou educado, atencioso e muito diferente do fuzileiro naval machista e agressivo que já fui um dia. Eu me tornei alguém tão sensível que posso sentir quando outras pessoas se machucam. Hoje, falo sobre metafísica; antes, eu teria tirado sarro de quem falava sobre isso.

Muitos dos que passam por experiências de quase morte relatam que, depois de suas EQMs, seu estilo de vida anterior já não se mostra mais confortável ou gratificante. Como resultado, alguns mudam de profissão, como Steve. Um terço dos participantes da minha pesquisa migraram para outra área profissional; três quartos deles relataram uma mudança marcante no estilo de vida ou nas suas atividades. Essas transformações são mais drásticas em pessoas cuja profissão envolvia violência, como policiais ou militares. Joe Geraci, o policial de 36 anos que quase morreu de hemorragia após uma cirurgia, descreveu uma mudança de vida comparável à de Steve:

– Eu era um policial prático e obstinado, mas a minha EQM mudou tudo isso. Saí do hospital um homem completamente diferente. Estava acostumado a tanto derramamento de sangue, porém descobri que não podia nem mesmo assistir à TV porque era tudo violento demais. Depois de colocar em perigo a mim e ao meu parceiro durante uma patrulha porque não conseguia disparar a minha arma, deixei a polícia e me reciclei como professor. Embora achasse gratificante ensinar no Ensino Médio, muitas vezes fui repreendido por me envolver na vida pessoal de meus alunos.

Mickey, que coletava dinheiro para a máfia na década de 1970, também teve uma profunda reversão de personalidade depois de uma EQM.[2] Imerso no mundo material do "dinheiro rápido e progredindo na vida com muito bate-cabeça", seu último emprego antes da sua EQM foi como mordomo-chefe de um *resort* de propriedade da máfia, onde uma de suas principais funções era fornecer entretenimento sexual e outros serviços ilícitos a celebridades que ali se hospedavam. Era encarregado de várias prostitutas de alta classe, a quem frequentemente tratava com grosseria. Até que, durante um ataque cardíaco, teve uma experiência de quase morte, que incluiu sentimentos de bem-aventurança, visões da Luz e comunicação com um ser divino e com um irmão muito amado que morrera muitos anos antes.

Ele voltou da sua EQM com sequelas semelhantes às de Steve e Joe e começou a acreditar que a cooperação e o amor são o que há de mais importante na vida. A competição e os bens materiais se tornaram irrelevantes. Essa mudança de atitude não agradou aos amigos da máfia de Mickey, porém eles o deixaram sair do círculo familiar. O rapaz, então, mudou de carreira e passou a ajudar crianças delinquentes e vítimas de maus-tratos. Um dia, ele e sua namorada estavam almoçando e ela chorando lhe disse: "Você não é mais a mesma pessoa!". Ao questionar o que ela queria dizer com aquilo, obteve como resposta: "Você não se preocupa mais com as coisas importantes" – o que para ela significava dinheiro, joias e carros velozes. Em pouco tempo, o relacionamento desmoronou. Mickey comparou as suas atitudes e o seu comportamento antes e depois da sua EQM em termos bem gráficos:

– Antes da experiência, eu acreditava que as pessoas deveriam ajudar a si mesmas: "Se elas não se ajudam, pois que vão para o inferno", costumava pensar. Não conseguia me imaginar como um profissional de assistência antes da EQM, e hoje, veja só, dou conselhos. Escuto sempre: "Você realmente me ouviu. Você entende como me sinto por dentro".

Antes, eu dizia: "Olha só, amigo, não tenho tempo para isso. Deus ajuda aqueles que se ajudam. Então, levante a sua bunda e dê seus pulos, porque lá fora é guerra". Antes, eu acreditava que precisava trilhar o meu caminho da melhor forma possível e sobreviver. E, se começava a sentir pena de alguém, dizia a mim mesmo: "Droga, não cuido nem do meu irmão!". Depois da EQM, porém, toda a minha perspectiva mudou. Sinto quando as pessoas estão com dor; antes, era eu quem causava dor. Eu não podia mais fazer isso depois do meu ataque cardíaco. Antes, eu precisava ser o número um e cumpriria qualquer missão que me fosse dada; afinal, essas eram as regras. A experiência me tornou mais consciente da dor dos outros e choro com o sofrimento alheio. Quem me conhece há um tempo não consegue entender isso. Às vezes eu olho em volta e digo: "Mas que diabos estou fazendo aqui? Eu poderia estar ganhando dez vezes esse dinheiro". Mas não quero isso. As minhas necessidades hoje são simples. Estou muito contente. Eu poderia morar em um quartinho. Costumava ter um grande Cadillac, um apartamento de luxo, pois precisava dessas coisas. Elas eram necessárias para a minha identidade. Agora, para falar a verdade, não faz diferença se eu ganho dez ou dez mil dólares por dia. Não é isso que importa na nossa jornada nesta Terra. No momento, estou cheio de dívidas de todos os tipos, mas isso não me chateia. Não sou mais movido pelo dinheiro. Já não posso mais fazer aquilo que costumava fazer para ganhar dinheiro rápido. Não é que agora eu pense que Deus, o Grande Polegar lá no Céu, vai me pegar. Em vez disso, é entre mim e Ele.

Esse tipo de transformação de atitude e que resulta em mudança de carreira também ocorre com pessoas cuja profissão anterior era baseada na competição. Emily teve uma EQM aos 49 anos, quando quase se afogou enquanto nadava no Golfo do México. Ela descreveu como foi a sua perda de um instinto "assassino" e quais passaram a ser seus valores depois do ocorrido:

– Eu sou uma corretora de imóveis muito bem-sucedida há dezessete anos. Desde o que aconteceu, entreguei meu negócio a um dos meus filhos e me juntei ao Lar da Igreja Luterana, onde estou comercializando moradias para idosos. E posso dizer, honestamente, que agora vivo cada dia ao máximo e nunca, jamais, terei medo de morrer. Essa só pode ser uma viagem soberba! Aquela experiência intensificou a minha compaixão e me deu um sentimento intenso de que a raiva e o ódio são emoções erradas, inúteis. A alegria de estar viva tirou grande parte das minhas atitudes rabugentas, pelas quais eu era conhecida. E o instinto "assassino" de fechar um negócio foi embora! Ganhar muito dinheiro não é mais uma prioridade para mim. A empatia de ajudar as pessoas que sofrem agora é o que me motiva. Eu valorizo o tempo com meus filhos como nunca valorizei antes. Costumava sair de reuniões familiares para "fechar um negócio", e hoje não mais! Bens materiais não valem mais a pena. E nunca perco a chance de dizer para aqueles que amo o quanto eu me importo com eles; talvez eu não tenha outra chance como a que tive.

Gordon Allen era um empresário, um financista implacável e bem-sucedido, que ficou gravemente doente e teve insuficiência cardíaca congestiva aos 45 anos.[3] Depois da sua EQM, cortou todos os vínculos com seus negócios e deixou o mundo do dinheiro para trás. Tornou-se conselheiro licenciado e usou a sua nova compreensão para ajudar outras pessoas a mudarem de vida:

– Imediatamente chegou até mim o pensamento de que todas as habilidades e talentos, tudo o que um dia me foi dado, com o qual fui muito abençoado, serviam para um propósito maior do que aquele para o qual eu os usava: ganhar dinheiro. Havia outro propósito à espera dos meus talentos e agora eles deveriam ser aplicados de maneiras que me seriam reveladas. Com certeza, foi nesse momento que a minha vida mudou. Quando voltei, meu coração estava cheio, e você poderia descrever isso como pegando fogo. Seu coração está pegando fogo de amor. A sensação que eu experimentei durante a experiência extracorpórea permaneceu. Eu estou nela; ela está em mim. Não foi embora, não mudou. Agora estou tentando entender para onde isso vai me levar, mas decidi que não tentaria salvar nada que tivesse da minha vida passada no mundo financeiro, nos negócios. Telefonei para todas aquelas pessoas que foram veementes sobre o fato de eu não trabalhar mais como guru financeiro: "Oi, aqui é o Gordy. Da última vez que conversamos, não fiquei muito feliz com o resultado. Eu não estava sendo bom para você, ou amoroso, então estou ligando para pedir perdão por tudo o que eu possa ter feito". Quer ouvir um silêncio completo do outro lado da linha? Faça isso. Em seguida, após uma pequena gagueira, dizem: "Bem, sim, acho que sim". E fim da ligação.

Curiosamente, as alegações dos indivíduos que passam pelas EQMs de que não se sentem mais viciados nas coisas mundanas não significam que desistem delas. De fato, muitos deles afirmam que, por não se sentirem mais impelidos a acumular bens materiais, veem-se livres para desfrutar dos prazeres materiais. Não renunciam às posses mundanas, mas estão menos apegados a elas e já não se definem mais pelo que possuem.

Certo dia, Tom Sawyer, o supervisor do departamento de rodovias cuja caminhonete esmagou seu peito, chegou para uma reunião na minha casa com um sorriso de orelha a orelha, depois de dirigir cinco horas em seu Cadillac Eldorado. Era verdade que aquele era um carro usado, mas possuir um veículo tão extravagante não parecia se encaixar na imagem que eu tinha de um operário que afirmava não nutrir mais nenhum interesse por bens materiais. Ele não viu a contradição, afirmando gostar dos assentos luxuosos e do manuseio do Eldorado, muito mais prazerosos do que qualquer carro que já dirigira. O que o levou a comprar o Cadillac usado foi o prazer que a vida tinha a oferecer, e não seu desejo de possuir coisas. Alguns anos depois ele não conseguiu mais manter o luxo, então abriu mão disso sem pestanejar. Afinal, *possuir* o Cadillac nunca foi o ponto principal, mas a emoção de dirigi-lo por um tempo.

Algumas pessoas sentem que a sua EQM não só mudou suas prioridades, como as salvou de um estilo de vida destrutivo. O coração de Dan Williams parou quando tentava se livrar das drogas aos 37 anos. Ele descreveu para mim uma notável transformação depois da sua EQM:

– Eu perdi tudo para o vício em drogas, tanto as prescritas quanto as da rua. Frequentei centros de tratamento pelo menos nove vezes, já fui acusado de mais de uma dúzia de crimes e tinha desistido de qualquer tentativa de ficar limpo e sóbrio. Havia desistido da vida. Como um viciado em drogas sem esperança, quase sem-teto e falido, que rouba para sustentar o próprio vício, torna-se dono de comunidades de idosos e por diversas vezes senta e conforta os moribundos? Ainda não consigo entender esse poder transformador incrível da minha EQM. Os efeitos ainda me surpreendem e à minha esposa também. Foi uma bênção. Eu era tão cético que usava a lógica e o método científico para resolver os problemas da vida. Era espiritualmente ignorante e perdido. Fui preso em outubro de 2003. Médicos e conselheiros de abuso de substâncias disseram que eu provavelmente faleceria por causa do efeito rebote da abstinência dos quinze anos de abuso diário dos comprimidos, então me preparei para morrer na prisão. No sétimo dia de confinamento, durante uma convulsão grave, o meu coração parou. Fui reanimado e levado às pressas para o hospital. Eu me lembro muito bem do que parecia ser uma viagem para fora do meu corpo e, depois, o retorno a ele. Era como se eu pudesse sair, mas não tivesse para onde ir. Senti como se flutuasse numa área preta leitosa. Experimentei uma sensação que me atraiu de imediato. Esse sentimento não era deste mundo e toda a minha dor fora embora. O meu primeiro pensamento foi: "Não existe droga que possa fazer você se sentir desse jeito". Simplesmente não consigo expressar em palavras; talvez aquilo fosse o nirvana, a forma mais pura de amor. Eu só sabia que nunca mais seria a mesma pessoa. Senti que estava me mexendo em direção a esse sentimento através daquele material leitoso, sendo atraído por ele. Notei uma presença junto comigo. Acho que você poderia chamá-lo de guia ou anjo, mas eu nunca vi uma figura ou pessoa real. Não existia nada além de luz ao meu redor, mas não machucava os meus olhos. Aquele brilho era além do que conhecemos. A presença me guiava através da luz; parecia estar ao meu lado ou talvez atrás de mim. Confiei nela. Senti como se a conhecesse. Havia uma sensação de paz. Era como a perfeição. Eu não consigo descrever. A certa altura, consegui ver meu vício pelo que ele era e enfrentá-lo. Talvez o melhor a dizer seria combatê-lo. Ele representava o pior de mim e eu estava extremamente bravo. Tinha vergonha daquilo que eu havia me tornado. E pela primeira vez na minha vida senti raiva; pela primeira vez eu tinha uma vantagem sobre o meu vício. Na minha EQM, lutei e venci, e agora o vício acabou. Desde que isso aconteceu, dezesseis anos atrás, nunca mais desejei usar drogas. Havia mais coisas na EQM, mas isso foi o mais impactante. Em vez de tirar do meu próximo, agora estou a serviço do meu próximo. Hoje sei quem eu sou e para onde vou. Não estou mais perdido.

É claro que as pessoas que passam por EQMs ainda são como o resto de nós, misturas complexas de emoções e pensamentos, bons e ruins, agradáveis e desagradáveis, altruístas e egoístas. Tom Sawyer era um exemplo perfeito disso. A sua esposa, Elaine, falou sobre a bênção agridoce da sua EQM. Com os olhos escuros brilhando, ela descreveu como Tom era antes da sua experiência de quase morte:

– Ele era violento, jogava sapatos e coisas em mim, gritava que era o chefe da família e tínhamos que fazer tudo o que mandasse. – Então ela sorriu e acrescentou: – Mas, depois da sua EQM, ele se tornou compassivo, gentil e atencioso. Não levantou mais a mão para mim ou para as crianças desde a sua EQM.

Em contrapartida, ela reclamava que o marido agora tratava a todos com a mesma compaixão amorosa e que por vezes se sentia negligenciada por ele estar fora de casa ajudando um estranho necessitado. E, balançando a cabeça em sinal negativo, disse enquanto suspirava:

– Ele não se importa com o fato de que o nosso sofá está caindo aos pedaços e precisamos de um novo. Temos o dinheiro guardado para comprar um, mas ele não vê sentido nisso.

Assim como as EQMs não transformam as pessoas em santas, também a vida depois das EQMs não se resume a arco-íris e borboletas. Descobri que as EQMs por vezes resultam em sérios problemas.

18

POUSOS DIFÍCEIS

A maioria dos efeitos colaterais relatados por quem já passou por uma EQM é positiva. No entanto, como uma experiência tão profunda e radicalmente diferente do que vivemos no cotidiano não poderia trazer problemas? Na verdade, nem todos os efeitos posteriores das EQMs são positivos. Alguns indivíduos têm dificuldade em conciliar suas EQMs com as suas crenças religiosas; já outros acham difícil retomar seus antigos papéis e estilos de vida, que não carregam o mesmo significado de antes. Há quem ache difícil comunicar aos outros o impacto da EQM, e existem os que relatem raiva por estarem vivos.

Certa noite, Cecília, uma professora de sessenta anos, começou a vomitar com tanta violência que sentiu um corte enorme nas laterais do corpo. A dor era insuportável, a sua febre aumentava rapidamente e ela não parava de tremer. Seus dentes batiam e mesmo inúmeros cobertores não a mantinham aquecida. Seu marido a levou para o hospital, onde um raio X revelou uma massa do tamanho de um punho. Ela foi submetida a uma cirurgia, na qual descobriram um apêndice gangrenoso que havia rompido, causando uma infecção generalizada na sua cavidade abdominal. Cecília descreveu a experiência de quase morte que teve enquanto sua febre aumentava:

– Eu me senti como se tivesse sido transportada para o que só posso tentar descrever como escuridão universal. Parecia que eu fora levada para o espaço sideral e olhava para o que sabia ser a Terra. Até que vi um globo com um brilho azulado e recebi a mensagem: "Tudo bem você ir. As sementes foram plantadas; o seu trabalho vai continuar". Tive uma sensação maravilhosa de paz e liberdade. Vi os meus alunos saindo e ajudando os outros, e sabia que o trabalho que eu amava fazer continuaria sem mim. Entendi como somos pequenos enquanto indivíduos neste universo infinito. Claro que as pessoas próximas a mim lamentariam a minha morte, mas a minha passagem seria tão insignificante quanto um grão de areia a menos na praia ou uma gota de água a menos no oceano. A morte não é nada que inspire medo. Isso me trouxe uma sensação incrível de amor e paz. Também vi como as coisas materiais que deixamos para trás não são importantes. E, sentindo-me pronta a ir embora, estendi os meus braços para dois espíritos que ali observavam. Mas então eles começaram a recuar e me deixaram para trás! À medida que desapareciam, eu implorava: "Estou aqui, levem-me com vocês".

A experiência feliz de Cecilia terminou com um retorno ao seu corpo atormentado pela dor:

– Então a minha jornada de volta ao mundo real começou. Minha recuperação foi lenta e tediosa. O meu corpo estava se curando, mas lamentei não ter morrido. Aquela magnífica paz que eu havia experimentado era algo inabalável. Passei semanas em depressão. Tudo de repente virou um grande esforço: vestir-me, amarrar os sapatos, mastigar, engolir, dirigir meu carro, girar o volante, subir escadas, andar e até falar! Carregar este corpo físico parecia esforço demais. Eu me lembro de pensar que talvez seria preciso que eu esperasse mais vinte anos para ter outra oportunidade como aquela. Mas claro que eu sabia que a morte deveria acontecer naturalmente para que eu desfrutasse de tamanha paz. Não sabia como sair desse buraco, que se tornava cada vez mais profundo. Desesperada, procurei em todos os lugares que fui capaz para encontrar respostas. Comprei um caderno e o fiz de diário para registrar como eu passaria por isso. Eu o estreei escrevendo para Deus com raiva: "Por que estou viva?".

Para outros, a angústia não vem acompanhada de tanta raiva, tristeza ou arrependimento. Lynn, atingida de frente por um motorista alcoolizado enquanto andava de bicicleta, descreveu seus sentimentos depois que acordou do coma. Ela também queria voltar para a sua EQM:

– Eu não queria retornar ao meu corpo. Sinto-me sobrecarregada toda vez que penso como a minha experiência mudou e continua mudando a minha vida. Depois do meu acidente, ao sair da clínica de reabilitação, fiquei tão deprimida que tudo o que queria era morrer. Meus pais me levaram para o centro psiquiátrico e me recusei a falar com qualquer pessoa. Isso durou cerca de três meses. Tudo o que eu conseguia pensar era no quanto odiava aqui. Queria voltar para aquele lugar. Senti como se eu tivesse perdido tudo pelo que trabalhei, além da minha identidade. Lá era tão maravilhoso. Eu sentia tanta raiva. As pessoas na Terra pareciam tão más e ninguém conseguia me entender. Um centro psiquiátrico também não é o lugar para se tentar ter uma conversa com alguém sobre coisas desse tipo. Tudo o que fiz depois do meu acidente foi dormir. Eu também sentia muita dor física e estava bastante confusa, porque agora tinha total ciência de que não sabia de nada. Fiquei furiosa por ter tido essa experiência; aquilo não era meramente um tipo de coisa grandiosa que acontece com você. Trata-se de algo que torna a vida mais difícil; pelo menos para mim tornou. Sempre me sentia repetindo: "Muito obrigada. Por que não me contou só um pouco mais?". Aquilo realmente tinha mexido comigo; eu não conseguia entender as coisas. Naquela época, a Guerra do Golfo começou e eu não compreendia por que tanta coisa ruim acontecia no mundo.

Sentia tanta dor, tudo era confuso. Se havia esse Criador tão incrível, por que Ele deixava crianças, pessoas e animais inocentes sofrerem?

Levou alguns anos para que Lynn voltasse a se sentir confortável por estar viva e passou a gostar de ter tido uma segunda chance:

– Já faz anos desde o meu acidente e sinto que estou só começando a relaxar e a aprender. E eu sei que parece estranho, mas estou tão animada por estar viva. A vida é tão incrível; é um baita presente. Não estou com medo de morrer, só que ao mesmo tempo ainda não estou pronta. Ainda tenho muita coisa para fazer. Outra noite, eu estava sentada lá fora olhando para a lua, e é tão incrível poder ver outro corpo celeste daqui. Só sinto que não dei valor às coisas, especialmente ao tempo. Não estou dizendo que ainda não tenho dias ruins. Eu tenho dias horrorosos, mas estou feliz apenas por estar viva. O que é uma sensação muito diferente da que eu costumava ter assim que acabou a minha EQM.

Para alguns indivíduos que passaram pela experiência de quase morte, o problema não é ter raiva ou depressão, mas certa confusão incapacitante. Louise Kopsky teve uma EQM aos 29 anos, enquanto estava sendo anestesiada para o parto. Ela ouviu o seu batimento cardíaco ficar cada vez mais alto, e mais alto, até que de repente o coração parou de bater. A sua EQM a transportou para o que parecia ser um reino diferente e ela acordou em um estado de profunda confusão sobre qual mundo era real e qual era um sonho:

– Quando ouvi meus batimentos cardíacos pararem, parecia que eu estava no espaço. E eu apareci para mim mesma como uma luz. Havia muitas, incontáveis outras luzes junto comigo. Era demasiadamente tranquilo. Essa foi a primeira coisa que eu percebi sobre aquilo tudo. Era tudo tão tranquilo, tão sossegado, tão quieto. Sabia que precisava voltar. Não me lembro de alguém me dizendo que eu tinha que voltar, mas fiquei desapontada. E me recordo de estar acima do meu corpo na sala de parto e ver os médicos, as enfermeiras. Naquele instante, simplesmente voltei ao meu corpo. Não sei como. Não me lembro de ter havido uma maneira específica de entrar, eu só estava de volta ao meu estado anestesiado, acredito eu. Mas não acordei por um tempo. Quando despertei, fiquei apavorada, porque não conseguia separar o que era realidade do que eu chamo de "meu sonho". Sabia que aquilo não tinha sido um sonho, mas não conseguia dar um nome ao que acontecera, então me referia a isso como um sonho na minha mente. Só que depois disso vivi um período terrível. No dia seguinte, as enfermeiras e o médico iam e vinham, assim como meu marido, meus pais e os pais dele. Mas ainda assim eu sentia que a realidade era um sonho e que o que eu tinha vivenciado era a realidade verdadeira. E foi aí que tive o meu problema real. Durante semanas tudo foi horrível. Eu tinha contado tudo ao meu marido, que afirmou ser apenas efeito do anestésico, mas insisti que era diferente, que era profundo. Você não consegue encontrar palavras para descrever algo assim. Continuei repetindo a mim mesma que aquilo era realidade e o aqui era o sonho. Por um bom tempo, acreditei que enlouquecia, por isso precisei esquecer. Toda vez que começava a pensar sobre o assunto, lembrava a mim mesma: "Isso aqui é real, aqui é real, não o que experimentei". E então nunca mais falei sobre o que aconteceu. Foram meses assim. Era assustador demais para mim; as consequências daquilo me apavoravam. Eu estava muito chateada e demorei demais para superar. Tive muita dificuldade em separar as duas realidades. A experiência em si havia sido muito agradável, mas a separação entre a realidade e essa minha vivência me atordoava. Como eu nunca tinha ouvido falar sobre experiências de quase morte antes, não conseguia entender o que havia acontecido. Se fosse hoje, eu iria gostar de ter sabido. Agora, percebo que aquilo que experimentei foi como o paraíso, como o que acontece depois da morte, só que ainda não sei se isso é algo absoluto. Realmente, lá há segurança. Seja como for, eu acreditava em uma vida após a morte, mas agora creio que tenha tido uma pequena prova disso.

Há ainda quem não sinta raiva, depressão ou confusão, mas acredite estar sendo ridicularizado ou incompreendido ao mencionar sua experiência de quase morte. Edith teve uma EQM aos 38 anos, quando suas úlceras estomacais se romperam. Ela descreveu a sua vivência como feliz, pois pôde se livrar da dor excruciante:

– Logo em seguida, percebi que eu estava em um novo ambiente; não era mais a cama do hospital, com toda aquela parafernália médica restringindo a minha anatomia. Só que eu podia ver a sala inteira, inclusive uma teia de aranha delicada em um canto do teto e um pouco de gesso rachado na janela. Não senti apreensão ou medo nessa situação nada comum. Estava gostando muito de toda aquela experiência. Enquanto olhava em volta e analisava o meu corpo do alto, notei uma luz incrível. Não era o tipo de feixe de luz do dia a dia, nem mesmo uma lâmpada de cem watts brilhando; não era um fogo crepitante ou uma série de velas acesas. Mas também não era uma explosão celestial no céu da meia-noite. Era radiante, "em vestes reluzentes". Era quente, cheia de paz sobrenatural e esplendor radiante. Nada na Terra tinha aquela cor. Não existem palavras para descrever a profundidade da beleza visionária daquilo. Era um lugar de amor total, em que existe segurança máxima, para sempre. E de algum lugar, vindo de dentro da luz, senti outra presença. Até olhei ao redor, mas não consegui identificar o que era. Com certeza não era humano, pois sei o significado dessa palavra. Não tinha uma forma definida; não era animal, vegetal ou mineral. Instintivamente, porém, sabia que não precisava ter medo. Eu me senti ainda mais tranquila e segura com ela ali, como se ao meu redor uma voz dissesse: "Você está segura aqui". Fiquei emocionada, porque não conseguia saber de onde vinha a voz. Então, ela avisou que eu poderia ficar ali para sempre ou retornar ao meu corpo e seguir com a minha vida. A decisão era minha. Eu não queria voltar para toda aquela dor física, para a infelicidade, o conflito e o estresse. Eu gostava dali e não queria abrir mão daquela paz, serenidade e segurança. Olhei para o corpo na cama, com todos aqueles seus aparatos artificiais, e almejei ainda mais ficar onde estava. Enquanto observava, a minha vida inteira passou diante de mim. Foi instantâneo, tudo aparecendo em uma enorme televisão e em cores tridimensionais vivas. Estava tudo ali, não faltava um detalhe sequer, até as coisas nas quais eu não pensava havia anos. O cabo de guerra dentro de mim foi intenso, nunca senti nada igual. "Vá embora... fique... fique... vá embora!" A voz sabia da minha decisão sem que eu precisasse verbalizá-la. Por causa do meu marido e dos meus dois filhos, eu tinha que voltar ao meu corpo, não importava o que isso implicasse. Com toda a gentileza celestial que se pode imaginar, a voz acrescentou de uma forma suave: "Você vai voltar e vai manter a sua família unida; você será o cimento que a une". Então, lá estava eu, em uma tipoia enorme e feliz, sendo baixada de maneira gentil e lenta de volta ao meu corpo. Senti um baque animador! Como por reflexo, os meus olhos se abriram e eu examinei a sala. Não restava qualquer dúvida: eu retornara ao meu corpo.

Depois que ela voltou, porém, foi ridicularizada, incompreendida e até ameaçada com intervenção psiquiátrica caso mencionasse sua EQM:

– A emoção era tanta que eu queria contar a minha história antes que as minhas entranhas explodissem. Como era maravilhoso e magnífico o que eu vira! Tentei descrever a luz com o poder e a graça infinitos que ela tinha. Pensei: "Sou sortuda por ter trazido um pedaço daquilo comigo". Narrei a minha experiência a uma enfermeira que foi verificar a minha pressão arterial. Ela me ouviu até eu terminar e, enquanto desembrulhava a braçadeira, disse: "Bem, querida, isso é interessante, mas você está muito doente e teve uma alucinação". Achei que ela realmente não tinha entendido o que eu tentava expressar. Um tempo depois, uma segunda enfermeira entrou e eu também lhe contei a minha história. Ela me disse que sonhos estranhos são resultados das drogas ministradas, mas eu sabia o que tinha visto e acontecido comigo; não fora um sonho estranho! Como algo tão vívido e real poderia ser um sonho? Achei melhor esperar mais um pouco antes que alguém mais soubesse da minha experiência. No turno da noite, então, fiz uma terceira tentativa, mas a enfermeira foi fria e, com naturalidade, avisou que chamariam um psiquiatra se eu continuasse a falar daquele jeito. Diante de tal pronunciamento, fiquei muito assustada. Achei que, se a classe médica pensava que eu era louca, era melhor me manter em silêncio. Percebi que a melhor coisa a fazer era me agarrar à luz, jamais a deixar ir embora e permanecer em silêncio; em muito, muito silêncio. E foi o que eu fiz.

Já alguns acham difícil, depois de uma EQM, manter os limites interpessoais esperados na nossa cultura. Uma vez tendo experimentado a sensação de que estamos todos interconectados, essas pessoas se aproximam dos outros de maneiras às vezes consideradas inadequadas. Joe Geraci, o policial que se tornou professor após uma EQM, foi repetidamente repreendido por seu diretor por causa de seu comportamento "nada profissional" quando procurava os alunos a fim de ajudá-los com os problemas pessoais que enfrentavam. Alex, um homem de 25 anos que lutou para encontrar seu caminho na vida depois da sua EQM, certo dia apareceu na minha porta acompanhado de algumas malas e de seu Golden Retriever. Ele me ouviu falar sobre EQMs e dirigiu duas horas até a minha cidade natal, esperando que eu o recebesse na minha casa pelo tempo que fosse necessário a fim de resolver seus problemas de pós-EQM. Felizmente para o meu casamento, meu treinamento como psiquiatra incluía maneiras de estabelecer limites saudáveis. Durante um jantar demorado em um restaurante tranquilo, eu ouvi as preocupações dele. Depois disso, consegui apresentá-lo a um conselheiro na região onde ele morava e que estava familiarizado com as complexidades das EQMs, bem como a um grupo de apoio local aos que vivenciaram experiências de quase morte, para que Alex pudesse conversar abertamente com outras pessoas sobre o que lhe ocorrera.

Percebi que isso era o que se fazia necessário: mais cuidadores que levassem as EQMs a sério como acontecimentos reais, além de grupos de apoio para combater os sentimentos devastadores que alguns têm, como solidão e confusão.

Durante a década de 1980, a conscientização pública sobre as experiências de quase morte se espalhou. Quando meus colegas médicos souberam do meu interesse pelas EQMs, alguns me encaminharam pacientes para tratamento psiquiátrico por causa das dificuldades que estes apresentavam, todas resultantes de suas experiências.[1] Depois de um limitado sucesso trabalhando com cada um deles na psicoterapia individual, decidi aproximá-los em um grupo. Em pouco tempo, descobri que eles recebiam mais apoio e compreensão uns dos outros do que de mim. O encontro evoluiu rapidamente de psicoterapia grupal para uma turma aberta, e já faz mais de quarenta anos que permanece se reunindo.

Muitos dos participantes levaram seus familiares para o grupo de apoio. Kenny era um adolescente cujo coração parou quando foi eletrocutado por uma estranha faísca que havia saltado de uma linha de alta tensão. Ele teve uma EQM com visões celestiais e infernais, e sentiu que havia sido salvo por Cristo e enviado de volta à vida com uma missão em mãos. Seus pais o levaram para me ver, pois o filho se sentia afastado dos amigos de escola, que não entendiam por que ele havia mudado tanto. Eu levei Kenny para o grupo de apoio e ele, por sua vez, levou os pais para que ambos pudessem entender que seus problemas não eram únicos. Muito tempo depois, o rapaz deixou de ir às reuniões, mas seus pais continuaram a frequentá-las.

Nas três décadas que se passaram desde a participação de Kenny naquele grupo, ele continuou a lutar contra os efeitos colaterais da sua EQM. E agora resume essa luta com as seguintes palavras:

– Passei por muitos altos e baixos desde então. Ao longo dos anos, realmente descobri que posso ser empático; sei que os meus verdadeiros dons estão no lado emocional da humanidade. Tenho uma forte capacidade de confortar e educar quando as pessoas estão nos seus piores momentos. E acredito que a eletrocussão acabou moldando a minha vida. Sei que ela tem um propósito e fui poupado a fim de fazer algo que é maior do que eu mesmo, seja ajudar os outros como alguém que passou por isso, seja só estar disponível para ouvi-los.

Como muitos que passaram por essas experiências lidam com problemas para reentrar em sua vida corriqueira depois das EQMs, em 1984 a IANDS patrocinou um *workshop* de cinco dias para ajudar esses indivíduos,[2] cujos coordenadores fomos eu e Barbara Harris Whitfield, que na época era membro da diretoria do IANDS e que passara por uma EQM. Convidamos 32 participantes, metade deles composta de cuidadores – médicos, enfermeiras, psicólogos, assistentes sociais, clérigos – e outra metade, de pessoas que haviam experienciado EQMs. Entre eles, havia quem se enquadrasse nas duas categorias. O grupo explorou uma ampla gama de estratégias e técnicas terapêuticas que evitariam tratar esses indivíduos como pacientes doentes ou vítimas indefesas. Criamos uma série de técnicas específicas para trabalhar, além de diretrizes gerais com três propósitos: ajudá-los a chegar a qualquer compreensão da EQM que lhes parecesse útil; respeitar o poder da experiência como um catalisador para mudanças; e focar os objetivos dessas pessoas. Um componente-chave foi o grupo de apoio.

Demorou mais uma década para a área de saúde reconhecer a importância de experiências como as EQMs na vida de quem as teve. Em 1994, o Manual Diagnóstico e Estatístico da Associação Psiquiátrica Americana [DSM-IV, na sigla em inglês] reconheceu pela primeira vez que tais experiências são capazes de causar turbulência significativa nos indivíduos, levando-os a procurar ajuda. O DSM-IV incluiu uma nova categoria chamada "Problemas Religiosos ou Espirituais", inserida em uma classe de conflitos que podem se tornar foco da atenção profissional, mas que não são transtornos mentais em si.[3] Entre esses "Problemas Religiosos ou Espirituais", estavam "experiências que envolvem perda ou questionamento da fé ou dos valores espirituais". Em um artigo complementar que explicava essa nova categoria, os autores apresentaram como exemplo as experiências de quase morte, mencionando meus pacientes para ilustrar que dificuldades como raiva, depressão e uma sensação de isolamento podem surgir com frequência depois de uma EQM.[4]

Com o passar dos anos, desenvolvi algumas diretrizes complementares para a equipe do hospital, principalmente a de médicos, enfermeiras e capelães, que têm maiores chances de lidar com pacientes que tiveram experiências de quase morte. Familiares e amigos dos indivíduos que passaram por isso também podem achá-las úteis, entre as quais o ato de ouvir o relato da EQM sem insistir que a pessoa forneça detalhes ou tente interpretar o que aconteceu. Outra diretriz é assegurar a quem vivenciou a quase morte que as EQMs são normais e comuns, além de reconhecer o profundo impacto que elas causam. Encorajar quem vivenciou esse tipo de experiência faz que seja possível explorar quaisquer mudanças nas suas atitudes, crenças ou valores. Também pode se mostrar útil perguntar sobre raiva, tristeza ou confusão que se faça presente, e se esses indivíduos estão confusos ou intrigados com algum aspecto de sua EQM.

A minha colega Marieta Pehlivanova e eu recentemente estudamos os tipos de ajuda e apoio que as pessoas procuram para auxiliá-las a processar as suas EQMs, bem como os entraves na hora de buscar e receber ajuda, além de se e como esses esforços são benéficos.[5] Descobrimos que dois terços dos indivíduos que procuraram ajuda esperaram mais de um ano depois da EQM para fazê-lo. Quando o fazem, isso se dá por variadas razões. O motivo mais comum é a luta contra os efeitos posteriores da EQM; o segundo mais comum se refere a algum aspecto perturbador da própria experiência; já a terceira razão são os problemas com outras pessoas.

Um terço daqueles que passaram por EQM e procuraram ajuda se consultaram com profissionais de saúde mental. Menos do que isso buscou auxílio de conselheiros espirituais, médicos, organizações como a IANDS, recursos *on-line* como quadros de mensagens e grupos de mídia social ou religiosos. Um quarto recebeu psicoterapia ou aconselhamento individual. Menos do que isso recorreu a hipnose, meditação ou medicamentos, e frequentou curandeiros psíquicos ou grupos de autoajuda. Outros praticaram ioga ou outras terapias de movimento corporal.

A boa notícia desse estudo é que três quartos das pessoas que procuraram ajuda conseguiram encontrá-la e sentiram que isso foi positivo. Os benefícios mais comuns mencionados foram novas perspectivas sobre suas dificuldades, além da validação das suas EQMs e das reações decorrentes do fenômeno. Outros disseram que se beneficiaram de ter um lugar seguro para compartilhar seus pensamentos, sendo auxiliados a entender as suas EQMs e recebendo apoio emocional. A má notícia é que um quarto dos participantes da pesquisa que sentiram a necessidade de ajuda jamais a receberam. Os motivos mais comuns, segundo eles, foram: não saber que havia ajuda disponível, temer que fossem considerados loucos e receio de não acreditarem no que ocorrera.

Hoje, inúmeros grupos de apoio realizam reuniões regularmente com pessoas que experienciaram a quase morte, mas também com o público em geral, entre os quais mais de cinquenta grupos afiliados à IANDS em diversas cidades dos Estados Unidos e mais vinte em vários países ao redor do mundo.[6] Neles é possível encontrar compreensão e informações para aqueles que tiveram EQMs, além de educação e discussão acerca das experiências de quase morte ao público em geral em um ambiente de suporte e que é acessível. Para quem que não tem um grupo de apoio por perto, a IANDS oferece encontros *on-line* por meio dos Grupos de Compartilhamento On-line da IANDS, bem como conversas em pequenas turmas enfatizando o compartilhamento de experiências pessoais. Tudo lá é abordado de forma segura e confidencial.[7]

Ao trabalhar com aqueles que passaram por experiências de quase morte e suas famílias, descobri que os efeitos posteriores incômodos não se limitam aos sobreviventes das EQMs. Elaine Sawyer reclamou sobre a negligência de Tom com as necessidades materiais da sua família e dos próprios sentimentos depois da EQM pela qual ele passou. A família e os amigos muitas vezes têm dificuldade para entender e se adaptar às mudanças de valores, atitudes, crenças e comportamento daqueles que vivenciaram EQMs.[8] O sucesso a longo prazo dos relacionamentos familiares após uma EQM pode ser determinado pela maneira como esses indivíduos integram suas EQMs ao dia a dia e pela forma como os familiares encaram a nova identidade dessas pessoas. Pesquisadores nos Estados Unidos e na Austrália descobriram que casamentos nos quais um dos parceiros teve uma EQM são menos ajustados e menos estáveis do que eram antes da EQM; 65% dos participantes se divorciaram.[9] Essa instabilidade conjugal está atribuída a problemas de comunicação, bem como divergências, valores e objetivos que passam a se diferenciar.

Pode ser particularmente difícil para os pais compreender e aceitar os efeitos posteriores das EQMs nos filhos. Os pais de Kenny ficaram confusos quando ele – antes, popular e extrovertido – perdeu o interesse pelos esportes no Ensino Médio, pelo rock e pelos amigos e passou a se concentrar em desenvolver objetivos de vida que pareciam mais significativos para ele. A luta dos dois para entender tudo aquilo os manteve frequentadores assíduos do grupo de apoio muito tempo depois de o próprio Kenny deixar de frequentar as reuniões.

Um cirurgião pediátrico do meu hospital me pediu que falasse com Ginger, uma mãe cujo filho de seis anos, Bobby, estava passando por uma cirurgia de coração aberto. A operação foi necessária para reparar um buraco no órgão – problema que o garoto tinha desde o nascimento, mas que agora estava causando batimentos cardíacos cada vez mais irregulares, além de dificuldade respiratória ocasional. Na noite anterior à cirurgia, o coração de Bobby havia parado, mas voltou a bater sozinho enquanto os médicos se preparavam para aplicar o choque. Na manhã seguinte, Ginger parecia agitada ao ver o filho ser levado para a sala de cirurgia. Por essa razão, o cirurgião cardíaco pediu que um psiquiatra conversasse com ela urgentemente.

Ginger estava sentada em uma cadeira ao lado da cama hospitalar vazia, remexendo um lenço de papel, e ergueu os olhos quando bati na porta aberta e entrei, porém sem olhar para mim. Eu me apresentei e expliquei que o cirurgião do seu filho tinha me pedido que falasse com ela. Ginger assentiu e olhou para as próprias mãos. Ela não estava chorando, mas fungando baixinho.

– Imagino que tudo isso deve estar sendo muito assustador para você – sugeri. – Eu ficaria bastante preocupado se o meu filho estivesse passando por uma cirurgia cardíaca.

– É tu-tudo tão confuso – disse Ginger, gaguejando um pouco. – Todos os anos me perguntei se ele ficaria bem, por que isso aconteceu, se fiz algo de errado. – Ela fez uma pausa, rolando o lenço entre as mãos. – E então veio a decisão de seguir em frente e fazer a cirurgia... E ontem à noite... – Ela balançou a cabeça em sinal negativo, como se tentasse apagar a memória.

– O que aconteceu ontem à noite?

– Você sabia que o coração dele parou? – perguntou ela, olhando para mim pela primeira vez.

Eu assenti. E ela rapidamente olhou de volta para as mãos.

– O que aconteceu? – perguntei.

– Ele saiu dessa, mas me deixou mais preocupada com a operação de hoje... E daí, agora de manhã...

– O que aconteceu esta manhã?

Ela continuou olhando para as mãos.

– Um pouco antes de virem buscar o Bobby para a cirurgia, eu disse para ele que... – A sua voz falhou um pouco e ela engoliu em seco. – Eu disse: "Vamos dar as mãos e rezar para que tudo dê certo". Então, Bobby me olhou nos olhos e falou com um sorriso: "Não, mamãe, não precisamos fazer isso". – Ela engoliu em seco de novo, as mãos ainda se atrapalhando com o lenço de papel, então continuou: – Ele disse que não precisávamos juntar as mãos para orar. Eu... eu fiquei confusa e aborrecida ao mesmo tempo, porque estava preocupada com a operação dele. E Bobby ali me criticando. Então, eu quis saber: "Mas quem foi que falou isso para você?". Ele continuou olhando para mim e respondeu: "Jesus me disse isso ontem à noite".

Ginger engasgou e parou de falar. Coloquei a mão gentilmente no seu antebraço e ela olhou para mim. Seus olhos procuravam por algo.

– Eu entendo como isso foi perturbador. O que mais ele disse a você?

– Que Jesus avisou que a operação daria certo e que o coração dele seria consertado. Bobby relatou que juntou as mãos e perguntou para Jesus se eles deveriam orar. Este sorriu e falou que ele não precisava juntar as mãos. Disse que tudo o que precisava fazer era dizer a oração no coração dele e Deus a ouviria. – Ela fez uma pausa, ainda procurando alguma coisa no meu rosto, até que voltou a falar: – Eu não sabia o que dizer, então só apertei a mãozinha dele. Bobby não fala essas coisas. Era como se outra pessoa estivesse falando através da boca dele... Fiquei com medo.

Eu balancei a cabeça mais uma vez e tentei tranquilizá-la:

– Deve ter sido assustador ouvir Bobby falar desse jeito. Mas isso não é algo incomum. As pessoas cujo coração parou, ou que estão enfrentando alguma crise como uma cirurgia cardíaca de peito aberto, muitas vezes relatam ver Jesus ou Deus. – Senti seu antebraço relaxar um pouco sob a minha mão e continuei: – Eu sei que é assustador, porque nós não entendemos coisas desse tipo. Mas aqueles que têm essas experiências geralmente ficam bem. Eles não se sentem chateados com o ocorrido. É bem comum se acalmarem, e isso pode ajudar Bobby a se sentir mais relaxado com a operação. O que não significa que ele esteja louco, ou que tenha qualquer coisa de errado com ele. A experiência dele na noite passada o ajudou a enfrentar a cirurgia.

Ginger deu um suspiro profundo.

– Mas… eu vou ter o meu bebê de volta?

– Ele vai voltar – eu sorri e assenti –, e com o coração mais forte. Talvez com mais fé de que está em boas mãos e de que as coisas vão dar certo.

– Obrigada, doutor. – Ela sorriu e respirou fundo. – Eu vou ficar bem.

Fiz uma pausa, tentando avaliar se ela acreditava mesmo no que dizia, então perguntei:

– Você quer que eu volte mais tarde?

– Não, não precisa. Contanto que a cirurgia corra bem, eu ficarei bem. Eu só preciso resolver tudo isso.

– Você gostaria de falar com o capelão do hospital?

– Talvez – hesitou ela. – Mas talvez eu fale com o meu pastor quando chegarmos em casa.

Eu lhe entreguei o meu cartão e disse que poderia me ligar caso quisesse conversar mais, mesmo se ela e o filho já estivessem em casa. Ginger me agradeceu e eu fui embora, pensando se deveria ou não mencionar a situação dela ao capelão. Decidi não o fazer, e sim deixar que Ginger pedisse ajuda se quisesse. Escrevi uma breve nota no prontuário de Bobby, dizendo que havia me encontrado com a sua mãe para discutir suas preocupações sobre a cirurgia e que ficaria feliz em vê-la mais uma vez se ela ou a equipe achassem que isso seria útil.

Não é incomum que familiares e amigos percebam que suas atitudes, crenças e comportamentos mudam como resultado da exposição íntima aos que vivenciaram a quase morte. E descobri que o mesmo é verdade para os pesquisadores do assunto. Muitas vezes, quando eu saía de casa para visitar indivíduos que haviam passado por EQMs ou para participar de uma conferência a respeito do tema, a minha esposa se perguntava se teria de volta o mesmo marido de quem se despedira. Devo admitir que também me perguntava a mesma coisa. Eu sabia que mergulhar em experiências de quase morte estava me levando a crescer e a mudar a forma como enxergava a mente e o cérebro, quem realmente somos enquanto seres humanos.

19

UMA NOVA PERSPECTIVA DA REALIDADE

A minha namorada do colégio, Jenny, acordou por volta das quatro da manhã com a voz alarmada da mãe:

– Tem alguma coisa errada com o seu pai! Eu não consigo acordá-lo. Preciso de ajuda!

Ela seguiu a mãe até o quarto dos pais, onde ele estava deitado de costas, imóvel, exceto por um suspiro baixo e ocasional. Até que a respiração parou. O treinamento de salva-vidas júnior que Jenny aprendera na Cruz Vermelha a fez começar a respiração boca a boca nele, enquanto a mãe ligava para o médico. Ela continuou o procedimento por meia hora até que o resgate chegou e declarou que o homem estava morto.

Vinte e cinco anos depois, minha sogra, Alice, nos visitou no feriado de ano-novo. Acordamos nosso casal de filhos pré-adolescentes para assistirmos à queda da bola na Times Square pela TV e nos aconchegamos enquanto beliscamos alguns petiscos e observamos as multidões congelantes em Nova York comemorando a virada do ano. Depois que as crianças voltaram a dormir, Alice, Jenny e eu bebemos champanhe e conversamos a respeito de nossas esperanças para o ciclo que iria começar. Após um silêncio, no qual ela possivelmente se lembrava dos momentos em que fazia o mesmo com o marido, Alice perguntou:

– Eu já contei a vocês sobre o sonho que tive uma noite antes de Jimmy morrer?

Jenny e eu nos entreolhamos, então ela disse:

– N-ã-ã-ã-o.

– Eu estava em um quarto escuro e percebi que havia um homem ali comigo. Uma porta se abriu e através dela uma luz branca brilhante se derramou. O homem passou pela porta e eu quis segui-lo, mas não consegui. Eu não sentia medo e sabia que aquele homem ficaria bem, mas queria ir com ele. Então, ele saiu pela porta e desapareceu na luz, deixando-me na escuridão. Acordei e disse para mim mesma: "Então deve ser assim que é morrer. Você atravessa uma porta para a luz e deixa os outros para trás. Preciso contar isso para o Jimmy de manhã". E então voltei a dormir. Mas eu nunca tive a chance de contar. Ele morreu antes disso.

Jenny e eu ficamos surpresos por ela nunca ter compartilhado esse sonho conosco. Parecia uma parte tão importante da história da morte do marido, mas agora ela o mencionava quase como uma mera reflexão tardia. Enquanto eu ouvia, só conseguia pensar em como deve ter sido reconfortante para Alice e o quanto ela relutara em compartilhar a experiência por 25 anos. Isso me fez perceber que as experiências espirituais envolvendo a morte costumam ser pessoais demais; logo, podem ser muito mais comuns do que nós imaginamos.

Isso também me fez reconhecer a facilidade com que aceitei o sonho de Alice sem qualquer hesitação. Pensei em como fiquei abalado quando Holly mencionou a mancha de molho de tomate na minha gravata e então, décadas depois, a minha sogra relatar o que parecia ser uma premonição da morte do marido me pareceu plausível.

Os anos intermediários na Faculdade de Medicina, o treinamento em Psiquiatria e as décadas estudando experiências de quase morte me expuseram a uma variedade de situações nas quais a função cerebral não parecia explicar os nossos pensamentos e sentimentos. Passei a perceber que algumas das coisas que haviam me ensinado sobre a mente e o cérebro eram meras suposições, e não fatos. A ideia de que nossa mente, nossos pensamentos, sentimentos, esperanças, medos, são produzidos exclusivamente pelo nosso cérebro físico não é um fato científico, mas uma teoria filosófica proposta para explicar fatos científicos. E essa é só uma das tantas teorias semelhantes, algumas das quais podem oferecer melhores explicações para pensamentos e sentimentos. Ao longo das décadas, eu me senti à vontade tecendo uma diversidade de teorias a respeito da mente e do cérebro, usando diferentes modelos para tarefas divergentes.

Experiências como as EQMs me parecem envolver tanto o cérebro físico quanto a mente, que é algo não físico. Nós podemos optar por nos concentrar no cérebro físico e explorar as mudanças químicas e elétricas associadas às EQMs. Ou concentrar o estudo na mente não física e explorar sentimentos de paz e amor, percepções extracorpóreas e encontros com entes queridos falecidos. Ambos os aspectos, tanto o físico quanto o não físico, estão presentes. Somos capazes de ver qualquer um deles mudando o nosso foco. Podemos encarar as EQMs como uma função do cérebro físico ou da mente não física; contudo, nenhuma dessas perspectivas fornece uma descrição completa da experiência.

Quase vinte anos atrás, o neurocientista Andy Newberg, da Universidade da Pensilvânia, mediu o fluxo sanguíneo no cérebro de freiras franciscanas enquanto elas rezavam. Ele encontrou um aumento significativo da atividade cerebral em certas áreas. Quando mostrou essas varreduras cerebrais aos seus colegas neurocientistas, a resposta deles foi puramente física: "Então, essas são as partes do cérebro que fazem elas pensarem que estão falando com Deus!". Só que, quando ele mostrou as mesmas imagens cerebrais para as freiras, a resposta delas combinou o físico e o não físico: "Então, essas são as áreas do cérebro que Deus usa para falar comigo!". Como Andy resumiu:

– Os céticos usaram as minhas descobertas para concluir que a experiência religiosa nada mais era do que uma confabulação neural dentro do cérebro; já os praticantes religiosos citaram o meu trabalho para confirmar que os seres humanos são biologicamente "programados para Deus".[1]

Logo, quando experiências como as EQMs podem ser interpretadas de mais de uma maneira, como decidimos qual modelo utilizar? As experiências de quase morte são o resultado de mudanças no cérebro físico ou da mente não física? Precisamos escolher ou podemos considerar as duas possibilidades?

A mim parece plausível que as EQMs possam ser desencadeadas por meio de mudanças elétricas ou químicas no cérebro, que permitem à mente experimentar a separação do corpo no momento da morte. Não existe um conflito inerente entre uma compreensão física e não física das EQMs. O físico e o não físico são apenas níveis diferentes de explicação ou de descrição. É como afirmar que a minha escrivaninha é feita de mogno, descrição física, e que a minha escrivaninha é um legado do meu avô, descrição não física. Ambas as formas de descrever o móvel estão corretas, porém nenhuma delas sozinha oferece uma descrição completa da minha escrivaninha. Da mesma forma, as descrições físicas e não físicas das EQMs podem estar corretas, só que nenhuma das duas sozinha é capaz de oferecer o cenário completo das EQMs.

Na nossa vida diária, as nossas partes físicas e não físicas parecem trabalhar em conjunto como se fossem uma única coisa. Mudanças no corpo físico podem levar a transformações profundas na mente não física. Muitos anos atrás, quando alguns dos meus amigos estavam se aposentando, eu sentia inveja deles, mas não conseguia me imaginar aposentado. Eu estava gostando da minha prática clínica tratando pacientes com problemas psiquiátricos; me alegrava ensinar estudantes de Medicina e estagiários de Psiquiatria, e aprender a respeito de experiências de quase morte. Embora essas atividades nunca tenham definido por completo quem eu era, tornaram-se uma parte tão significativa e gratificante da minha vida que eu não conseguia imaginar o que preencheria o vazio deixado por elas caso eu parasse de praticá-las.

Então, meu quadril se desgastou e precisei de uma cirurgia para substituí-lo. Passada a operação, fiquei preso na cama por várias semanas, seguidas por mais semanas de fisioterapia antes de poder voltar ao trabalho. Para a minha grande surpresa, aquele tempo de ausência forçada do trabalho abriu novas oportunidades inesperadas que achei tão recompensadoras e empolgantes quanto a minha função como professor de Psiquiatria. Isso me deu mais tempo para ficar com a minha esposa e me permitiu ver diferentes formas de compartilhar com o resto do mundo o que havia aprendido sobre EQMs. Em um sentido bastante real, o ocorrido físico de fazer uma substituição do quadril levou a profundas mudanças não físicas na minha atitude, incluindo a prontidão para me aposentar.

E, assim como as transformações físicas no nosso corpo podem levar a mudanças em nossa mente, também as que ocorrem nos nossos pensamentos e sentimentos não físicos são capazes de provocar alterações em nosso corpo físico. Tudo o que pensamos e sentimos produz mudanças no nosso cérebro. Quando você se deixa levar por um pôr do sol deslumbrante, ou saboreia uma trufa de chocolate, ou sente alegria ao ajudar alguém necessitado, esses sentimentos estão todos associados a alterações elétricas e químicas cerebrais. Os exames de ressonância magnética do cérebro mostram que a meditação, uma prática mental de focar a mente não física, muda o seu cérebro físico com o passar do tempo, diminuindo o tamanho das áreas cerebrais que reagem ao estresse.[2] E tanto as varreduras cerebrais de ressonância magnética funcional quanto os EEGs daqueles que já vivenciaram a quase morte evidenciam que meditar sobre as suas EQMs muda o seu cérebro físico, aumentando a atividade elétrica e o fluxo sanguíneo nas áreas responsáveis por emoções positivas e pensamentos mentais.[3] Os exames IRM, PET e SPECT do cérebro em pacientes submetidos à psicoterapia revelam que a mudança de pensamentos por meio da psicoterapia, outro processo não físico, é capaz de alterar o cérebro físico, diminuindo o fluxo sanguíneo e a atividade metabólica nas áreas associadas à ansiedade ou à depressão.[4]

Embora o nosso cérebro físico e a nossa mente não física pareçam funcionar como uma unidade na vida cotidiana, as pessoas que tiveram EQMs dizem com propriedade que a sua experiência de estarem acordadas e conscientes enquanto seu cérebro está inapto as convence de que a mente delas às vezes pode agir de forma independente do cérebro – não sendo, portanto, uma simples criação do cérebro físico. E isso as leva a acreditar que a mente ou consciência pode *continuar* a existir mesmo depois que o corpo físico morre. No entanto, o que aqueles entre nós que nunca passaram por uma EQM podem fazer com tudo isso? Uma vez que a maioria daqueles que passaram pela experiência de quase morte afirma que sua EQM não pode ser expressa de forma adequada em palavras, sendo necessário recorrer a metáforas, conseguimos ter a real certeza de como interpretar o que foi vivenciado?

Espero que muitos dos que leem estas páginas sejam como eu: vivendo a vida com base na evidência obtida pelos olhos e ouvidos, pelas deduções lógicas com base nessa evidência. Não recebemos revelações divinas que nos digam o que é ou não verdade. A maioria daqueles que estudei tem certeza de que sabe a verdade por causa da evidência extremamente pessoal da sua experiência. Portanto, como fica o resto de nós, que não passamos por uma EQM e não temos essa mesma certeza? Como podemos avaliar as afirmações desses indivíduos acerca das verdades que lhes foram reveladas?

Eu já aceitei que não temos todas as respostas. A incerteza e a ambiguidade não me assustam mais, pois estudar as EQMs me deixou mais confortável a não ter todas as respostas. Certa tarde, eu estava deitado sem dormir, mas muito relaxado, quando tive a sensação de que o meu corpo ficava cada vez maior. A princípio, não havia emoção em particular associada a essa sensação, só que parecia que eu me tornara muito maior do que o planeta Terra. Alcancei as estrelas distantes, até que percebi que os átomos que compunham o meu corpo não haviam crescido de tamanho; eu, porém, permanecia crescendo porque a distância entre os meus átomos individuais aumentava. E foi com um choque que reconheci essa experiência como aquela que tive no sonho aterrorizante décadas antes, na noite anterior à minha palestra na Associação Americana de Psiquiatria. E, da mesma forma como no sonho de anos atrás, sabia que não passava da minha imaginação e das minhas emoções. Contudo, enquanto aquele sonho anos atrás fora aterrorizante, essa experiência de então foi feliz. Em vez de pânico, enquanto eu flutuava de um lado para o outro entre os meus átomos que se separavam rapidamente, pude aproveitar a liberdade de me expandir pelo Universo. Não sentia a necessidade de manter os átomos do meu corpo todos juntos, apenas saboreava aquela sensação de explorar a vastidão do cosmos.

Eu saí dessa experiência me sentindo rejuvenescido e mais vivo, e não com o meu corpo tremendo e encharcado de suor como havia acontecido antes. Claro que estou muito mais velho e desta vez não estava sob a pressão de dar uma palestra. Mas, ainda assim, essa experiência parecia tão diferente daquele sonho aterrorizante com os mesmos conteúdo e enredo. Acho que porque eu sou uma pessoa diferente hoje. O efeito cumulativo de ouvir tanta gente passar por EQMs ao longo dos anos me ajudou a aceitar o desconhecido e a me sentir confortável na companhia do inexplicável.

Durante quarenta anos eu vi como as experiências de quase morte afetam profundamente quem passa por elas, bem como aqueles que estão em seu convívio. E vi os efeitos que causaram em mim, como pesquisador. Mas e quanto aos indivíduos que não tiveram um envolvimento de longo prazo com experiências de quase morte? Eles também podem ser afetados por EQMs?

Na verdade, o que acontece é que algumas das mudanças nas atitudes, nos valores e no comportamento que percebemos naqueles que vivenciaram a quase morte também podem ser percebidas em outras pessoas que apenas aprenderam sobre as EQMs por mera observação. O psicólogo Ken Ring chama esses efeitos posteriores de "vírus benigno", que é quando outras pessoas podem se contaminar com algo de outras que passaram pela experiência, ou de outros infectados de um jeito parecido.[5] Existe uma quantidade cada vez mais crescente de relatórios clínicos na literatura médica evidenciando o poder de aprender sobre as EQMs com o objetivo de fornecer conforto, esperança e inspiração àqueles que não tiveram tais experiências.

Cinco estudos realizados entre estudantes universitários confirmam esses efeitos de benefício por osmose. Um feito pela Universidade Miami de Ohio descobriu que mais de oitenta por cento dos alunos de graduação em uma turma de Sociologia que estudava EQMs sentiam uma preocupação mais compassiva pelos outros, além de sentimentos de autoestima mais intensos tanto no fim do semestre quanto depois de um ano durante acompanhamento.[6] Outro estudo da Universidade Estadual de Montana descobriu que os estudantes de Enfermagem que haviam concluído um curso sobre EQMs tinham menos medo da morte, uma orientação mais espiritual e um senso maior de propósito na vida.[7] Dois estudos individuais feitos na Universidade de Connecticut descobriram que estudantes de graduação durante uma aula de Psicologia sobre EQMs tiveram maior apreciação da vida, mais autoaceitação e uma preocupação mais compassiva com outras pessoas.[8] Eles também relataram um maior senso de espiritualidade, menos interesse em bens materiais e menos medo da morte.

Já outra pesquisa feita na Universidade Massey, na Nova Zelândia, comparou estudantes designados aleatoriamente para um grupo que entrou em contato com material educacional *on-line* sobre EQMs com outro grupo que não teve o mesmo comportamento. Todos aqueles expostos à informação sobre EQM tiveram maior apreciação pela vida, maior espiritualidade e uma atitude mais positiva em relação à morte; além de apresentar menos ansiedade quando se trata de bens materiais e conquistas.[9]

Informações sobre EQMs também foram incluídas no currículo de saúde de uma escola de Ensino Médio em Kentucky, o que incluía uma professora relatando a própria EQM quando teve um aneurisma.[10] Ela descreveu deixar o corpo e sentir-se em paz; depois da experiência, o vigor por viver fora renovado, além de não mais sentir medo da morte. Um relatório preliminar quanto aos efeitos do ensino sobre EQMs indica mudanças emocionais e comportamentais positivas nos alunos. Logo, todos os seis estudos realizados até agora concluíram que educar sobre EQMs apresentou efeitos positivos em quem quer que tenha recebido conhecimento sobre o assunto.

Depois de décadas ensinando médicos, enfermeiros, capelães de hospitais e outros profissionais de saúde a respeito das experiências de quase morte, fico emocionado ao ver que a consciência em relação às EQMs está começando a influenciar também a prática da saúde em si. Inúmeras escolas médicas e de Enfermagem agora incluem informações sobre EQMs nas suas grades curriculares.[11] Nos últimos anos, essas informações vêm inspirando novas abordagens aos pacientes, pois os profissionais de saúde se tornaram mais sensíveis à frequência e aos efeitos das EQMs nos próprios pacientes.[12]

Estudos revelam que introduzir informações sobre EQMs no tratamento de pacientes suicidas que não responderam à terapia tradicional pode levar a uma diminuição drástica dos pensamentos suicidas, ou mesmo a eliminação deles.[13] Outra pesquisa indicou que informações sobre EQMs têm a capacidade de reduzir o sofrimento de indivíduos que estão em luto, fazendo-os terem menos ansiedade, raiva e culpa, além de ajudá-los a se sentirem engajados na vida de novo.[14] Portanto, as experiências de quase morte parecem estar gerando um efeito cascata em toda a sociedade, ajudando as pessoas a lidarem com suas preocupações sobre a morte, bem como intensificando a sua capacidade de aproveitar a vida e sentir compaixão pelos outros.

Existem evidências crescentes de que divulgar as experiências de quase morte e as suas implicações *não* só pode influenciar outras pessoas positivamente, como já está fazendo isso. Joe Geraci, que teve hemorragia depois de uma cirurgia ao 36 anos, resumiu isso para mim:

– Acho que a nossa sociedade tende a ser muito negativa: "Não faça isso. Não faça aquilo". É um sistema fechado. Agora, se as pessoas amassem e se importassem, não haveria necessidade de nos preocuparmos com todos esses "nãos". Simplesmente não haveria. Eu sei que isso soa idealista demais e até pouco prático, mas acredito que o amor pode ser tão infeccioso quanto o ódio. E as pessoas precisam começar de algum lugar, em pequena escala. Por exemplo, eu contando sobre a minha experiência e alguém lendo o que você vai escrever. Isso se multiplica rapidamente. E não sou o único que passou por isso. Existem milhares de nós espalhados por todo o mundo. Multiplique a minha história por mil e verá como ela pode crescer, e rápido! Isso é possível. Na verdade, já começou.

20

VIDA APÓS A MORTE

Boa parte do interesse público nas EQMs está relacionada à esperança de que elas possam nos revelar algo sobre a vida depois da morte. E, de fato, a maioria dos que experienciaram as EQMs está convencida de que algum aspecto de nós permanece mesmo depois da morte. No entanto, essas pessoas também consideram de igual importância as lições que trazem consigo das suas EQMs para a vida *antes* da morte. Muitas vezes a experiência lhes dá uma nova perspectiva sobre o que torna esta vida significativa e valorosa. Eu usei o título *O depois* para este livro justamente para refletir esse foco misto. Ele se refere ao que acontece com as pessoas *depois da morte*, mas também ao que ocorre com elas nesta vida *depois de uma EQM*. Pelo que consegui entender, as experiências de quase morte, sob uma última análise, não são sobre a morte em si, mas a respeito de transformação, renovação e infusão de propósito na nossa vida agora, hoje.

A minha esperança é que estas páginas ajudem a levar a conversa sobre as EQMs para além do que elas sugerem em relação à mente e ao cérebro, e a uma possível vida após a morte, claro. Eu gostaria de ver a conversa se expandir para incluir as questões mais críticas da vida aqui e agora. Podemos muito bem nos encontrar em outro lugar depois de morrermos, mas estamos *aqui agora*. Após trabalhar por meio século com pessoas que tiveram experiências de quase morte, aprendi diversas lições sobre as EQMs e o que elas significam para nós no agora.

A primeira lição é que as experiências de quase morte *são comuns e do tipo que podem acontecer com qualquer um*. A maioria dos pesquisadores estima que entre dez e vinte por cento daqueles que chegam perto da morte relatam terem tido EQMs; ou cerca de cinco por cento da população em geral. São inúmeros os estudos dos últimos quarenta anos que falharam em encontrar qualquer variável que fosse capaz de prever quem teria uma EQM. Essas experiências acontecem com homens e mulheres, com pessoas de todas as idades, de todas as religiões e todos os grupos étnicos. Elas não são eventos raros, nem experiências que apenas determinados tipos de pessoa vivenciam. Mas o que isso significa para aqueles de nós que nunca tiveram EQMs? O fato de as EQMs serem experiências comuns e passíveis de acometer qualquer um significa que, cedo ou tarde, você encontrará alguém que já passou por uma, caso você mesmo ainda não tenha vivenciado. Talvez seja provável que pelo menos um indivíduo conhecido tenha tido uma.

A segunda lição é que as EQMs *são experiências normais que acontecem com pessoas em circunstâncias excepcionais*. As memórias das EQMs parecem ser lembranças de eventos reais, não de fantasias ou situações imaginadas. O nosso cérebro processa as EQMs como eventos que aconteceram de verdade, não como sonhos ou alucinações. Diversos estudos falharam em tentar encontrar qualquer ligação entre as EQMs e algum tipo de doença mental. Na verdade, vários estudos sugerem que as experiências de quase morte podem oferecer alguma proteção contra o desenvolvimento de doenças mentais depois desse contato próximo com a morte. O que isso significa para o resto de nós? O fato de que as EQMs são vivências normais, e não sinais de doença mental, quer dizer que as pessoas que as vivenciam não precisam ser encaminhadas para um terapeuta ou psiquiatra porque tiveram uma EQM. O que elas precisam é da garantia de que são "normais", da validação de que o que vivenciaram foi real, bem como da oportunidade de poder compartilhar essas experiências e chegar à própria compreensão de tais fenômenos.

A terceira lição é que as EQMs *geralmente induzem a uma gama de efeitos posteriores profundos e duradouros*. Quer esses efeitos sejam positivos – como ter maior prazer na vida –, quer negativos – como a dificuldade em se adaptar ao trabalho ou ao estilo de vida –, faz-se útil reconhecer e abordar as mudanças, além do que elas significam para a vida e os relacionamentos de quem passa por uma experiência de quase morte. Embora a maioria dos indivíduos lide com essas mudanças sozinhos, familiares, amigos e profissionais de saúde precisam estar cientes desses efeitos posteriores; além de alertar para indicações de que eles podem precisar de ajuda. Se você estiver próximo de alguém que já teve uma EQM, talvez deva estar ciente das mudanças no seu relacionamento, ajudando a decidir quais mudanças de vida ele ou ela deseja fazer para, assim, ajustar os efeitos posteriores na sua vida diária.

A quarta lição é o fato de que as EQMs *reduzem o medo da morte*. A maioria das pessoas espera que morrer seja uma experiência aterrorizante. Contudo, aqueles que passaram por experiências desse tipo relatam de forma universal que ter uma EQM diminuiu muito o medo da morte e de morrer; outros vários afirmam que o seu medo foi apagado. Isso é verdade para aqueles que vivenciam a EQM, tenha ela sido tipicamente bem-aventurada, rara ou assustadora. Saber que as EQMs reduzem o medo da morte daqueles que as vivenciam pode fazer você pensar de forma diferente sobre a própria morte. Entender que o processo de morrer em geral é pacífico, quando não feliz, pode significar que você não precisa ter medo de morrer. Isso também tem a capacidade de fazer você se preocupar menos com o sofrimento de entes queridos quando eles se vão. No entanto, não espere que isso o impeça de sofrer. Afinal, a morte de um ente querido sempre será a perda de um relacionamento e de uma história compartilhada. Ainda que não esteja preocupado com o sofrimento deles, é provável que vá sentir a dor dessa perda. Depois das suas EQMs, indivíduos que passaram pela experiência ainda sofrem quando conhecidos morrem.

Uma consequência da redução do medo de morrer é que as EQMs, paradoxalmente, também reduzem o medo de *viver*. Muitos dos que experienciaram a pós-morte afirmam que, por não terem mais medo da morte, não sentem que haja tanto a se perder quanto imaginavam antes. Eles não sentem mais a necessidade de manter um controle tão rígido sobre a vida, no entanto podem se sentir livres para correr alguns riscos. O fato de que ter menos medo da morte leva esses mesmos indivíduos a sentirem menos medo de viver pode encorajar o restante de nós a nos abrirmos mais e aproveitarmos tudo o que a vida tem a oferecer, com menos medo de cometer erros.

O que nos conduz à quinta lição, a de que as EQMs *levam os que as vivenciam a uma vida com mais plenitude no momento presente*, em vez de habitar no passado ou sonhar com o futuro. Suspeito que essa tendência de viver no presente venha, pelo menos em parte, da experiência de quase morrer, isto é, de encontrar um momento que acreditam ter a possibilidade de ser o último. Logo, faz sentido para mim que as pessoas que passaram por EQMs continuem a viver com a memória dessa experiência e, portanto, tentem aproveitar ao máximo cada dia que passa. Aqueles que sobreviveram a EQMs acreditam que estavam experienciando ali os seus últimos momentos, sem ter a chance de dizer adeus ou mesmo resolver assuntos inacabados.

Se todos pensássemos que este momento *agora* pode ser o último, como será que agiríamos em relação aos nossos cônjuges, filhos, amigos ou mesmo estranhos que encontramos na rua, até a nós mesmos? O exemplo dado por essas pessoas que passaram por experiências de quase morte de viver mais no presente pode encorajar o restante de nós a aproveitar a vida mais plenamente e no agora – o que vai permitir apreciar não só a alegria, como a dor de cada experiência.

John Wren-Lewis foi envenenado por um suposto ladrão em um ônibus que atravessava a Tailândia. Ele estava acompanhado de sua esposa, Ann Faraday.[1] Depois de certo tempo, Ann notou alarmada que John estava com os lábios roxos e sem pulso. Ela conseguiu uma carona até o hospital mais próximo, onde os médicos não tinham qualquer esperança de salvá-lo. Supondo que tivesse sido drogado, uma tática comum usada pelos ladrões daquela região, eles lhe deram um antídoto para entorpecentes, além de oxigênio e soro intravenoso. O rapaz só reviveu cerca de sete horas depois, após uma EQM profundamente comovente, e a partir de então se manteve sob um estado que chamou de "consciência da eternidade". E descreveu para mim a sua apreciação elevada pela vida, que permaneceu ao seu lado até o fim:

– Embora eu tenha mais prazer do que antes com experiências consideradas "boas" como o pôr do sol, o canto dos pássaros, a grande arte, as pessoas agradáveis ou a comida saborosa, também sinto prazer naquilo que no meu antigo eu teria chamado de desagradáveis: por exemplo, o quarto do hospital tailandês, um dia úmido demais ou um forte resfriado. Esta última descoberta de que eu poderia aproveitar um resfriado foi a maior surpresa, não só por poder me chafurdar na indulgência de um dia inteiro na cama, mas por me divertir com as sensações incomuns no meu nariz e na minha garganta. Naquela época, descobri que o zumbido, um assobio nos ouvidos do qual eu sofro há alguns anos, havia mudado de um leve incômodo para um som até que positivamente delicioso, tanto que às vezes consigo até esquecer e o recebo como um velho amigo sempre que ele se impõe a chamar a minha atenção. Na verdade, também comecei a gostar do cansaço e das pequenas dores que afligem um corpo de sessenta anos.

Entender que essas experiências podem levar as pessoas a encarar cada dia como se fosse o último pode nos ajudar a preencher o nosso tempo não só com obrigações, mas também com alegria, sabendo que pode não haver uma segunda chance. Como disse a poetisa Patricia Clafford: "O trabalho pode esperar enquanto você mostra o arco-íris para a criança, mas o arco-íris não vai esperar enquanto você faz o trabalho". Viver o momento de forma plena não significa nunca planejar o futuro ou jamais lembrar o passado. Significa estar no presente enquanto você planeja o futuro e lembra do passado, permitindo-se ficar absorto na sua experiência do momento.

A sexta lição é que as EQMs *provocam questões sobre a relação entre mente e cérebro*. Na vida cotidiana normal, muitas vezes parece que o nosso cérebro e a nossa mente são a mesma coisa. Só que aqueles que vivenciaram a quase morte relatam o fato de que seus pensamentos e percepções permanecem mais claros do que nunca durante as EQMs, enquanto seu cérebro está prejudicado. Além disso, às vezes contam sobre percepções precisas a respeito das coisas que acontecem ao redor do próprio corpo, porém de um ponto de vista que fica fora dele. Tais paradoxos sugerem que precisamos de um modelo diferente para entender como a mente e o cérebro interagem entre si. Eles sugerem que o cérebro físico é capaz de agir como uma espécie de telefone celular, recebendo pensamentos e sentimentos da mente não física e os convertendo em sinais elétricos e químicos que o corpo consegue entender e utilizar. E que, pelo menos em circunstâncias extremas, a mente pode funcionar muito bem sem ter o cérebro para filtrá-la.

Eu não sei se a mente operando independente do cérebro seja a melhor explicação para as EQMs nas quais aquele que a vivencia vê as coisas com precisão mesmo de um ponto de vista fora do seu corpo físico. No entanto, não tenho nenhuma explicação alternativa para as evidências. E não sei se o cérebro agindo como filtros de pensamentos e sentimentos, da mesma forma como os olhos agem como filtros de raios de luz, seja a melhor explicação para as EQMs nas quais aqueles que a vivenciam pensam e veem com clareza enquanto seu cérebro permanece gravemente prejudicado. Com toda certeza esse modelo traz à tona mais questões sobre o que é e onde está a mente, além da maneira como interage com o cérebro. Entretanto, não tenho nenhuma explicação alternativa para as evidências. Eventualmente, podemos chegar a outra explicação, mas até agora mente e cérebro como coisas separadas, com o cérebro agindo para filtrar os nossos pensamentos e sentimentos, parece ser o modelo de explicação mais plausível.

As questões levantadas pelas EQMs a respeito de como os nossos pensamentos e sentimentos se relacionam com o nosso cérebro podem nos fazer refletir se somos meras máquinas biológicas ou algo a mais do que isso. Quer a ideia de uma mente funcionando independente de um cérebro nos faça ou não sentido, as EQMs talvez suscitem nosso ceticismo sobre os nossos modelos atuais usados para explicar como o cérebro e a mente funcionam; e se há mais nos nossos pensamentos e sentimentos do que meras alterações elétricas e químicas nas nossas células cerebrais.

A sétima lição é que as EQMs *provocam questões sobre a continuação da consciência depois da morte*. Se é verdade que a mente é capaz de funcionar sob circunstâncias extremas sem um cérebro físico, então pode ser possível que ela continue a existir depois da morte do cérebro. Uma resposta para o que acontece após a morte pode estar além dos métodos científicos atuais ou além da nossa imaginação científica. Entretanto, a resposta científica, caso alguma venha à tona, provavelmente será por meio de evidências indiretas, como o rastro de bolhas que as partículas subatômicas deixam em uma câmara de bolhas. Não sei se algum tipo de consciência permanente após a morte seja a melhor explicação para as EQMs nas quais aqueles que as vivenciaram veem entes queridos falecidos que ninguém sabia estarem mortos ainda. No entanto, não tenho explicação alternativa para essas evidências. Eventualmente, podemos chegar a outra explicação. Até lá, certa forma de consciência contínua mesmo depois da morte parece ser o modelo de trabalho que oferece a explicação mais plausível.

A evidência de que sob condições extremas nós somos capazes de ter uma percepção que vai além do que os nossos sentidos físicos veem e ouvem, e que conseguimos nos lembrar de coisas que o nosso cérebro físico não processou, surge não só das EQMs, como de uma variedade de caminhos de pesquisa. Por conseguinte, faz sentido viver a vida como se as coisas fossem dessa forma: somos mais do que o nosso corpo físico; alguma parte de nós consegue seguir depois que nosso corpo para de funcionar; somos capazes de estar intimamente conectados a algo maior do que nós mesmos. E isso tem implicações significativas em como vivemos a vida e no que a torna significativa e valiosa.

Muitos anos atrás, fui convidado para o complexo do Dalai Lama em Dharamsala, na Índia, para participar de um diálogo entre estudiosos budistas e cientistas ocidentais sobre mente e matéria. Apresentei a pesquisa científica sobre se a consciência é produzida pelo cérebro, focando as EQMs.[2] Diferentemente do público para o qual costumo me dirigir nos Estados Unidos, os monges budistas estavam bastante familiarizados com as experiências que eu descrevia, ainda que tenham se surpreendido ao saber que os cientistas as estavam estudando.

Contudo, o mais importante para mim foi um comentário do próprio Dalai Lama sobre a diferença entre a ciência ocidental e o budismo. Ele argumentou que ambas as disciplinas são baseadas na observação e na dedução lógica; as duas dão precedência à experiência a respeito da crença em sua busca pela verdade. Contudo, acrescentou que os cientistas ocidentais parecem buscar entender como o mundo funciona para mudar e *controlar* o mundo natural. Ou seja, o objetivo da maioria dos cientistas é dominar o nosso ambiente. Já os budistas buscam entender como o mundo funciona para *viver de forma mais harmoniosa* com ele. Em outras palavras: o objetivo do budismo é coexistir com a natureza, em vez de obter um domínio sobre ela, a fim de reduzir o nosso sofrimento. Essa distinção me afetou profundamente e me fez questionar tudo o que faço como cientista, por que o faço e a qual propósito isso servirá. Essa constatação mudou a minha lógica ao fazer pesquisas, indo de "O que podemos aprender com esses resultados sobre como o mundo funciona?" para "Como esses resultados podem ajudar a reduzir o sofrimento no mundo?".

Esses objetivos de controlar a natureza e reduzir o sofrimento não são necessária e mutuamente exclusivos. Os cientistas médicos estudam doenças tanto para mudar o curso de uma quanto para aliviar o sofrimento dos pacientes. Todavia, a perspectiva budista sugere que entender até mesmo os fenômenos que não podemos mudar pode ajudar a aliviar o sofrimento do mundo. As experiências de quase morte estão além do nosso controle e não existe qualquer razão para pensar que isso mudará. No entanto, podemos não só entendê-las, como também seus efeitos posteriores. As evidências que obtemos até agora sugerem que compreendê-las melhor, o que inclui as EQMs na nossa ciência e medicina, pode ajudar a reduzir sofrimento.

Mas o que tudo isso significa para aqueles entre nós que não passaram por EQMs? Eu tinha outra razão para usar o título *O depois* para este livro. Ela se refere não só ao que pode acontecer *depois da morte* e ao que ocorre *depois das EQMs*, como ao que pode acontecer *depois desta leitura*. Eu espero que as suas reflexões sobre as minhas palavras não terminem quando você deixar este livro de lado, mas que permaneçam nos seus pensamentos e sentimentos acerca da vida, da morte e além.

Independentemente de como entendemos o que causa as EQMs, elas nos mostram que agora existe muito mais a se aprender sobre a mente e as suas habilidades do que imaginávamos. No entanto, mais do que isso, as EQMs parecem oferecer às pessoas que as vivenciam aquela centelha de motivação para reavaliar a vida e fazer mudanças na forma como gastam seu tempo e se relacionam com os outros. Elas nos dizem que a morte é mais sobre paz e luz do que medo e sofrimento; que a vida é mais sobre significado e compaixão do que riqueza e controle; que apreciar tanto os aspectos físicos quanto os não físicos da vida nos dá uma compreensão muito mais completa. E as evidências revelam que as experiências de quase morte transformam a vida não só daqueles que as vivenciam e de seus entes queridos, ou dos pesquisadores que as estudam. As EQMs também são capazes de suscitar transformações em quem lê sobre elas. E acredito ainda que, em última análise, podem até mesmo nos ajudar a mudar a maneira como vemos e tratamos uns aos outros. Espero que aprender a respeito das experiências de quase morte também dê a você essa centelha de motivação para reavaliar a sua vida e se reconectar com aquilo que a preenche de significado e alegria.

AGRADECIMENTOS

Para mim, fica bem claro que eu jamais poderia ter escrito este livro, ou mesmo aproveitado a carreira que tenho, sem a orientação e a colaboração de diversas pessoas ao longo dos anos. E elas merecem crédito por me orientarem e encorajarem no decorrer desta jornada.

Em primeiro lugar, preciso expressar os meus agradecimentos ilimitados à multidão daqueles que vivenciaram experiências de quase morte e que participaram da minha pesquisa, alguns dos quais preenchendo os meus questionários sobre o assunto por mais de quarenta anos. Muitos me ofereceram comentários perspicazes acerca deste estudo, assim como sugestões para as minhas futuras investigações. Sem o tempo deles, seu conhecimento e sua sabedoria, nada que consta nestas páginas teria sido possível. Eu me sinto privilegiado por poder compartilhar o que aprendi até aqui com esses indivíduos.

Devo muito ao meu pai, Bill Greyson, que incutiu em mim desde cedo a paixão pela ciência e pelo conhecimento baseado em evidências, não em crenças; e à minha mãe, Debbie Greyson, que me ensinou – também desde tenra idade – que nada daquilo que realizamos tem significado, a menos que isso venha do coração. Agradeço aos dois por me mostrarem que, faça o que você fizer da sua vida, a medida do seu sucesso é a ajuda prestada aos outros.

Além disso, sou profundamente grato ao falecido Ian Stevenson, que me mostrou como aplicar métodos científicos ao estudo de fenômenos inexplicáveis; a Raymond Moody, que foi quem me apresentou às experiências de quase morte, assim como fez com tantas outras pessoas. Agradeço aos pioneiros que fundaram comigo a Associação Internacional para Estudos de Quase Morte [www.iands.org, site em inglês], organização que colocou as experiências de quase morte no mapa. São eles: Ken Ring, líder do caminho para o rigoroso estudo de experiências de quase morte, além de Michael Sabom e John Audette.

Quero também expressar a minha gratidão aos colegas que colaboraram com a minha pesquisa a respeito deste tema que tanto acrescentaram, particularmente: o falecido Ian Stevenson, Ken Ring, Emily Williams Kelly, Surbhi Khanna, Jan Miner Holden, Ed Kelly, Nancy Evans Bush, Masayuki Ohkado, Sam Parnia, Peter Fenwick, Barbara Harris Whitfield, Lauren Moore, Marieta Pehlivanova, Rense Lange, Jim Houran, Mitch Liester, Geena Athappilly, Adriana Sleutjes, Alexander Moreira-Almeida, Enrico Facco, Christian Agrillo, Karl Jansen, Evgeny Krupitsky, Jeff Long, Pim van Lommel, Ross Dunseath, o falecido John Buckman, Debbie James, Cheryl Fracasso, Harris Friedman, o falecido Chuck Flynn, David Hufford, Jim Tucker, Paul Mounsey, Alan Marty, Nathan Fountain, Lori Derr, Donna Broshek, Jim Council, Karen Packard, Lisa Hacker, Charles Paxton, Claudia Szobot, Charlotte Martial, Héléna Cassol, Vanessa Charland-Verville, Steven Laureys e Enzo Tagliazucchi.

Eu tive a sorte especial de contar com a cooperação de alguns pesquisadores que vivenciaram EQMs, os quais me impediram de me desviar da experiência para minha abordagem científica lógica. Houve também outros colaboradores – estes, porém, não passaram por EQMs, mas igualmente me impediram de ser desviado da minha abordagem científica lógica para a experiência.

Sou profundamente grato aos meus colegas da Divisão de Estudos Perceptivos da Universidade da Virgínia [www.uvadops.org, site em inglês] que criticaram e melhoraram o meu trabalho, incluindo Ed Kelly, Emily Williams Kelly, Jim Tucker, Lori Derr, Marieta Pehlivanova, Carlos Alvarado, Nancy Zingrone, Kim Penberthy, Ross Dunseath e Christina Fritz. Obrigado, Sue Ruddock, Pat Estes e Diane Kyser, por auxiliarem imensamente no trabalho diário da minha pesquisa. Obrigado à Divisão de Estudos Perceptivos – que não recebe apoio financeiro da universidade para pesquisas, mas realiza investigações científicas rigorosas há mais de meio século (ela é financiada por doações) –, por ter me oferecido um lugar seguro para explorar o mundo desconhecido (e por permanecer fazendo isso a outros estudiosos).

Também sou imensamente grato aos falecidos Chester F. Carlson e Priscilla Woolfan, cujas doações proveram o capital necessário de minha cátedra na Universidade da Virgínia; às fundações de investigação sem fins lucrativos que financiaram a minha investigação ao longo dos anos, em particular à Fundação BIAL, ao Instituto das Áreas de Fronteira da Psicologia e Saúde Mental [Institut für Grenzgebiete der Psychologie und Psychohygiene], ao Fundo Japão-EUA para Ciências da Saúde, ao Fundo Azuma Nagamasa, à Fundação James S. McDonnell, à Fundação Bernstein Brothers e ao Instituto Fetzer (antes, Fundação John E. Fetzer). Agradeço ao apoio nesta pesquisa por parte de Richard Adams, Cheryl Birch e David Leiter, bem como aos meus colegas das Universidades de Virgínia, Michigan e Connecticut.

Também reconheço minha dívida para com os inúmeros colegas que, ao longo das décadas, criticaram minha pesquisa e nela identificaram falhas. Não há dúvidas de que o olhar deles contribuiu para melhorar a qualidade do meu trabalho e a compreensão acerca das experiências de quase morte.

Poucos livros são escritos por uma única pessoa, e eu tive muita ajuda com este. Sou grato aos inúmeros participantes que vivenciaram experiências de quase morte e forneceram as declarações citadas nestas páginas. Cada palavra que escrevi foi lida primeiro pela minha esposa, Jenny, a qual me conhece melhor do que eu mesmo e garantiu que as descrições das minhas reações a esses relatos fossem autênticas e que as emoções e o tom de voz fossem genuínos. Depois, contei cada palavra ao meu talentoso colaborador Jason Buchholz, o qual me mostrou como dar vida à história e transformar o livro que eu queria escrever em um que outros quisessem ler. Por fim, à minha irmã mais velha e mais sábia, Nancy Beckerman, que meticulosamente encontrou e corrigiu todos os meus erros e as minhas ambiguidades, da forma como ela tem feito durante toda a minha vida.

Eu devo os meus agradecimentos eternos à equipe visionária da Idea Architects, que me ajudou a transformar a minha ideia para esta obra em realidade, em especial Doug Abrams e Lara Love Hardin, cujo entusiasmo e cuja paixão pelo meu trabalho foram essenciais para me guiar na criação do que o leitor tem hoje em mãos. Agradeço também a George Witte, meu editor na St. Martin's Press, que ofereceu tantas orientações e conselhos práticos a respeito da elaboração de *O depois*. Obrigado, Steve Bhaerman – conhecido como Swami Beyondananda –, por me encorajar quarenta anos atrás a escrever um livro; e também a Rebecca Valla, psiquiatra extremamente perspicaz com um coração de ouro, que me fez sentar e ouvir, auxiliando-me a compreender a relutância do meu eu introvertido ao me expor por escrito.

Por fim, quero expressar a minha eterna gratidão a Jenny Greyson, minha bússola, âncora, companheira de vida e melhor amiga por mais de meio século. Ela tem sido a minha rocha durante os altos e baixos da pesquisa de quase morte pela maior parte da nossa trajetória juntos. Eu não poderia ter me desenvolvido como pai, amigo, psiquiatra ou mesmo escritor sem o seu amor e o seu apoio.

REFERÊNCIAS

INTRODUÇÃO – Uma jornada em território desconhecido

1. *Life After Life* […] Raymond A. Moody, *Life After Life* (Covington, GA: Mockingbird Books, 1975).

2. EQM vindos de fontes gregas e romanas antigas […] Jeno Platthy, *Near-Death Experiences in Antiquity* (Santa Claus, IN: Federation of International Poetry Foundations of Unesco, 1992).

3. todas as principais tradições religiosas […] Farnaz Masumian, "World Religions and Near-Death Experiences," in *The Handbook of Near-Death Experiences*, ed. Janice Miner Holden, Bruce Greyson, and Debbie James (Santa Barbara, CA: Praeger/ABC-CLIO, 2009), 159–83.

4. populações indígenas ao redor do mundo. Allan Kellehear, "Census of Non-Western Near-Death Experiences to 2005: Observations and Critical Reflections," in *The Handbook of Near-Death Experiences*, 135–58.

5. da literatura médica dos séculos 19 e 20. Terry Basford, *The Near-Death Experience: An Annotated Bibliography* (Nova York: Garland, 1990).

6. temas comuns e universais nessas experiências que vão além das interpretações culturais […] Geena Athappilly, Bruce Greyson, and Ian Stevenson, "Do Prevailing Societal Models Influence Reports of Near-Death Experiences? A Comparison of Accounts Reported before and after 1975," *Journal of Nervous and Mental Disease* 194(3) (2006), 218–22.

1. Uma ciência do inexplicável

1. Henry posicionou o rifle de caça calibre 22 entre as pernas […] A experiência de quase morte de Henry e a minha interpretação psicológica sobre ela são descritas em: John Buckman and Bruce Greyson, "Attempted Suicide and Bereavement," in *Suicide and Bereavement*, ed. Bruce L. Danto and Austin H. Kutscher (Nova York: Foundation of Thanatology, 1977), 90–104.

2. Sigmund Freud comparou a mente a um *iceberg*. Sigmund Freud, "The Unconscious," in *Standard Edition of the Complete Psychological Works of Sigmund Freud, Vol. 14*, ed. James Strachey (Londres: Hogarth Press, 1915), 159–204.

3. A maioria dos professores não daria, não de maneira consciente, notas melhores aos alunos que socialmente são considerados mais bonitos. David Landy and Harold Sigall, "Beauty Is Talent: Task Evaluation as a Function of the Performer's Physical Attractiveness," *Journal of Personality and Social Psychology* 29(3) (1974), 299–304.

4. sobre esse experimento foi publicado em uma revista médica convencional [...] Bruce Greyson, "Telepathy in Mental Illness: Deluge or Delusion?" *Journal of Nervous and Mental Disease* 165(3) (1977), 184–200.

5. escrevera um livro quando ainda era estudante de Medicina [...] Raymond A. Moody, *Life After Life* (Covington, GA: Mockingbird Books, 1975).

2. Fora do tempo

1. Heim publicou o primeiro grande compêndio de experiências de quase morte [...] Albert von St. Gallen Heim, "Notizen über den Tod durch Absturz [Notes on Fatal Falls]," *Jahrbuch des Schweizer Alpen-Club [Yearbook of the Swiss Alpine Club]* 27 (1892), 327–37.

2. "O que eu senti em cinco a dez segundos [...]" Esta citação é da tradução para o inglês da experiência de quase morte de Heim, publicada em: Russell Noyes and Roy Kletti, "The Experience of Dying from Falls," *Omega* 3 (1972), 45–52.

3. Joe Green trouxe à tona a questão de saber se o relato do paciente em questão sobre a sua queda desempenhava um papel dentro da teoria da relatividade [...] Joseph Timothy Green, "Did NDEs Play a Seminal Role in the Formulation of Einstein's Theory of Relativity?" *Journal of Near-Death Studies* 20(1) (2001), 64–66.

4. "o tempo se expandiu muito" Esta citação é da página 47 de: Noyes and Kletti, "The Experience of Dying from Falls".

5. Um desses alunos era um adolescente chamado Albert Einstein [...] Ronald W. Clark, *Einstein: The Life and Times* (Nova York: Avon, 1971), 54.

6. mais tarde ele descreveu em uma carta endereçada ao filho de Heim como "mágicas". Albrecht Fölsing, traduzido por: Ewald Osers, *Albert Einstein* (Nova York: Penguin, 1997), 66.

7. a qual propunha que *o tempo desacelera quanto mais rápido você viaja*. Sua teoria da relatividade foi proposta em Albert Einstein, "Zur Elektrodynamik bewegter Körper," *Annalen der Physik* 322(10) (1905), 891–921. (Traduzido para o inglês por George Barker Jeffery e Wilfred Perrett e publicado como: "On the Electrodynamics of Moving Bodies" in *The Principle of Relativity*. Londres: Methuen, 1923.)

8. Joe Geraci, policial de 36 anos que quase morreu por hemorragia após uma cirurgia, descreveu esse sentido na sua EQM […] A EQM de Joe foi descrita em: Darlene Taylor, "Profile of an Experiencer: Joe Geraci," *Vital Signs* 1(3) (1981), 3 and 12.

9. Isso era menos provável de acontecer nas EQMs que poderiam ter sido antecipadas […] Ian Stevenson and Bruce Greyson, "Near-Death Experiences: Relevance to the Question of Survival after Death," *JAMA* 242(3) (1979), 265–67; Bruce Greyson, "A Typology of Near-Death Experiences," *American Journal of Psychiatry* 142(8) (1985), 967–69; Bruce Greyson, "Varieties of Near-Death Experience," *Psychiatry* 56(4) (1993), 390–99.

10. Jayne Smith teve uma EQM aos 23 anos após uma reação ruim à anestesia durante o parto. Jayne descreveu sua experiência de quase morte em: Jayne Smith, "… Caught Up into Paradise," *Vital Signs* 3(1) (1983), 7 e 10; e em Jayne Smith, "Unconditional Love: The Power and the Glory," *Vital Signs* 19(1) (2000), 4.

3. A revisão da vida

1. "revisão da vida", momento no qual cenas do passado daquele que está experienciando a quase morte voltam à tona. Ian Stevenson and Emily Williams Cook, "Involuntary Memories during Severe Physical Illness or Injury," *Journal of Nervous and Mental Disease* 183(7) (1995), 452–58; Russell Noyes and Roy Kletti, "Panoramic Memory: A Response to the Threat of Death," *Omega* 8(3) (1977) 181–94.

2. ele caiu de um barco no porto de Portsmouth […] Esta descrição sobre a sua EQM aparece nas páginas 77 e 78 de: Francis Beaufort, *Notice of Rear-Admiral Sir Francis Beaufort, K.C.B.* (Londres: J. D. Potter, 1858).

3. quando uma caminhonete em que ele trabalhava caiu sobre seu peito. Tom descreveu sua EQM em: Sidney Saylor Farr, *What Tom Sawyer Learned from Dying* (Norfolk, VA: Hampton Roads Publishing, 1993).

4. Barbara Harris Whitfield teve uma EQM aos 32 anos, quando sofreu complicações […] Barbara descreveu sua EQM em: Barbara Harris and Lionel C. Bascom, *Full Circle* (Nova York: Pocket Books, 1990). E em: Barbara Harris Whitfield, *Final Passage* (Deerfield Beach, FL: Health Communications, 1998).

5. uma ferramenta importante para os conselheiros que trabalham com indivíduos que estão no fim da vida […] David Haber, "Life Review: Implementation, Theory, Research, and Therapy," *International Journal of Aging and Human Development* 63(2) (2006), 153–71; Robert N. Butler, "The Life Review: An Interpretation of Reminiscence in the Aged," *Psychiatry* 26(1) (1963), 65–76; Myrna I Lewis and Robert N. Butler, "Life-Review Therapy: Putting Memories to Work in Individual and Group Psychotherapy," *Geriatrics* 29(11) (1974), 165–73.

4. Entendendo a história completa

1. eu entrevistei quase mil e seiscentos pacientes [...] Bruce Greyson, "Incidence and Correlates of Near-Death Experiences in a Cardiac Care Unit," *General Hospital Psychiatry* 25(4) (2003), 269–76.

2. Bill Urfer, empresário de 46 anos, relatou para mim a sua dificuldade para descrever a EQM [...] Bill descreveu sua EQM em: Harry Cannaday (como dito por Bill Urfer), *Beyond Tomorrow* (Heber Springs, AR: Bill Urfer, 1980).

3. "O silêncio é a linguagem de Deus [...]" Esta citação aparece na página 134 de: Igor Kononenko and Irena Roglič Kononenko, *Teachers of Wisdom* (Pittsburgh: RoseDog Books/Dorrance, 2010).

4. entrevistando pacientes que haviam sido hospitalizados depois de tentativa de suicídio. Bruce Greyson, "Near-Death Experiences and Attempted Suicide," *Suicide and Life-Threatening Behavior* 11(1) (1981), 10–16; Bruce Greyson, "Incidence of Near-Death Experiences following Attempted Suicide," *Suicide and Life-Threatening Behavior* 16(1) (1986), 40–45; Bruce Greyson, "Near-Death Experiences Precipitated by Suicide Attempt: Lack of Influence of Psychopathology, Religion, and Expectations," *Journal of Near-Death Studies* 9(3) (1991), 183–88; Bruce Greyson, "Near-Death Experiences and Anti-Suicidal Attitudes," *Omega* 26(2) (1992), 81–89.

5. motivos para que as pessoas mantenham suas EQMs em segredo. Vários psiquiatras clínicos exploraram a relutância de algumas pessoas em compartilharem suas histórias. Veja, por exemplo: Kimberly Clark, "Clinical Interventions with Near-Death Experiencers," in *The Near-Death Experience*, ed. Bruce Greyson and Charles Flynn (Springfield, IL: Charles C. Thomas, 1984), 242–55; Cherie Sutherland, *Reborn in the Light* (Nova York: Bantam, 1995); Regina M. Hoffman, "Disclosure Needs and Motives after a Near-Death Experience," *Journal of Near-Death Studies* 13(4) (1995), 237–66; Regina M. Hoffman, "Disclosure Habits after Near-Death Experiences: Influences, Obstacles, and Listener Selection," *Journal of Near-Death Studies* 14(1) (1995), 29–48; Nancy L. Zingrone and Carlos S. Alvarado, "Pleasurable Western Adult Near-Death Experiences: Features, Circumstances, and Incidence," in *The Handbook of Near-Death Experiences*, ed. Janice Miner Holden, Bruce Greyson, and Debbie James (Santa Barbara, CA: Praeger/ABC-CLIO, 2009), 17–40; L. Suzanne Gordon, "An Ethnographic Study of Near-Death Experience Impact and Aftereffects and their Cultural Implications," *Journal of Near-Death Studies* 31(2) (2012), 111–29; Janice Miner Holden, Lee Kinsey, and Travis R. Moore, "Disclosing Near-Death Experiences to Professional Healthcare Providers and Nonprofessionals," *Spirituality in Clinical Practice* 1(4) (2014), 278–87.

5. Como sabemos o que é real?

1. eu desenvolvi a Escala de EQM [...] A Escala de EQM e suas propriedades psicométricas são descritas em: Bruce Greyson, "The Near-Death Experience Scale: Construction, Reliability, and Validity," *Journal of Nervous and Mental Disease* 171(6) (1983), 369–75; Bruce Greyson, "Near-Death Encounters with and without Near-Death Experiences: Comparative NDE Scale Profiles," *Journal of Near-Death Studies* 8(3) (1990), 151–61; e Bruce Greyson, "Consistency of Near-Death Experience Accounts over Two Decades: Are Reports Embellished over Time?" *Resuscitation* 73(3) (2007), 407–11.
2. um túnel é algo que a nossa mente imagina [...] Kevin Drab, "The Tunnel Experience: Reality or Hallucination?" *Anabiosis* 1(2) (1981), 126–52; C. T. K. Chari, "Parapsychological Reflections on Some Tunnel Experiences," *Anabiosis* 2 (1982), 110–31.
3. comparado ao que os físicos teóricos chamam de "buraco de minhoca" [...] J. Kenneth Arnette, "On the Mind/Body Problem: The Theory of Essence," *Journal of Near-Death Studies* 11(1) (1992), 5–18.
4. a tal análise acabou confirmando a validade da Escala de EQM. Rense Lange, Bruce Greyson, and James Houran, "A Rasch Scaling Validation of a 'Core' Near-Death Experience," *British Journal of Psychology* 95 (2004), 161–77.
5. Ian e eu publicamos um pequeno artigo sobre experiências de quase morte [...] Ian Stevenson and Bruce Greyson, "Near-Death Experiences: Relevance to the Question of Survival after Death," *JAMA* 242(3) (1979), 265–67.
6. EQMs, por diversas vezes, contradizem as crenças dessas mesmas pessoas sobre a vida após a morte. Henry Abramovitch, "An Israeli Account of a Near-Death Experience: A Case Study of Cultural Dissonance," *Journal of Near-Death Studies* 6(3) (1988), 175–84; Mark Fox, *Religion, Spirituality, and the Near-Death Experience* (Londres: Routledge, 2003); Kenneth Ring, *Heading Toward Omega* (Nova York: Coward, McCann & Geoghegan, 1984).
7. reclamação e a nossa resposta foram publicadas juntas [...] Monroe Schneider, "The Question of Survival after Death," *JAMA* 242(24) (1979), 2665; Ian Stevenson and Bruce Greyson, "The Question of Survival after Death–Reply," *JAMA* 242(24) (1979), 2665.
8. vários artigos complementares nas principais revistas de Psiquiatria [...] Por exemplo: Bruce Greyson and Ian Stevenson, "The Phenomenology of Near-Death Experiences," *American Journal of Psychiatry* 137(10) (1980), 1193–96; Bruce Greyson, "Near-Death Experiences and Personal Values," *American Journal of Psychiatry* 140(5) (1983), 618–20; and Bruce Greyson, "The Psychodynamics of Near-Death Experiences," *Journal of Nervous and Mental Disease* 171(6) (1983), 376–81.

9. "Os dados básicos para um estudo devem vir das histórias [...]" Esta citação aparece na página 273 de: Arvin S. Gibson, "Review of Melvin Morse's *Transformed by the Light*," *Journal of Near-Death Studies* 13(4) (1995), 273–75.
10. "O plural de anedota é dados." Essa citação frequentemente repetida por Raymond Wolfinger, que ele cunhou no final dos anos 1960 enquanto lecionava durante um seminário de pós-graduação na Universidade de Stanford, depois acabou sendo mal interpretada por desmistificadores como "o plural de anedota não é dados". Aparece na página 779 de: Nelson W. Polsby, "The Contributions of President Richard F. Fenno, Jr.," *PS: Political Science and Politics* 17(4) (1984), 778–81. E na página 83 de: Nelson W. Polsby, "Where Do You Get Your Ideas?" *PS: Political Science and Politics* 26(1) (1993), 83–87.
11. Existem incontáveis campos que todos aceitam como ciência [...] Jared Diamond, "A New Scientific Synthesis of Human History," in *The New Humanists*, ed. John Brockman (Nova York: Barnes & Noble Books, 2003).
12. não há evidências que apoiem a utilidade dos paraquedas [...] As duas citações indicadas aqui aparecem nas páginas 1.459 e 1.461 de: Gordon C. S. Smith and Jill P. Pell, "Parachute Use to Prevent Death and Major Trauma Related to Gravitational Challenge: Systematic Review of Randomised Controlled Trials," *BMJ* 327(7429) (2003), 1.459–61.

6. Fora do corpo...

1. avanços científicos surgem quando um fato novo é descoberto e não pode ser explicado. Thomas Kuhn, *The Structure of Scientific Revolutions* (Chicago: University of Chicago Press, 1962), capítulo 6.
2. foi justamente nesse período que Al Sullivan entrou na minha vida. Al descreveu sua EQM em um livreto autopublicado e sem data, *Roadway to the Lights*. Sua EQM também foi discutida em: Emily Williams Cook, Bruce Greyson, and Ian Stevenson, "Do Any Near-Death Experiences Provide Evidence for the Survival of Human Personality after Death? Relevant Features and Illustrative Case Reports," *Journal of Scientific Exploration* 12(3) (1998) 377–406. E também em: Emily Williams Kelly, Bruce Greyson, and Ian Stevenson, "Can Experiences Near Death Furnish Evidence of Life after Death?" *Omega* 40(4) (2000), 513–19.
3. Ele descreveu repetidas experiências extracorpóreas [...] Ogston descreveu a sua EQM nas páginas 222–33 da sua autobiografia: Alexander Ogston, *Reminiscences of Three Campaigns* (Londres: Hodder and Stoughton, 1919).
4. "Eu me senti como um gênio recém-libertado da sua lâmpada." Esta citação aparece na página 67 de: Jill Bolte Taylor, *My Stroke of Insight* (Nova York: Viking/Penguin, 2006).
5. Sabom descobriu que as descrições feitas sobre suas ressuscitações por quem já experienciou a quase morte eram extremamente precisas [...] Michael Sabom, *Recollections of Death* (Nova York: Harper & Row, 1982).

6. Penny Sartori reproduziu as descobertas [...] Penny Sartori, *The Near-Death Experiences of Hospitalized Intensive Care Patients* (Lewiston, NY: Edwin Mellen Press, 2008).

7. 93 relatos de percepções extracorpóreas [...] Janice Miner Holden, "Veridical Perception in Near-Death Experiences," em: *The Handbook of Near-Death Experiences*, ed. Janice Miner Holden, Bruce Greyson, and Debbie James (Santa Barbara, CA: Praeger/ABC-CLIO, 2009), 185–211.

8. "basta provar que um único corvo é branco." Esta citação aparece na página 5 de: William James, "Address by the President," *Proceedings of the Society for Psychical Research* 12(1) (1897), 2–10.

9. tentativas publicadas de testar a precisão das percepções extracorpóreas durante as EQMs. Janice Miner Holden and Leroy Joesten, "Near-Death Veridicality Research in the Hospital Setting: Problems and Promise," *Journal of Near-Death Studies* 9(1) (1990), 45–54; Madelaine Lawrence, *In a World of Their Own* (Westport, CT: Praeger, 1997); Sam Parnia, Derek G. Waller, Rebekah Yeates, and Peter Fenwick, "A Qualitative and Quantitative Study of the Incidence, Features and Aetiology of Near Death Experiences in Cardiac Arrest Survivors," *Resuscitation* 48(2) (2001), 149–56; Penny Sartori, *The Near-Death Experiences of Hospitalized Intensive Care Patients* (Lewiston, NY, Edwin Mellen Press, 2008); Bruce Greyson, Janice Miner Holden, and J. Paul Mounsey, "Failure to Elicit Near-Death Experiences in Induced Cardiac Arrest," *Journal of Near-Death Studies* 25(2) (2006), 85–98; Sam Parnia, Ken Spearpoint, Peter Fenwick et al., "AWARE-Awareness during Resuscitation–A Prospective Case Study," *Resuscitation* 85(12) (2014), 1799–1805.

10. Uma atualização de 2018 da American Heart Association [...] Emilia J. Benjamin, Salim S. Virani, Clifton W. Callaway et al., "Heart Disease and Stroke Statistics–2018 Update: A Report from the American Heart Association," *Circulation* 137(12) (2018), e67–e492.

11. um estudo com pacientes que eu sabia que sobreviveriam a uma parada cardíaca. Bruce Greyson, Janice Miner Holden, and J. Paul Mounsey, "Failure to Elicit Near-Death Experiences in Induced Cardiac Arrest," *Journal of Near-Death Studies* 25(2) (2006), 85–98.

12. Cathy Milne, enfermeira de uma clínica cardíaca, havia estudado a frequência de EQMs [...] Catherine T. Milne, "Cardiac Electrophysiology Studies and the Near-Death Experience," *CACCN: The Journal of the Canadian Association of Critical Cared Nurses* 6(1) (1995), 16–19.

13. "As anomalias tendem a ser varridas para debaixo do tapete [...]" Esta citação aparece na página 72 de: Charles Whitehead, "Everything I Believe Might Be a Delusion. Whoa! Tucson 2004: Ten Years On, and Are We Any Nearer to a Science of Consciousness?" *Journal of Consciousness Studies* 11(12) (2004), 68–88.

7. Ou fora da mente?

1. Usei o Questionário de Triagem de Diagnóstico Psiquiátrico [...] Mark Zimmerman and Jill I. Mattia, "A Self-Report Scale to Help Make Psychiatric Diagnoses," *Archives of General Psychiatry* 58(8) (2001), 787–94.
2. a Escala de Experiências Dissociativas [...] Eve Bernstein and Frank Putnam, "Development, Reliability, and Validity of a Dissociation Scale," *Journal of Nervous and Mental Disease* 174(12) (1986), 727–35; Bruce Greyson, "Dissociation in People Who Have Near-Death Experiences: Out of Their Bodies or Out of Their Minds?" *Lancet* 355(9202) (2000), 460–63.
3. Escala de Impacto do Evento. Mardi Horowitz, Nancy Wilner, and William Alvarez, "Impact of Event Scale: A Measure of Subjective Stress," *Psychosomatic Medicine* 41(3) (1979), 209–18; Bruce Greyson, "Posttraumatic Stress Symptoms following Near-Death Experiences," *American Journal of Orthopsychiatry* 71(3) (2001), 368–73.
4. a Lista de Verificação de Sintomas revisada composta por noventa itens [...] Leonard Derogatis, *SCL-90-R Administration, Scoring, and Procedures Manual–II* (Towson, MD: Clinical Psychometric Research, 1992); Bruce Greyson, "Near-Death Experiences in a Psychiatric Outpatient Clinic Population," *Psychiatric Services* 54(12) (2003), 1649–51.
5. um enfermeiro de 25 anos que teve uma EQM [...] Este caso foi descrito na página 71 de: Bruce Greyson, "Is Consciousness Produced by the Brain?" in *Cosmology and Consciousness*, ed. Bryce Johnson (Dharamsala, Índia: Library of Tibetan Works and Archives, 2013), 59–87.
6. Mitch Liester e eu comparamos dois grupos de indivíduos [...] Bruce Greyson and Mitchell Liester, "Auditory Hallucinations Following Near-Death Experiences," *Journal of Humanistic Psychology* 44(3) (2004), 320–36.
7. experiências incomuns que são sintomas de doença mental e aquelas como EQMs [...] Bruce Greyson, "Differentiating Spiritual and Psychotic Experiences: Sometimes a Cigar Is Just a Cigar," *Journal of Near-Death Studies* 32(3) (2014), 123–36. Eu me baseei no trabalho de vários estudiosos a fim de estabelecer essa distinção, incluindo: Janice Miner Holden, in *Near-Death Experiences*, produzido por Roberta Moore (Fort Myers, FL: Blue Marble Films, 2013); Harold G. Koenig, "Religion, Spirituality, and Psychotic Disorders," *Revista de Psiquiatria Clinica* 34 (Supplement 1) (2007), 40–48; David Lukoff, "Visionary Spiritual Experiences," *Southern Medical Journal* 100(6) (2007), 635–41; Penny Sartori, "A Prospective Study of NDEs in an Intensive Therapy Unit," *Christian Parapsychologist* 16(2) (2004), 34–40; Penny Sartori, *The Near-Death Experiences of Hospitalized Intensive Care Patients* (Lewiston, NY: Edwin Mellen Press, 2008); Adair Menezes and Alexander Moreira-Almeida, "Differential Diagnosis between Spiritual Experiences and Mental Disorders of Religious Content," *Revista de Psiquiatria Clinica*, 36(2) (2009), 75–82; Adair Menezes and Alexan-

der Moreira-Almeida, "Religion, Spirituality, and Psychosis," *Current Psychiatry Reports* 12(3) (2010), 174–79; Alexander Moreira-Almeida, "Assessing Clinical Implications of Spiritual Experiences," *Asian Journal of Psychiatry* 5(4) (2012), 344–46; Alexander Moreira-Almeida and Etzel Cardeña, "Differential Diagnosis between Non-Pathological Psychotic and Spiritual Experiences and Mental Disorders: A Contribution from Latin American Studies to the ICD-11," *Revista Brasileira de Psiquiatria* 33 (Supplement 1) (2011), 529–89; and Kathleen D. Noble, "Psychological Health and the Experience of Transcendence," *Counseling Psychologist* 15(4) (1984), 601–14.

8. A sua memória não desaparece com o passar do tempo [...] Bruce Greyson, "Consistency of Near-Death Experience Accounts over Two Decades: Are Reports Embellished over Time?" *Resuscitation* 73(3) (2007), 407–11; Lauren E. Moore and Bruce Greyson, "Characteristics of Memories for Near-Death Experiences," *Consciousness and Cognition* 51 (2017), 116–24.

9. algumas pessoas aprendem e evoluem com suas doenças [...] Gary Nixon, Brad Hagen, and Tracey Peters, "Psychosis and Transformation: A Phenomenological Inquiry," *International Journal of Mental Health and Addiction* 8(4) (2010), 527–44.

8. As experiências de quase morte são reais?

1. "A ciência não é definida pelos tópicos que se estuda, mas por sua abordagem para investigar esses mesmos tópicos..." Esta citação aparece nas páginas 275–76 em: Mark Leary, "Why Are (Some) Scientists so Opposed to Parapsychology?" *Explore* 7(5) (2011), 275–77.

2. A maioria dos cientistas pensava que os relatos sobre meteoritos eram histórias fantasiosas [...] Kat Eschner, "Scientists Didn't Believe in Meteorites until 1803," *Smithsonian Magazine*, 26 de abril de 2017, www.smithsonianmag.com/smart-news/1803-rain-rocks-helped-establish-existence-meteorites-180963017/.

3. cientistas e médicos ridicularizavam a ideia de germes [...] John Waller, *The Discovery of the Germ* (Nova York: Columbia University Press, 2003).

4. bactérias que possivelmente causavam úlceras estomacais [...] Richard B. Hornick, "Peptic Ulcer Disease: A Bacterial Infection?" *New England Journal of Medicine* 316(25) (1987), 1598–1600.

5. Refinar os nossos modelos quando novos fenômenos são descobertos [...] Lisa Feldman Barrett, "Psychology Is Not in Crisis," *New York Times*, 1° de setembro de 2015, www.nytimes.com/2015/09/01/opinion/psychology-is-not-in-crisis.html/.

6. "A ciência não tem nada a ver com a procura pela verdade [...]" Thomas M. Schofield, "On My Way to Being a Scientist," *Nature* 497 (2013), 277–78.

7. "A verdade objetiva é o tipo de verdade que a ciência descobre" Neil deGrasse Tyson, "Neil deGrasse Tyson on Death and Near Death Experiences". Trecho retirado de palestra, 3 de maio de 2017, 92nd Street Y, www.youtube.com/watch?v=y5qEBC7ZzVQ.

8. uma estranha e maravilhosa besta: um camelo. A história de Kaplan está relatada na página 379 de: Paul C. Horton, "The Mystical Experience: Substance of an Illusion," *Journal of the American Psychoanalytic Association* 22(2) (1974), 364–80.

9. se você for atropelado por um caminhão, você sabe que foi atropelado por um caminhão [...] Esta citação aparece na página 7 de: Robert L. Van de Castle, "The Concept of Porosity in Dreams," *EdgeScience* 14 (2013), 6–10.

10. jamais existiria ouro falsificado a menos que também existisse ouro verdadeiro. Esta citação de Rumi foi mencionada em: Idries Shah in Elizabeth Hall, "The Sufi Tradition: Interview with Idries Shah," *Psychology Today*, julho de 1975, www.katinkahesselink.net/sufi/sufi-shah.html.

11. muitas EQMs acontecem durante paradas cardíacas, que costumam causar amnésia [...] Sam Parnia, Ken Spearpoint, and Peter B. Fenwick, "Near Death Experiences, Cognitive Function and Psychological Outcomes of Surviving Cardiac Arrest," *Resuscitation* 74(2) (2007), 215–21.

12. EQMs acontecem com pessoas que usaram drogas psicodélicas, algo que pode interferir na memória. H. Valerie Curran, "Psychopharmacological Perspectives on Memory," em *The Oxford Handbook of Memory*, ed. Endel Tulving e Fergus Craik (Nova York: Oxford University Press, 2000), 539–54.

13. EQMs geralmente ocorrem em situações traumáticas, que influenciam a precisão das memórias. Jonathan W. Schooler and Eric Eich, "Memory for Emotional Events," in *The Oxford Handbook of Memory*, ed. Endel Tulving e Fergus Craik (Nova York: Oxford University Press, 2000), 379–92.

14. incluem fortes emoções positivas, capazes de influenciar a memória. Alexandre Schaefer and Pierre Philippot, "Selective Effects of Emotion on the Phenomenal Characteristics of Autobiographical Memories," *Memory* 13(2) (2005), 148–60.

15. por vezes as EQMs são relatadas muito tempo depois do ocorrido, o que com frequência reduz o detalhamento e a vivacidade das memórias. Lucia M. Talamini and Eva Goree, "Aging Memories: Differential Decay of Episodic Memory Components," *Learning and Memory* 19(6) (2012), 239–46.

16. pesquisadores especularam que as histórias de EQM são enriquecidas com o passar do tempo [...] Nathan Schnaper, "Comments Germane to the Paper Entitled 'The Reality of Death Experiences' por Ernst Rodin," *Journal of Nervous and Mental Disease* 168(5) (1980), 268–70.

17. O que eu descobri foi que os relatos não se tornaram mais felizes com o passar do tempo. Bruce Greyson, "Consistency of Near-Death Experience Accounts over Two Decades: Are Reports Embellished over Time?" *Resuscitation* 73(3) (2007), 407–11.

18. Eu selecionei 24 dos casos mais completos [...] Geena Athappilly, Bruce Greyson and Ian Stevenson, "Do Prevailing Societal Models Influence Reports of Near-Death Experiences? A Comparison of Accounts Reported before and after 1975," *Journal of Nervous and Mental Disease* 194(3) (2006), 218–22.

19. a maioria das pessoas que passaram por experiências tem bastante certeza sobre o nível de realidade das suas EQMs [...] Andrew J. Dell'Olio, "Do Near-Death Experiences Provide a Rational Basis for Belief in Life after Death?" *Sophia* 49(1) (2010), 113–28.

20. Jeffrey Long descobriu que 96% classificaram as suas EQMs como "definitivamente reais" [...] Jeffrey Long (com Paul Perry), *Evidence of the Afterlife* (Nova York: HarperOne, 2010).

21. LeaAnn Carroll desenvolveu um enorme coágulo de sangue no seu pulmão [...] A crise médica de LeaAnn foi descrita em: Alan T. Marty, Frank L. Hilton, Robert K. Spear, and Bruce Greyson, "Postcesarean Pulmonary Embolism, Sustained Cardiopulmonary Resuscitation, Embolectomy, and Near-Death Experience," *Obstetrics and Gynecology* 106(5 Pt. 2) (2005), 1153–55. Ela descreveu sua EQM em LeaAnn Carroll, *There Stood a Lamb* (Kearney, NE: Morris Publications, 2004).

22. Nancy Evans Bush, que teve uma EQM aos 27 anos [...] Nancy descreveu sua EQM em: Nancy Evans Bush, *Dancing Past the Dark* (Cleveland, TN: Parson's Porch Books, 2012).

23. usamos o Questionário de Características de Memória [...] Lauren E. Moore and Bruce Greyson, "Characteristics of Memories for Near-Death Experiences," *Consciousness and Cognition* 51 (2017), 116–24.

24. Duas outras equipes de pesquisa, uma na Bélgica e outra na Itália, chegaram aos mesmos resultados. Charlotte Martial, Vanessa Charland-Verville, Héléna Cassol et al., "Intensity and Memory Characteristics of Near-Death Experiences," *Consciousness and Cognition* 56 (2017), 120–27; Arianna Palmieri, Vincenzo Calvo, Johann R. Kleinbub et al., "'Reality' of Near-Death Experience Memories: Evidence from a Psychodynamic and Electrophysiological Integrated Study," *Frontiers in Human Neuroscience* 8 (2014), 429.

9. A biologia do morrer

1. pesquisadores argumentaram que as EQMs estão associadas ao lobo temporal direito. Olaf Blanke, Stéphanie Ortigue, Theodor Landis and Margitta Seeck, "Stimulating Illusory Own-Body Perceptions," *Nature* 419(6904) (2002), 269–70.

2. já outros defenderam que isso se dá no esquerdo [...] Willoughby B. Britton and Richard R. Bootzin, "Near-Death Experiences and the Temporal Lobe," *Psychological Science* 15(4) (2004), 254–58.

3. Acredita-se amplamente que Penfield foi capaz de produzir experiências extracorpóreas [...] Susan Blackmore, *Dying to Live* (Amherst, NY: Prometheus, 1993); Melvin L. Morse, David Venecia and Jerrold Milstein, "Near-Death Experiences: A Neurophysiological Explanatory Model," *Journal of Near-Death*

Studies 8(1) (1989), 45–53; Vernon M. Neppe, "Near-Death Experiences: A New Challenge in Temporal Lobe Phenomenology? Comments on 'A Neurobiological Model for Near-Death Experiences,'" *Journal of Near-Death Studies* 7(4) (1989), 243–48; Frank Tong, "Out-of-Body Experiences: From Penfield to Present," *Trends in Cognitive Science* 7(3) (2003), 104–6.

4. "Ah, meu Deus, estou deixando meu corpo!" […] Esta citação aparece na página 458 de: Wilder Penfield, "The Twenty-Ninth Maudsley Lecture: The Role of the Temporal Cortex in Certain Psychical Phenomena," *Journal of Mental Science* 101(424) (1955), 451–65.

5. "Estou com uma sensação estranha, é como se eu não estivesse aqui" […] Esta citação e as próximas quatro nesse parágrafo foram relatadas na página 174 de: Wilder Penfield e Theodore Rasmussen, *The Cerebral Cortex of Man* (Nova York: Macmillan, 1950).

6. pacientes que têm uma variedade de tipos de convulsão, afetando diferentes partes do cérebro. Orrin Devinsky, Edward Feldmann, Kelly Burrowes and Edward Bromfield, "Autoscopic Phenomena with Seizures," *Archives of Neurology* 46(10) (1989), 1080–88.

7. EQMs e experiências semelhantes a elas estão associadas a diferentes partes do cérebro […] Nina Azari, Janpeter Nickel, Gilbert Wunderlich et al., "Neural Correlates of Religious Experience," *European Journal of Neuroscience* 13(8) (2001), 1649–52; Peter Fenwick, "The Neurophysiology of Religious Experience," in *Psychosis and Spirituality*, ed. Isabel Clarke (Londres: Whurr, 2001), 15–26; Andrew B. Newberg and Eugene G. d'Aquili, "The Near Death Experience as Archetype: A Model for 'Prepared' Neurocognitive Processes," *Anthropology of Consciousness* 5(4) (1994), 1–15.

8. atividade cerebral em pessoas que vivenciaram EQMs. Mario Beauregard, Jérôme Courtemanche and Vincent Paquette, "Brain Activity in Near-Death Experiencers During a Meditative State," *Resuscitation* 80(9) (2009), 1006–10.

9. entrevistamos uma centena de pacientes na clínica de epilepsia […] Bruce Greyson, Nathan B. Fountain, Lori L. Derr and Donna K. Broshek, "Out-of-Body Experiences Associated with Seizures," *Frontiers in Human Neuroscience* 8(65) (2014), 1–11; Bruce Greyson, Nathan B. Fountain, Lori L. Derr and Donna K. Broshek, "Mystical Experiences Associated with Seizures," *Religion, Brain & Behavior* 5(3) (2015), 182–96.

10. pacientes que haviam descrito uma sensação de deixar o corpo durante as convulsões geralmente descrevem como de um intenso horror ou medo […] Peter Brugger, Reto Agosti, Marianne Regard et al., "Heautoscopy, Epilepsy, and Suicide," *Journal of Neurology, Neurosurgery, and Psychiatry* 57(7) (1994), 838–39; Devinsky et al., "Autoscopic Phenomena with Seizures."

11. "Eu estava consciente de que o meu eu mental costumava deixar o corpo com frequência" [...] Esta citação aparece na página 222 de: Alexander Ogston, *Reminiscences of Three Campaigns* (Londres: Hodder and Stoughton, 1919).

12. "Eu me sentia como um gênio recém-libertado da sua lâmpada. [...]" Esta citação aparece na página 67 de: Jill Bolte Taylor, *My Stroke of Insight* (Nova York: Viking/Penguin, 2006).

13. estimular o lobo temporal de um paciente com uma corrente elétrica pode produzir uma sensação de distorção do corpo, até mesmo uma sensação de deixar o próprio corpo [...] Veja, por exemplo: Olaf Blanke, Stéphanie Ortigue, Theodor Landis and Margitta Seeck, "Stimulating Illusory Own-Body Perceptions," *Nature* 419(6904) (2002), 269–70.

14. existem incontáveis diferenças significativas entre essas sensações induzidas [...] Bruce Greyson, Sam Parnia and Peter Fenwick, "[Comment on] Visualizing Out-of-Body Experience in the Brain," *New England Journal of Medicine* 358(8) (2008), 855–56.

15. a atividade cerebral diminui dentro de seis a sete segundos depois da parada cardíaca. Pim van Lommel, "Near-Death Experiences: The Experience of the Self as Real and Not as an Illusion," *Annals of the New York Academy of Sciences* 1234(1) (2011), 19–28; Jaap W. de Vries, Patricia F. A. Bakker, Gerhard H. Visser et al., "Changes in Cerebral Oxygen Uptake and Cerebral Electrical Activity during Defibrillation Threshold Testing," *Anesthesia and Analgesia* 87(1) (1998), 16–20; Holly L. Clute and Warren J. Levy, "Electroencephalographic Changes during Brief Cardiac Arrest in Humans," *Anesthesiology* 73 (1990), 821–25; Thomas J. Losasso, Donald A. Muzzi, Frederic B. Meyer, and Frank W. Sharbrough, "Electroencephalographic Monitoring of Cerebral Function during Asystole and Successful Cardiopulmonary Resuscitation," *Anesthesia and Analgesia* 75(6) (1992), 1021–24.

16. depois que o coração para, não existe atividade EEG bem definida [...] Loretta Norton, Raechelle M. Gibson, Teneille Gofton et al., "Electroencephalographic Recordings during Withdrawal of Life-Sustaining Therapy until 30 Minutes after Declaration of Death," *Canadian Journal of Neurological Sciences* 44(2) (2017), 139–45.

17. atividade cerebral de movimento rápido dos olhos [REM na sigla em inglês], pode se misturar aos nossos pensamentos quando estamos acordados [...] Kevin R. Nelson, Michelle Mattingly, Sherman A. Lee and Frederick A. Schmitt, "Does the Arousal System Contribute to Near Death Experience?" *Neurology* 66(7) (2006), 1003–9.

18. não era maior do que a identificada nos mesmos sintomas de intrusão REM em uma amostra aleatória [...] Bruce Greyson and Jeffrey P. Long, "[Comment on] Does the Arousal System Contribute to Near Death Experience?" *Neurology* 67(12) (2006), 2265; Maurice M. Ohayon, Robert G. Priest, Jürgen Zully et al., "Prevalence of Narcolepsy Symptomatology and Diagnosis in the European General Population" *Neurology* 58(12) (2002), 1826–33.

19. indivíduos sob anestesia geral, o que suprime a atividade cerebral REM. Arthur J. Cronin, John Keifer, Matthew F. Davies et al., "Postoperative Sleep Disturbance: Influences of Opioids and Pain in Humans," *Sleep* 24(1) (2001), 39–44.

20. medições da atividade cerebral REM naqueles que vivenciaram EQMs mostram que, na verdade, ela é menor [...] Britton e Bootzin, "Near-Death Experiences and the Temporal Lobe."

21. quem se lembrava das suas EQMs não tinha padrões de ondas cerebrais típicos de lembranças de fantasias [...] Arianna Palmieri, Vincenzo Calvo, Johann R. Kleinbub et al., "'Reality' of Near-Death Experience Memories: Evidence from a Psychodynamic and Electrophysiological Integrated Study," *Frontiers in Human Neuroscience* 8 (2014), 429.

22. a diminuição do oxigênio no cérebro poderia ser um fator causador de EQMs. Veja, por exemplo: James E. Whinnery, "Psychophysiologic Correlates of Unconsciousness and Near-Death Experiences," *Journal of Near-Death Studies* 15(4) (1997), 231–58.

23. a diminuição do oxigênio é uma experiência bastante desagradável [...] William Breitbart, Christopher Gibson and Annie Tremblay, "The Delirium Experience: Delirium Recall and Delirium-Related Distress in Hospitalized Patients with Cancer, Their Spouses/Caregivers, and Their Nurses," *Psychosomatics* 43(3) (2002), 183–94.

24. muito diferentes das reações vistas em EQMs, que geralmente são pacíficas, revelando-se experiências positivas. Nancy L. Zingrone and Carlos S. Alvarado, "Pleasurable Western Adult Near-Death Experiences: Features, Circumstances, and Incidence," in *The Handbook of Near-Death Experiences*, ed. Janice Miner Holden, Bruce Greyson, and Debbie James (Santa Barbara, CA: Praeger/ABC-CLIO, 2009), 17–40.

25. EQMs estão associadas a níveis elevados de oxigênio. Sam Parnia, Derek G. Waller, Rebekah Yeates and Peter Fenwick, "A Qualitative and Quantitative Study of the Incidence, Features and Aetiology of Near Death Experiences in Cardiac Arrest Survivors," *Resuscitation* 48(2) (2001), 149–56; Michael Sabom, *Recollections of Death* (Nova York: Harper & Row, 1982).

26. ou a níveis iguais aos daqueles que não vivenciaram uma experiência de quase morte. Melvin Morse, Doug Conner, and Donald Tyler, "Near-Death Experiences in a Pediatric Population: A Preliminary Report," *American Journal of Diseases of Children* 139(6) (1985), 595–600; Pim van Lommel, Ruud van Wees, Vincent Meyers, and Ingrid Elfferich, "Near-Death Experiences in Survivors of Cardiac Arrest: A Prospective Study in the Netherlands," *Lancet* 358(9298) (2001), 2039–45.

27. os pacientes que recebem medicamentos relatam *menos* EQMs [...] Bruce Greyson, "Organic Brain Dysfunction and Near-Death Experiences," paper pre-

sented at the American Psychiatric Association 135th Annual Meeting, Toronto, May 15–21, 1982; Karlis Osis and Erlendur Haraldsson, *At the Hour of Death* (Nova York: Avon, 1977); Sabom, *Recollections of Death*.
28. na maioria das vezes as associadas ao anestésico cetamina. Karl L. R. Jansen, "The Ketamine Model of the Near-Death Experience: A Central Role for the N-Methyl-D-Aspartate Receptor," *Journal of Near-Death Studies* 16(1) (1997), 5–26; Ornella Corazza and Fabrizio Schifano, "Near-Death States Reported in a Sample of 50 Misusers," *Substance Use and Misuse* 45(6) (2010), 916–24.
29. e ao DMT (dimetiltriptamina) [...] Rick Strassman, *DMT* (Rochester, VT: Park Street Press, 2001); Christopher Timmermann, Leor Roseman, Luke Williams et al., "DMT Models the Near-Death Experience," *Frontiers in Psychology* 9 (2018), 1424.
30. Recentemente, eu fiz parte de uma equipe de pesquisa multinacional que analisou o uso e a estrutura da linguagem [...] Charlotte Martial, Héléna Cassol, Vanessa Charland-Verville et al., "Neurochemical Models of Near-Death Experiences: A Large-Scale Study Based on the Semantic Similarity of Written Reports," *Consciousness and Cognition* 69 (2019), 52–69.
31. concluiu que entendia a cetamina como "só mais uma porta" [...] Karl L. R. Jansen, "Response to Commentaries on 'The Ketamine Model of the Near-Death Experience...,'" *Journal of Near-Death Studies* 16(1) (1997), 79–95.
32. mais associadas às EQMs eram as endorfinas [...] Daniel Carr, "Pathophysiology of Stress-Induced Limbic Lobe Dysfunction: A Hypothesis for NDEs," *Anabiosis* 2(1) (1982), 75–89.
33. as EQMs podem ter relação com serotonina, adrenalina, vasopressina e glutamato [...] Jansen, "The Ketamine Model of the Near-Death Experience"; Melvin L. Morse, David Venecia, and Jerrold Milstein, "Near-Death Experiences: A Neurophysiologic Explanatory Model," *Journal of Near-Death Studies* 8(1) (1989), 45–53; Juan C. Saavedra-Aguilar, and Juan S. Gómez-Jeria, "A Neurobiological Model for Near-Death Experiences," *Journal of Near-Death Studies* 7(4) (1989), 205–22.
34. os cegos e o elefante [...] John Ireland, tradutor, *The Udāna and the Itivuttaka* (Kandy, Sri Lanka: Buddhist Publication Society, 2007).

10. O cérebro durante a morte

1. a experiência do neurocirurgião Eben Alexander [...] Eben descreveu sua experiência de quase morte em: Eben Alexander, *Proof of Heaven* (Nova York: Simon & Schuster, 2012).
2. Nós três concluímos que ele esteve extremamente próximo da morte [...] Surbhi Khanna, Lauren E. Moore, and Bruce Greyson, "Full Neurological Recovery from *Escherichia coli* Meningitis Associated with Near-Death Experience," *Journal of Nervous and Mental Disease* 206(9) (2018), 744–47.

3. "A mente é o que o cérebro faz" [...] Esta citação aparece na página 4 de: Stephen M. Kosslyn and Olivier M. Koenig, *Wet Mind* (Nova York: Free Press/ Macmillan, 1992).

4. "Eu não fiz esse som. Você o arrancou de mim" [...] Esta citação aparece nas páginas 76–77 de: Wilder Penfield, *Mystery of the Mind* (Princeton, NJ: Princeton University Press, 1975).

5. "não fazemos a menor ideia." Esta citação aparece na página xi de: Alva Noë, *Out of Our Heads* (Nova York: Hill and Wang, 2009).

6. "tem alguma coisa a ver com a cabeça, e não com o pé" [...] Esta citação aparece na página 249 de: Nick Herbert, *Quantum Reality* (Garden City, NY: Anchor/Doubleday, 1985).

7. "é tão fantástica quanto a ideia de uma orquestra [...]" Esta citação aparece na página 64 de: Noë, *Out of Our Heads*.

8. a mente como uma função do cérebro pode ser interpretada de duas formas muito diferentes. William James, *Human Immortality* (Boston: Houghton Mifflin, 1898).

11. A mente não é o cérebro

1. "Imagine um armazém enorme e escuro." Esta citação aparece nas páginas 71–73 de: Anita Moorjani, *Dying to Be Me* (Carlsbad, CA: Hay House, 2014).

2. eu participei de um simpósio nas Nações Unidas sobre modelos alternativos [...] "Beyond the Mind-Body Problem: New Paradigms in the Science of Consciousness," 11 de setembro de 2008, Nova York, www.nourfoundation.com/events/Beyond-the-Mind-Body-Problem-New-Paradigms-in-the-Science-of-Consciousness.html.

3. maioria acreditava que a mente e o cérebro são duas coisas separadas. Athena Demertzi, Charlene Liew, Didier Ledoux et al., "Dualism Persists in the Science of Mind," *Annals of the New York Academy of Sciences* 1157(1) (2009), 1–9.

4. a maioria acreditava que a mente era independente do cérebro [...] Alexander Moreira-Almeida and Saulo de Freitas Araujo, "Does the Brain Produce the Mind? A Survey of Psychiatrists' Opinions," *Archives of Clinical Psychiatry* 42(3) (2015), 74–75.

5. "a teoria precisa ser revista." Esta citação aparece nas páginas 1104–5 de: Basil A. Eldadah, Elena M. Fazio and Kristina A. McLinden, "Lucidity in Dementia: A Perspective from the NIA," *Alzheimer's & Dementia* 15(8) (2019), 1104–6.

6. "é o órgão de atenção à vida." Esta citação aparece na página 168 de: Henri Bergson, "Presidential Address" (traduzido por H. Wildon Carr), *Proceedings of the Society for Psychical Research* 27(68) (1914), 157–75.

7. descrita no decorrer dos séculos por meio de várias metáforas. Michael Grosso, "The 'Transmission' Model of Mind and Body: A Brief History," in *Be-*

yond Physicalism, ed. Edward F. Kelly, Adam Crabtree and Paul Marshall (Lanham, MD: Rowman & Littlefield, 2015), 79–113.

8. "o cérebro é o intérprete da consciência." Esta citação aparece na página 179 de: Hippocrates, *Hippocrates. Volume 2: The Sacred Disease, Sections XIX & XX*, traduzido por William Henry Samuel Jones (Cambridge, MA: Harvard University Press/Loeb Classical Library, 1923). (Obra original escrita em torno 400 a.C.)

9. "canalizado por meio da válvula redutora do cérebro" […] Esta citação aparece nas páginas 22–24 de: Aldous Huxley, *The Doors of Perception* (Nova York: Perennial Library/Harper & Row, 1954).

10. mecanismos biológicos por meio dos quais o cérebro poderia atuar como um filtro […] Edward F. Kelly e David E. Presti, "A Psychobiological Perspective on 'Transmission' Models," in *Beyond Physicalism*, ed. Edward F. Kelly, Adam Crabtree and Paul Marshall (Lanham, MD: Rowman & Littlefield, 2015), 115–55; Marjorie Woollacott and Anne Shumway-Cook, "The Mystical Experience and Its Neural Correlates," *Journal of Near-Death Studies*, 38 (2020), 3–25.

11. Uma experiência inexplicável semelhante a isso é chamada "lucidez terminal" […] Michael Nahm, Bruce Greyson, Emily W. Kelly and Erlendur Haraldsson, "Terminal Lucidity: A Review and a Case Collection," *Archives of Gerontology and Geriatrics* 55(1) (2012), 138–42.

12. um *workshop* no Instituto Nacional do Envelhecimento […] George A. Mashour, Lori Frank, Alexander Batthyany et al., "Paradoxical Lucidity: A Potential Paradigm Shift for the Neurobiology and Treatment of Severe Dementias," *Alzheimer's & Dementia* 15(8) (2019), 1107–14.

13. neuroimagem em pessoas sob a influência de drogas […] Robin L. Carhart-Harris, David Erritzoe, Tim Williams et al., "Neural Correlates of the Psychedelic State as Determined by fMRI Studies with Psilocybin," *Proceedings of the National Academy of Sciences* 109(6) (2012), 2138–43; Robin L. Carhart-Harris, Suresh D. Muthukumaraswamy, Leor Roseman et al., "Neural Correlates of the LSD Experience Revealed by Multimodal Neuroimaging," *Proceedings of the National Academy of Sciences* 113(17) (2016), 4853–58; Suresh D. Muthukumaraswamy, Robin L. Carhart-Harris, Rosalyn J. Moran et al., "Broadband Cortical Desynchronization Underlies the Human Psychedelic State," *Journal of Neuroscience* 33(38) (2013), 15171–83; Fernanda Palhano-Fontes, Katia Andrade, Luis Tofoli et al., "The Psychedelic State Induced by Ayahuasca Modulates the Activity and Connectivity of the Default Mode Network," *PLOS ONE* 10(2) (2015), e0118143.

14. "Estamos conscientes não *por causa* do cérebro, mas *apesar* dele." Esta citação aparece na página 191 de: Larry Dossey, *The Power of Premonitions* (Nova York: Dutton, 2009).

12. A consciência permanece?

1. recentemente *que não eram dadas como mortas.* Bruce Greyson, "Seeing Deceased Persons Not Known to Have Died: 'Peak in Darien' Experiences," *Anthropology and Humanism* 35(2) (2010), 159–71.
2. Barbara Langer me contou sobre uma EQM semelhante [...] Um relato abreviado da EQM de Barbara aparece nas páginas 125–27 de: JuliaDreyer Brigden, *Girl: An Untethered Life* (Santa Rosa, CA: Julia Dreyer Brigden, 2019).
3. sete por cento envolvia ver alguém [...] Emily W. Kelly, "Near-Death Experiences with Reports of Meeting Deceased People," *Death Studies* 25(3) (2001), 229–49.
4. um nobre chamado Corfidius [...] A história de Corfidius aparece nas páginas 624–25 de: Pliny the Elder, *Natural History, Volume 2, Books 3–7*, trad. Horace Rackham (Cambridge, MA: Harvard University Press, 1942). (Obra original escrita em 77 d.C.).
5. Eleanor Sidgwick escreveu sobre uma inglesa [...] Esta conta aparece nas páginas 92–93 de Eleanor M. Sidgwick, "Notes on the Evidence, Collected by the Society, for Phantasms of the Dead," *Proceedings of the Society for Psychical Research* 3 (1885), 69–150.
6. o Dr. K. M. Dale relatou o caso de Eddie [...] Este relato aparece nas páginas 42–46 de Brad Steiger and Sherry Hansen Steiger, *Children of the Light* (Nova York: Signet, 1995).

13. Céu ou inferno?

1. Dottie Bush também descreveu a visita a um lugar que identificou como o paraíso. O crescimento espiritual de Dottie como resultado da sua experiência de quase morte é descrito nas páginas 77 e 105 de: P. M. H. Atwater, *Coming Back to Life* (Nova York: Dodd, Mead, 1988).
2. Nancy Evans Bush e eu coletamos relatos de EQMs angustiantes o suficiente [...] Bruce Greyson and Nancy Evans Bush, "Distressing Near-Death experiences," *Psychiatry* 55(1) (1992), 95–110.
3. reverenciados como Santa Teresa de Ávila [...] Saint Teresa of Ávila, *Interior Castle* (Nova York: Benziger Brothers, 1912). (Obra original escrita em 1577.)
4. São João da Cruz [...] Saint John of the Cross, *Dark Night of the Soul* (Londres: John M. Watkins, 1905). (Obra original escrita em 1584.)
5. Madre Teresa de Calcutá [...] Mother Teresa, *Come Be My Light* (Nova York: Doubleday, 2007).
6. uma mensagem para que as pessoas que passaram por elas mudem de vida. Nancy Evans Bush and Bruce Greyson, "Distressing Near-Death Experiences: The Basics," *Missouri Medicine* 111(6) (2014), 486–91.

7. Kat Dunkle descreveu a sua experiência infernal [...] Kat descreveu sua EQM em: Kat Dunkle, *Falling into Darkness* (Maitland, FL: Xulon Press, 2007).
8. Róisín Fitzpatrick sofreu uma hemorragia cerebral [...] Róisín descreveu sua EQM em: Róisín Fitzpatrick, *Taking Heaven Lightly* (Dublin: Hatchette Books Ireland, 2016).
9. um sentimento de felicidade quando, aos cinquenta anos, enquanto viajava pela Índia, foi acometida por uma doença desconhecida [...] Margot descreveu sua EQM em: Margot Grey, *Return from Death* (Londres: Arkana, 1985).

14. Mas e quanto a Deus?

1. Kim Clark Sharp, que passou por uma EQM quando desmaiou sem pulso [...] Kim descreveu sua EQM em: Kimberly Clark Sharp, *After the Light* (Nova York, William Morrow, 1995).
2. "é bom que tenha dúvidas ocasionais sobre o seu ceticismo." Esta citação aparece na página 53 de: Sigmund Freud, "New Introductory Lectures on Psycho-Analysis. Lecture XXX. Dreams and Occultism," in *The Standard Edition of the Complete Psychological Works of Sigmund Freud, Vol. 12*, traduzido por James Strachey (Londres: Hogarth Press, 1933), 31–56.
3. usam a analogia de uma onda no oceano [...] A romancista Katherine Anne Porter teve uma EQM durante um surto de gripe quase fatal na epidemia de 1918. Na sua história, *Pale Horse, Pale Rider*, ela descreveu estar na companhia de entes queridos falecidos em um ambiente celestial, como se estivesse se movendo "como uma onda entre as ondas". Veja: Steve Straight, "A Wave among Waves: Katherine Anne Porter's Near-Death Experience," *Anabiosis* 4(2) (1984), 107–23.

15. Isso muda tudo

1. consideravelmente menor em relação à morte por parte de pessoas como John [...] Bruce Greyson, "Reduced Death Threat in Near-Death Experiencers," *Death Studies* 16(6) (1992), 523–36; Russell Noyes, "Attitude Change following Near-Death Experiences," *Psychiatry* 43(3) (1980), 234–42; Kenneth Ring, *Heading toward Omega* (Nova York: Coward, McCann & Geoghegan, 1984); Michael Sabom, *Recollections of Death* (Nova York: Harper & Row, 1982); Charles Flynn, *After the Beyond* (Englewood Cliffs, NJ: Prentice Hall, 1986).
2. características particulares dessas experiências estão associadas a mudanças de atitude em relação à morte. Marieta Pehlivanova and Bruce Greyson, "Which Near-Death Experience Features Are Associated with Reduced Fear of Death?" apresentado em 2019 no International Association of Near-Death Studies Conference, Valley Forge, PA, 31 de agosto de 2019.
3. experiência de estar livre do corpo reduzisse o medo da morte nas pessoas [...] Natasha A. Tassell-Matamua and Nicole Lindsay, "'I'm Not Afraid to Die':

The Loss of the Fear of Death after a Near-Death Experience," *Mortality* 21(1) (2016), 71–87.

4. um quarto deles teve uma EQM durante a tentativa […] Bruce Greyson, "Incidence of Near-Death Experiences following Attempted Suicide," *Suicide and Life-Threatening Behavior* 16(1) (1986), 40–45.

5. Aqueles que têm EQMs são menos propensos ao suicídio depois do evento […] Bruce Greyson, "Near-Death Experiences and Attempted Suicide," *Suicide and Life-Threatening Behavior* 11(1) (1981), 10–16; Kenneth Ring e Stephen Franklin, "Do Suicide Survivors Report Near-Death Experiences?" *Omega* 12(3) (1982), 191–208.

6. Eles me deram uma ampla variedade de explicações […] Bruce Greyson, "Near-Death Experiences and Anti-Suicidal Attitudes," *Omega* 26 (1992), 81–89.

7. pesquisadores encontraram mudanças consistentes na percepção […] Russell Noyes, Peter Fenwick, Janice Miner Holden and Sandra Rozan Christian, "Aftereffects of Pleasurable Western Adult Near-Death Experiences," em *The Handbook of Near-Death Experiences*, ed. Janice Miner Holden, Bruce Greyson, and Debbie James (Santa Barbara, CA: Praeger/ABC-CLIO, 2009), 41–62; Sabom, *Recollections of Death*; Bruce Greyson, "Near Death Experiences and Personal Values," *American Journal of Psychiatry* 140(5) (1983), 618–20; Flynn, *After the Beyond*; Margot Grey, *Return from Death* (Londres: Arkana, 1985).

8. além daquilo que vemos naqueles que estiveram próximos da morte, mas que não passaram por EQMs. Ring, *Heading toward Omega*; Cherie Sutherland, *Transformed by the Light* (Nova York: Bantam Books, 1992); Peter Fenwick e Elizabeth Fenwick, *The Truth in the Light* (Nova York: Berkley Books, 1995); Zalika Klemenc-Ketis, "Life Changes in Patients after Out-of-Hospital Cardiac Arrest," *International Journal of Behavioral Medicine* 20(1) (2013), 7–12.

9. os que experienciaram a quase morte frequentemente se tornam mais ansiosos […] Esther M. Wachelder, Véronique R. Moulaert, Caroline van Heugten et al., "Life after Survival: Long-Term Daily Functioning and Quality of Life after an Out-of-Hospital Cardiac Arrest," *Resuscitation* 80(5) (2009), 517–22.

10. Inventário de Mudanças de Vida […] A história e o desenvolvimento desta escala, apresentada por Kenneth Ring em uma versão preliminar em 1980, foram descritos em: Bruce Greyson and Kenneth Ring, "The Life Changes Inventory–Revised," *Journal of Near-Death Studies* 23(1) (2004), 41–54.

11. ele se tornou um dos marinheiros mais bem reconhecidos do navio. Esta citação aparece na página 184 de: Sir Benjamin Collins Brodie, *The Works of Sir Benjamin Collins Brodie* (Londres: Longman, Green, Longman, Roberts, and Green, 1865).

16. Mas o que significa tudo isso?

1. o aspecto da sua vida pessoal que inclui algo além dos sentidos habituais [...] Lynn G. Underwood, "Ordinary Spiritual Experience: Qualitative Research, Interpretive Guidelines, and Population Distribution for the Daily Spiritual Experience Scale," *Archive for the Psychology of Religion* 28(1) (2006), 181–218.
2. uma busca por inspiração, significado e propósito [...] Eltica de Jager Meezenbroek, Bert Garssen, Machteld van den Berg et al., "Measuring Spirituality as a Universal Human Experience: A Review of Spirituality Questionnaires," *Journal of Religion and Health* 51(2) (2012), 336–54.
3. aqueles que tiveram EQMs ficaram significativamente mais satisfeitos com a própria vida [...] Bruce Greyson, "Near-Death Experiences and Satisfaction with Life," *Journal of Near-Death Studies* 13(2) (1994), 103–8.
4. seu crescimento espiritual era resultado das suas EQMs. Surbhi Khanna and Bruce Greyson, "Near-Death Experiences and Posttraumatic Growth," *Journal of Nervous and Mental Disease* 203(10) (2015), 749–55; Bruce Greyson and Surbhi Khanna, "Spiritual Transformation after Near-Death Experiences," *Spirituality in Clinical Practice* 1(1) (2014), 43–55.
5. as pessoas que vivenciaram EQMs descreveram uma maior sensação de bem-estar [...] Surbhi Khanna and Bruce Greyson, "Near-Death Experiences and Spiritual Well-Being," *Journal of Religion and Health* 53(6) (2014), 1605–15.
6. Elas também relataram mais experiências espirituais diárias [...] Surbhi Khanna and Bruce Greyson, "Daily Spiritual Experiences before and after Near-Death Experiences," *Psychology of Religion and Spirituality* 6(4) (2014), 302–9.
7. as pessoas que tiveram EQMs relatam um maior senso de propósito [...] Steven A. McLaughlin and H. Newton Malony, "Near-Death Experiences and Religion: A Further Investigation," *Journal of Religion and Health* 23(2) (1984), 149–59; Cassandra Musgrave, "The Near-Death Experience: A Study of Spiritual Transformation," *Journal of Near-Death Studies* 15(3) (1997), 187–201; Bruce Greyson, "Near-Death Experiences and Spirituality," *Zygon* 41(2) (2006), 393–414; Natasha A. Tassell-Matamua and Kate L. Steadman, "'I Feel More Spiritual': Increased Spirituality after a Near-Death Experience," *Journal for the Study of Spirituality* 7(1) (2017), 35–49.
8. tão forte com o divino que as observâncias religiosas parecem práticas desnecessárias. Greyson, "Near-Death Experiences and Spirituality"; Tassell-Matamua and Steadman, "'I Feel More Spiritual'"; Kenneth Ring, *Life at Death: A Scientific Investigation of the Near-Death Experience* (Nova York: Coward, McCann & Geoghegan, 1980).
9. as pessoas que passaram pela experiência de quase morte têm mais compaixão e preocupação pelos outros [...] Russell Noyes, Peter Fenwick, Janice Miner Holden and Sandra Rozan Christian, "Aftereffects of Pleasurable Western Adult

Near-Death Experiences," in *The Handbook of Near-Death Experiences*, ed. Janice Miner Holden, Bruce Greyson, and Debbie James (Santa Barbara, CA: Praeger/ABC-CLIO, 2009), 41–62.

10. Toda grande religião tem alguma variante disso como uma das suas diretrizes básicas. Antony Flew, *A Dictionary of Philosophy* (Londres: Pan Books, 1979), 134; William Spooner, "The Golden Rule," in *Encyclopedia of Religion and Ethics, Volume 6*, ed. James Hastings (Nova York: Charles Scribner's Sons, 1914), 310–12; Simon Blackburn, *Ethics* (Oxford: Oxford University Press, 2001), 101; Greg Epstein, *Good without God* (Nova York: HarperCollins, 2010), 115; Jeffrey Wattles, *The Golden Rule* (Oxford; Oxford University Press, 1996); Gretchen Vogel, "The Evolution of the Golden Rule," *Science* 303(5661) (2004), 1128–31.

11. "Se existe um Deus, devo viver a minha vida de acordo com os princípios da bondade [...]" Esta citação aparece nas páginas 196–97 de: Dinty Moore, *The Accidental Buddhist* (Nova York: Broadway Books, 1997).

12. Regra de Ouro é resultado de um mecanismo inconsciente do cérebro [...] Donald Pfaff and Sandra Sherman, "Possible Legal Implications of Neural Mechanisms Underlying Ethical Behaviour," em *Law and Neuroscience: Current Legal Issues 2010, Volume 13*, ed. Michael Freeman (Oxford, Reino Unido: Oxford University Press, 2011), 419–32.

13. Essas pessoas geralmente descrevem a Regra de Ouro não como uma diretriz moral [...] David Lorimer, *Whole in One* (Londres: Arkana, 1990).

14. lições espirituais das EQMs as considerando clichês, meros chavões religiosos [...] Veja, por exemplo: Ted Goertzel, "What Are Contact 'Experiencers' Really Experiencing?" *Skeptical Inquirer* 43(1) (2019), 57–59.

15. "A Regra de Ouro não tem nenhuma utilidade para você, a menos que perceba que se trata de suas cartas para o jogo." Citado na página 45 de: Robert D. Ramsey, *School Leadership From A to Z* (Thousand Oaks, CA: Corwin Press, 2003).

16. Fran Sherwood passou por uma EQM durante uma cirurgia abdominal de emergência [...] Fran descreveu sua EQM em: Frances R. Sherwood, "My Near-Death Experience," *Vital Signs* 2(3) (1982), 7–8.

17. Uma nova vida

1. O estilhaço entrou pela lateral do colete à prova de balas de Steve Price [...] A EQM de Steve foi descrita em: "Fascinating Near-Death Experiences Changed Lives–Forever," *Weekly World News*, December 19, 2000, p. 35. Também foi descrita nas páginas 217-27 de Barbara Harris and Lionel C. Bascom, *Full Circle* (Nova York: Pocket Books, 1990).

2. Mickey, que arrecadou dinheiro para a máfia na década de 1970, também teve uma profunda reversão [...] A EQM de Mickey foi descrita nas páginas

41–44 de: Charles Flynn, *After the Beyond* (Englewood Cliffs, NJ: Prentice Hall, 1986).

3. Gordon Allen era um empresário, um financista implacável e bem-sucedido […] Gordon descreveu sua EQM em: *The Day I Died*, produzido por Kate Broome (Londres: BBC Films, 2002).

18. Pousos difíceis

1. dificuldades que estes apresentavam, todas resultantes de suas experiências. Descrevi alguns desses casos em: Bruce Greyson, "The Near-Death Experience as a Focus of Clinical Attention," *Journal of Nervous and Mental Disease* 185(5) (1997), 327–34.

2. um *workshop* de cinco dias para ajudar esses indivíduos. Bruce Greyson e Barbara Harris, "Clinical Approaches to the Near-Death Experiencer," *Journal of Near-Death Studies* 6 (1987), 41–52.

3. O DSM-IV incluiu uma nova categoria chamada "Problemas Religiosos ou Espirituais" […] American Psychiatric Association, *Diagnostic and Statistical Manual of Mental Disorders, 4th Edition* (Washington: American Psychiatric Association, 1994), 685.

4. raiva, depressão e uma sensação de isolamento podem surgir com frequência depois de uma EQM. Robert P. Turner, David Lukoff, Ruth Tiffany Barnhouse and Francis G. Lu, "Religious or Spiritual Problem: A Culturally Sensitive Diagnostic Category in the DSM-IV," *Journal of Nervous and Mental Disease* 183(7) (1995), 435–44.

5. os tipos de ajuda e apoio que as pessoas procuram para auxiliá-las […] Marieta Pehlivanova, "Support Needs and Outcomes for Near-Death Experiencers". Apresentado na Conferência do Centro Americano para a Integração de Experiências Espiritualmente Transformativas, Atlanta, 15 de novembro de 2019.

6. mais de cinquenta grupos afiliados à IANDS em diversas cidades dos Estados Unidos […] As informações de contato atuais desses grupos estão disponíveis em: www.iands.org/groups/affiliated-groups/group-resources.html.

7. Grupos de Compartilhamento On-line da IANDS […] Informações sobre esses grupos estão disponíveis em: www.isgo.iands.org.

8. A família e os amigos muitas vezes têm dificuldade para entender e se adaptar […] Rozan Christian and Janice Miner Holden, "'Til Death Do Us Part': Marital Aftermath of One Spouse's Near-Death Experience," *Journal of Near-Death Studies* 30(4) (2012), 207–31; Mori Insinger, "The Impact of a Near-Death Experience on Family Relationships," *Journal of Near-Death Studies* 9(3) (1991), 141–81.

9. casamentos nos quais um dos parceiros teve uma EQM são menos ajustados […] Charles P. Flynn, *After the Beyond* (Englewood Cliffs, NJ: Prentice Hall, 1986); Cherie Sutherland, *Reborn in the Light* (Nova York: Bantam, 1992).

19. Uma nova perspectiva da realidade

1. "os seres humanos são biologicamente 'programados para Deus'" [...] Esta citação aparece na página 178 de: Andrew Newberg and Mark Robert Waldman, *Why We Believe What We Believe* (Nova York: Free Press, 2006).
2. meditação, uma prática mental de focar a mente não física [...] Adrienne A. Taren, J. David Creswell and Peter J. Gianaros, "Dispositional Mindfulness Co-Varies with Smaller Amygdala and Caudate Volumes in Community Adults," *PLOS One* 8(5) (2013), e64574.
3. meditar sobre as suas EQMs muda o seu cérebro físico [...] Mario Beauregard, Jérôme Courtemanche and Vincent Paquette, "Brain Activity in Near-Death Experiencers during a Meditative State," *Resuscitation* 80(9) (2009), 1006–10.
4. por meio da psicoterapia, outro processo não físico, é capaz de alterar o cérebro físico [...] David Linden, "How Psychotherapy Changes the Brain–The Contribution of Functional Neuroimaging," *Molecular Psychiatry* 11(6) (2006), 528–38; Jeffrey M. Schwartz, "Neuroanatomical Aspects of Cognitive-Behavioural Therapy Response in Obsessive-Compulsive Disorder: An Evolving Perspective on Brain and Behaviour," *British Journal of Psychiatry* 173 (Supplement 35) (1998), 38–44.
5. "vírus benigno", que é quando outras pessoas podem se contaminar com algo de outras que passaram pela experiência [...] Kenneth Ring and Evelyn Elsaesser Valarino, *Lessons from the Light* (Nova York: Insight/Plenum, 1998).
6. alunos de graduação em uma turma de Sociologia que estudava EQMs sentiam uma preocupação mais compassiva pelos outros [...] Charles Flynn, *After the Beyond* (Englewood Cliffs, NJ: Prentice Hall, 1986).
7. os estudantes de Enfermagem que haviam concluído um curso sobre EQMs tinham menos medo da morte [...] Kenneth Ring, "The Impact of Near-Death Experiences on Persons Who Have Not Had Them: A Report of a Preliminary Study and Two Replications," *Journal of Near-Death Studies* 13(4) (1995), 223–35.
8. estudantes de graduação durante uma aula de Psicologia sobre EQMs tiveram maior apreciação da vida [...] Kenneth Ring, *The Omega Project* (Nova York: William Morrow, 1992); Ring, "The Impact of Near-Death Experiences."
9. aqueles expostos à informação sobre EQM tiveram maior apreciação pela vida [...] Natasha Tassell-Matamua, Nicole Lindsay, Simon Bennett et al., "Does Learning about Near-Death Experiences Promote Psycho-Spiritual Benefits in Those Who Have Not Had a Near-Death Experience?" *Journal of Spirituality in Mental Health* 19(2) (2017), 95–115.
10. Informações sobre EQMs também foram incluídas no currículo de saúde de uma escola de Ensino Médio [...] Glenn E. Richardson, "The Life-after-Death Phenomenon," *Journal of School Health* 49(8) (1979), 451–53.

11. Inúmeras escolas médicas e de Enfermagem agora incluem informações sobre EQMs nas suas grades curriculares. Robert D. Sheeler, "Teaching Near Death Experiences to Medical Students," *Journal of Near-Death Studies* 23(4) (2005), 239–47; Mary D. McEvoy, "The Near-Death Experience: Implications for Nursing Education," *Loss, Grief & Care* 4(1–2) (1990), 51–55.

12. os profissionais de saúde se tornaram mais sensíveis à frequência e aos efeitos das EQMs nos próprios pacientes. Ryan D. Foster, Debbie James and Janice Miner Holden, "Practical Applications of Research on Near-Death Experiences," em *The Handbook of Near-Death Experiences*, ed. Janice Miner Holden, Bruce Greyson e Debbie James (Santa Barbara, CA: Praeger/ABC-CLIO, 2009), 235–58.

13. introduzir informações sobre EQMs no tratamento de pacientes suicidas [...] John M. McDonagh, "Introducing Near-Death Research Findings into Psychotherapy," *Journal of Near-Death Studies* 22(4) (2004), 269–73; Engelbert Winkler, "The Elias Project: Using the Near-Death Experience Potential in Therapy," *Journal of Near-Death Studies* 22(2) (2003), 79–82.

14. informações sobre EQMs têm a capacidade de reduzir o sofrimento de indivíduos [...] Mette Marianne Vinter, "An Insight into the Afterlife? Informing Patients about Near Death Experiences," *Professional Nurse* 10(3) (1994), 171–73; Bruce J. Horacek, "Amazing Grace: The Healing Effects of Near-Death Experiences on Those Dying and Grieving," *Journal of Near-Death Studies* 16(2) (1997),149–61.

20. Vida após a morte

1. John Wren-Lewis foi envenenado por um suposto ladrão [...] John descreveu sua EQM em: John Wren-Lewis, "The Darkness of God: A Personal Report on Consciousness Transformation through an Encounter with Death," *Journal of Humanistic Psychology* 28(2) (1988), 105–12.

2. um diálogo entre estudiosos budistas e cientistas ocidentais sobre mente e matéria [...] Bruce Greyson, "Is Consciousness Produced by the Brain?" em: *Cosmology and Consciousness*, ed. Bryce Johnson (Dharamsala, India: Library of Tibetan Works and Archives, 2013), 59–87.